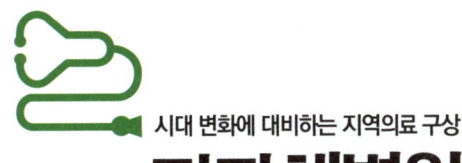

시대 변화에 대비하는 지역의료 구상
지자체병원, 공공병원 경영개혁

1판 1쇄	2024년 11월 8일
지은이	이세키 토모토시(伊関友伸)
옮긴이	추원오(秋園吾)
펴낸이	정경화
펴낸곳	도서출판 아웃룩
편집	정경화
등록	2022년 3월 4일, 제2022-000025호
이메일	hwa4238aa@gmail.com
전화	010-9393-4238
주소	서울시 관악구 봉천로247-8, 501호
ISBN	979-11-978210-1-1(13320)
가격	18,000원

JICHITAI BYOIN KEIEI KAIKAKU
©Tomotoshi Iseki 2019
Korean translation rights arranged with GYOSEI CORPORATION through Japan UNI Agency, Inc., Tokyo and Korea Copyright Center Inc., Seoul

이 책의 한국어판 저작권은 (주)한국저작권센터 kcc를 통한 저작권자와의 독점 계약으로 도서출판 아웃룩에 있습니다. 저작권법에 의하여 한국 내에서 보호받는 저작물이므로 무단전재 및 복제를 금합니다.

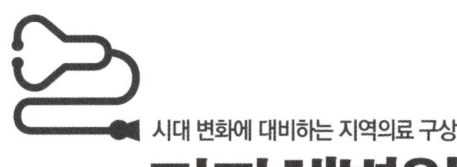

일러두기 | 일본 한자가 익히 아는 단어라 쉬운 것 같으면서도 실제 우리말로 옮기기가 쉽지 않았다. 이를테면, 介護(개호)는 요즘 우리가 돌봄이라고 널리 부르는 단어여서 그를 취했지만, 발음이 어색하거나 뜻이 모호하면 개호라고 옮겨, 혼용하였다. 示点은 관점, 給付는 급여, 搬送은 이송 또는 후송, 잔업(殘業)은 시간외 근무 등 우리가 자주 사용하는 단어로 옮겼는데, 내용상 약간의 뉘앙스가 다를 수 있음에도 넘어갈 수밖에 없었다. 国은 지방정부와 비교될 때는 중앙정부의 의미가 있지만, 특별한 경우가 아니면 여기서는 그냥 국가로 표기하였다. 그밖에 많은 단어가 있는데, 일일이 옮기기에는 공간을 차지하여 언급하지 못한 부분에 양해를 구한다. 또 일본에서 사용하는 한자 약어, 이를테면 縮減이 한국에선 감축이라고 앞뒤의 자어를 바꿔 사용하는 등의 차이가 나는데, 우리 것을 취하였다. 영어단어를 가타카나 문자로 표기한 부분은 영어로 표기하였다.

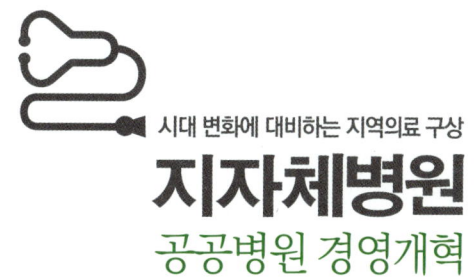

시대 변화에 대비하는 지역의료 구상
지자체병원
공공병원 경영개혁

지은이 |
伊関友伸(Iseki Tomotoshi)
죠사이(城西)대학교 경영학부 교수
(城西大学 経営学部 マネジメント総合学科 教授)

옮긴이 |
추 원 오(秋園吾)
경기도의료원 파주병원장

역자서문

이 책은 이세키 토모토시(伊関友伸)의 『人口減少·地域消滅時代の 自治体病院 経営改革』(ぎょうせい, 2019)을 번역한 것이다.

인구감소와 지역소멸 시대를 맞이하여 어떻게 일본의 지자체병원(우리의 지방의료원에 해당)이 살아남을지를 모색한 내용을 담고 있다.

저자가 서문에서 밝혔듯이 이 책의 핵심 주제는 '지자체병원의 존재 의의'이다. 그 이유는 비교적 저렴한 비용으로 질 높은 의료를 제공하여 모든 국민을 질병과 재해로부터 보호하기 위함이다. 그런 연유로 지자체병원에 세금이 투입될 수밖에 없는데, 세금 투입 부분에 대한 가혹한 비판에 대해 저자는 지금까지 지자체병원이 해온 데이터와 근거를 제시하며 반론을 펼치고 있다(제1부). 이어 이러한 비판과 압력이 가해지는 병원 밖의 환경도 참조해야 하므로 국가(주로 총무성과 후생노동성)와 지방자치단체의 재정 상황, 공적병원 등의 통합·재편과 같은 정책 흐름, 현재 및 향후 예측되는 의료개호(돌봄) 인력 부족 실태 등을 소개하고 있다(제2부). 지자체병원 경영개혁 개선 사례와 방법도 제시하고 있다. 경영개선을 완수한 병원의 실례를 중심으로 경영방식(경영효율화 또는 경영형태 재검토 및 재편·네트워크화)의 규모별 모범사례를 검토하고 있으며, 경영이 열악한 중소병원을 상정하여 실례를 중심으로 구체적 경영개선 방안(진료수가가산 항목 늘리기, 입원·외래 환자 늘리는 방안 등)을 제시한다. 사실 지역의료 구상은 국가 의료정책의 일환으로 진행되지만, 지자체병원의 통합·재편 논의가 구체화 될 즈음엔 해당 지역의 정책문제가 되고 지방자치의 과제가 된다. 그 지점에서 지역의 이해관계 조정이 필요하다. 지역의 의사결정 기관은 선거로 선출된 단체장과 지방의회이다. 한편 지역의료 요구는 많은데 의사가 근무 환경이 힘들어 떠나려 하자, 지역 주민들이 '당사자'로서 의료제공자인 의사의 입장을 이해하고, 의료기관을 편의점처럼 이용하는 관행을 스스로 개선하여 수요 부분을 줄여 문제를 풀어간 사례도 보여준다(제3부). 여러 기관과 사람들이 각자의 역할을 인식하고 상호 소통을 통해 개선해 가며 유기적으로 잘 돌아가게 하는 것이 일본의 지역사회 의료인 셈이다.

저자인 이세키 교수는 프로필에서 알 수 있듯이 사이타마현청 현민 총무과를 시작으로 여러 부서를 돌며 공무원으로 20년 근무하던 중, 2004년 죠사이 대학 경영학부 조교수로 학계로 옮겼으며 행정학과 지방자치론이 주된 연구 분야이다. 현재 경영학부 교수로 재임 중이며, 취미가 지자체-공공병원 순회로, 전국 지자체병원의 절반을 방문하였다고 한다. 대부분의 연구와 강의, 저술도 지자체병원 연구여서 일본 지자체병원 연구자 중 제1인자로 평가받고 있다. 여러 저서가 있지만 최근 저서로는 5년 전에 출간한 이 책을 바탕으로 신종 감염증 유행 상황에서 지자체병원의 역할에 관해 서술한 『COVID-19에서 재생하는 지자체병원(ぎょうせい, 2021)』이 있다. 최근의 것이어서 이 책의 내용을 보완하고 업데이트한 부분도 있다.

역자가 이 책을 번역하게 된 것은 근무하고 있는 지방의료원이 코로나19 전담병원(2020년 1월 말~2022년 4월 말)으로 지정되었다가 해제된 후 1년 이상의 노력에도 불구하고 병상 이용률이 50%에도 미치지 못하여 부심하던 차에, 2023년 6월 말 국립의료원이 개최한 '필수의료보장을 위한 공공의료기관 역량 강화 및 대책마련 토론회'에서 저자의 강의를 들은 것이 최초의 계기이다. 이어 저자의 다른 저서『COVID-19에서 재생하는 지자체병원』을 읽고 COVID-19 기간 일본 지자체병원이 행했던 일들과 한국의 지방의료원이 행한 역할에서 유사한 부분이 많고, 저자가 지방행정기관 등에 지적한 내용이 역자 또한 우리 지방자치단체 또는 보건 행정 관계자들에게 말하고 싶었던 내용이어서, 지난해에 국내에 먼저 소개해 볼까 했었다. 그러나 출판 과정의 어려움과 시의성이 점차 사라져 출판을 포기하고 다시 이 책을 읽기 시작하였다. 자세히 살펴보니 공공병원에 대한 개념과 현안, 향후 우리의 지방 의료가 대비해야 할 핵심 사항 등을 잘 정리해 둔 책이라서, 번역하여 우리 지방의료원의 발전을 위한 참고서로 삼았으면 좋겠다는 생각이 들었다. 여기에 개인적으로는 지방의료원 30여 년 생활의 정리로 삼고 싶기도 했다.

책을 대부분 번역해 놓고 출판을 망설이던 중, 지난 2월 말부터 시작된 의사 인력 수급(의대 정원 2,000명 추가하겠다는 정부 발표)을 둘러싼 의·정 갈등은 번역출판을 서둘게 된 결정적 계기가 되었다. 많은 시간이 흘렀음에도 해결의 실마리는 보이지 않고 후유증과 여파는 점점 커져 의료인의 한 사람으로서 안타까운 마음이 이루 말할 수 없었다. 사실 이런 갈등과 대치의 이면에는 정부와 의료계의 의료 개혁을 둘러싼 근본적 시각 차이, 지역 응급 등의 필수 의료인력 추계에 대한 견해 차이, 전공의 역할과 근무시간, 보수 문제, 의료보험 수가의 적절성, 고령화와 저출생으로 인한 경제·사회적 돌봄 문제와 주도권 다툼 등 다양한 요인이 복합되어 있다. 마침 이 책에는 충분하지는 않지만, 이러한 국가적 난제들을 앞서 헤쳐 나가고 있는 일본의 경험이 실려 있기에, 현재 우리가 처한 상황과 비교하여 참고한다면 문제 해결에 다소나마 도움이 될 것이라는 충정도 있다. "다양한 가치가 대립하는 것을 본질로 하는 것이 행정"이고, 행정기관의 목적은 '사회문제의 해결'이라고 저자는 주장하고 있다. 일본 정부의 지역의료 구상도 기초단체인 시·정·촌까지 전파·실행되는 과정에서 각 수준마다 관련된 기관도 많고, 각자의 관점이 다르며, 기초지자체에 이를수록 이해관계가 앞서는 등, 충분한 공론화와 연계 협력이 없으면 돌아가지 않는다. 즉 씨줄과 날줄에 타이밍을 맞추는 것(정합성)이 정책 시행의 성공 여부를 가르는 관건임을 알 수 있었다. 왜 일본이라고 파열음이 없었겠는가?

우리의 인내심을 시험했던 기나긴 무더위도 꺾이고 짧은 가을로 들어섰다. 의료 개혁을 둘러싼 의·정 갈등은 서로를 탓하기엔 너무 많은 시간이 지났고, 국내 전문가와 관련 당사자들에게 전부를 맡기기엔 너무 벅찬 과제가 되어버렸다. 그러나 이제까지 최소한의 합의점에 이른 부분이 있다면, 그걸 실마리 삼아 각자의 위치에서 지혜를 모으고 뜻을 모아 시행 시기와 범위 등을 잘 조율해 풀어가기를 고대한다. 이 책의 번역 출간이 이러한 문제 해결과 지방의료원의 미래를 위해 자그마한 도움이라도 된다면 이보다 큰 보람은 없을 것이다.

2024년 10월
파주에서 역자 추 원 오

추천사

일본 지자체 공공병원 개혁이 주는 시사점

참 귀한 자료다. 수십 년을 일본에서 공공병원 행정을 맡았던 공무원 출신인 이세키 토모토시(伊関友伸) 교수의 강연을 들은 적이 있다. 그의 강의에 크게 공감할 수 있었던 것은 진솔함과 열정, 그리고 오랜 세월 한 분야에 집중한 내공이 느껴졌기 때문이다.

주지하다시피, 근현대 일본 역사는 우리와 뗄 수 없는 관계가 있다. 가까이에서 운명을 함께 해온 두 나라는 일제강점기를 통해 국가 제도상의 유사성이 더욱 강화되었다. 보건의료 체계 또한 일본 체계를 따라 구성되었다. 해방 이후 서구의 공적 의료를 접목하려는 많은 시도에도 불구하고 기존의 틀을 변화시키는 데는 한계가 있었다. 전(全) 국민 건강보험이라는 공적 의료보장제도를 가장 빨리 성공적으로 이루어 냈지만, 여전히 그 틀을 벗어나지 못했다. 두 나라 모두 선진국 평균의 3배에 달하는 병상 수와 민간의료기관이 주를 이루는 상업주의적 의료 환경에서 벗어나지 못한 구조적 한계를 함께한다. 특히 공공병원의 비중이 현저히 부족한 점이 눈에 띈다. 우리와 일본의 공공 병상 수는 가장 적은 나라에 속해 2022년에 한국은 8.8%, 일본은 22.8%에 불과하여 OECD 평균인 72%에 턱없이 부족하다. 공공의료기관 부족의 반영이며, 감염병 위기 대응, 미충족 의료 및 지역 의료격차 해소 등 공공의료가 개입해야 하는 많은 부분에서 좋은 성과를 기대하기 힘들 수밖에 없다. 거기에 더해 유례없는 초고령화와 출생 인구수 감소라는 사회현상을 시차를 두고 함께하고 있고, 급팽창하는 GDP 대비 경상의료비는 작년에 이미 10%를 넘어 위기에 빠진 일본(11.2%, 2022 OECD)과 함께 국가 재정 운영에 적신호를 보내고 있다.

일본의 지자체 공공병원 또한 오랜 기간에 걸쳐 부침을 겪어 왔다. 의료 환경의 변화에 따라 의사와 재정 지원 부족, 기관의 통합과 폐원으로 발생한 지역의료 공백과 주민의 불편 대두 등이 그것이다. 거기에 더해 공공병원조차 의료수익에 의존한 독립채산제를 고수하고 있는 독특한 나라들이다. 특히 정부와 정치인이 지역 공공병원을 바라보는 부정적 관점과 존재 이유에 대한 고민에 이르러서는 우리 상황과 무릎을 칠 정도로 유사함을 갖는다. 지자체 공공병원을 재정 낭비의 전형으로 보고, 경영 효율 관점에서 없애야 한다고 주장하는 부류의 가치관과 끊임없이 싸워야 했고, 이는 현재도 진행 중이다.

저자는 지역 공공병원의 가치와 필요성을 데이터와 근거를 제시함으로써 공공병원 무용론자들의 주장을 반박한다. 시골로 갈수록 지역 공공병원의 살림은 어려울 수밖에 없지만, 공공병원만이 할 수 있는 일이 많다. 이를 위해 전입금을 안정적으로 지원해야 하며 이는 지역 간 세금의 재분배 기능도 한다. 민간의료기관이 많은 지역 의료비는 상승한다는 점도 지적한다. 공공병원의 폐쇄는 지역 격차를 확대한다. 하지만 세금이 투입되는 공공병원도 나름의 경영개선을 위한 노력을 게을리해서는 안 된다는 점을 지적하면서 그 해결 방안을 제시한다. 가장 중요한 것은 안정적 재정 지원으로서 지방 교부금 등 다양한 지원방안을 마련하는 것이 중요하다고 분석한다.

둘째는 공공병원도 양질의 진료 수준을 이루어야 한다는 것이다. 이를 위해 병원 규모와 의사 인력을 병원 경영개선 사례의 가장 중요한 조건변수로 꼽고 있다. 지역에 적절한 규모와 인력을 갖추게 할 필요성을 설파하고 있다. 이는 한국에서 진행 중인 지역 책임의료기관으로서 지방의료원의 적정 규모화에 관한 주장과 매우 유사하다.

마지막으로 공공병원은 시민의 편익을 위해 운영하는 것이니, 시민사회의 역할이 그 기본에 있어야 함은 두말할 필요가 없다. 이웃 나라 일본의 사례와 비교할 때, 공공보건의료는 국가가 국민의 건강권을 지키는 강력한 수단으로, 공공병원 강화는 첫 번째 목표가 되어야 한다는 것이 저자와 번역자의 지론이다.

이 책을 번역하신 추원오 원장님은 평생을 공공병원에서 주민과 함께해온 지역의료 현장의 주인공으로서, 저자와 공감을 통해 우리나라 공공의료 발전을 위해 여러 난제를 무릅쓰고 어렵게 출간을 이루었다고 한다. 이 책에 담긴 저자의 경험과 자료는 꼭 참고할 내용이기에 대한민국이 건강한 의료복지 국가를 지향해야 한다고 믿는 분들께 감히 일독을 권한다.

전국지방의료원연합회장, 인천광역시의료원장　조 승 연

들어가며

주민의 생명을 지키는 데 익숙한 지자체병원이지만, 그 경영이 어떻게 이뤄지는지에 대해서는 전문적으로 알기 어렵다. 사실 병원 직원이나 단체장, 의원 등 지방자치 단체 관계자도 알지 못하는 것이 많은 게 지자체병원의 경영 분야이다.

이 책의 테마(주제)는 '지자체병원의 존재의의'이다. 이는 필자의 지자체병원 연구의 주된 주제이기도 하다. 본문에서도 언급하였지만, 세금이 투입되고 있는 지자체병원과 의료관계자에 대한 비판은 매우 매서운 편이다. 비판에 반론하기 위해서는 데이터에 근거한 다면적인 논의가 필요하다. 그런 이유로 인해 당초에는 읽기 쉬운 책으로 구상하였으나, 결과적으로 어려운 내용이 포함된 책이 되어버렸다. 다만 미약하지만, '세금이 투입되는 비효율적인 지자체 병원을 폐지하라!'는 비판에 대해 정연한 반박 논거는 가능할 것으로 생각한다. 지역의료가 살아남기 위해서는 추측이나 감정에 근거한 논의가 아니라 숫자나 사실을 바탕으로 한 객관적 논의가 필요하다고 생각한다. 필자는 전국에 비교적 저렴한 비용으로 질 높은 의료를 제공하기 위해 지자체병원이 없어서는 안 된다고 생각한다.

이 책의 구성은 3부로 구성되어 있다. 제1부는 지자체병원 현황, 특히 지자체병원의 존재의의에 대해 다방면으로 의견을 제시하였다. 2014년 발간된 책부터 이 책의 출판까지 시간적 차이가 있으므로, 그 사이 견해가 달라진 부분도 많다. 특히 제3장의 '본격적' 저출생, 고령화 사회, 지역소멸 시대에 있어 지자체병원의 역할이라고 하는 관점은 이전 책에는 없는 내용이다. 제2부는 지자체병원을 둘러싼 외부 환경으로서 후생노동성이나 총무성 등의 정책에 대하여 분석하였다. 특히 제6장에서는 지자체·공적 병원의 존속에 큰 영향을 줄 수 있는 병원의 통합재편 문제에 대해 자세히 분석하였다. 지자체병원이나 공적병원의 통합재편 문제는 앞으로 지역의료의 가장 중요한 과제 중 하나라고 생각한다.

한편 통합재편 등의 구체적 대응 방침의 재검증을 요청하는 대상으로 424개 병원의 실명이 2019년 9월 26일 후생노동성 회의에서 공개되면서, 지방 중·소규모 병원을 중심으로 불안이 확산되었다. 이 때문에 새롭게 긴급 칼럼 「후생노동성의 지역의료 구상에서 재검증 요청 대상 병원의 실명 공표」를 추가로 집필하여, 실명 공표의 문제점을 지적하고 있다.

제3부는 어떻게 하면 지자체 병원의 경영이 개선될 수 있는지에 대해 논의하였다. 지자체 병원의 경영 개혁 방식과 구체적 경영개선 방안, 지역 주민과 지방의회가 하는 역할에 관해 기술하였다. 제9장의 구체적 경영개선책에서는 부록으로서 전국 지자체병원 등 시설신고 기준 일람을 교세이 출판의 Web site에서 다운로드 할 수 있도록 제공하고 있다. 도움이 되는 자료라고 생각하기 때문에 다양한 활용이 가능할 것이다.

이 책은 필자가 2014년 출판한 『지자체병원의 역사-주민 의료의 발자취와 미래』 이후 5년 만의 책이다. 내용 자체는 저자가 편집위원인 의학서원 『병원』 논문이나 전국 시장회의 기관지 『시정』 칼럼, 그밖에 여러 매체에 기고한 논문 등에서 언급한 사항들이다. 그동안 책을 집필할 시간이 부족하여 출판이 늦어지고 말았다. 게다가 최근에는 지역의료 구상이나, 새로운 전문의 제도, 의사 업무 방식 개혁 등 우리나라 의료 시스템에 크게 영향을 미치는 제도 변경이 있어, 이를 쫓아가기에 급급하였다. 필자의 연구 환경은 데이터 수집, 분석, 논문 집필 등의 작업을 혼자서 진행하고 있다. 신경 쓸 게 없어 좋은 면도 있는 반면, 데이터 확인이나 논문 집필은 시간이 다소 걸린다는 단점이 있다. 자신에 부과된 시련이라서, 할 수 있는 일은 정성을 다해서 진행하였다. 기술에 오류가 있다면 모두 필자의 능력 부족이라고 할 수 있다.

이 책을 통해서 지자체병원 경영 관계자들의 이해가 깊어져서, 앞으로 한층 더 위기에 직면할 것이 확실한 지역의료의 재생에 기여할 수 있었으면 하는 바람이다.

2019년 11월
죠사이대학 경영학부 교수　이세키 토모토시(伊関友伸)

역자서문 7
추천사 10
들어가며 12

제1부 지자체 병원 현황

제1장 | 지자체병원이란

1. 지자체병원 21
2. 다른 경영 주체 병원 23
3. 어떤 장소에 어떤 규모로 입지하고 있을까? 23
4. 국민건강보험 직진[直診(직접 진료)]병원·진료소 25
5. 지자체병원의 경영 상황 26
6. 전입금 또는 현금 흐름 29
7. 감소 추세에 있는 지자체병원 30

제2장 | 지자체병원의 존재의의 I

1. 지자체병원의 큰 역할 33
2. 급성기 의료에서의 큰 역할 수행(DPC계수) 35
3. 지자체병원의 병상 수 비율이 높을수록 의료비 저렴 40
4. 수치로 나타낼 수 없는 존재 의의 42
5. 다양한 경영 주체에 의한 끊임없는 노력의 중요성 44

제3장 | 지자체병원의 존재의의 II

1. '본격적' 저출생·인구 감소 사회에서의 지자체병원 47
2. 본격적인 저출생 고령화·인구 감소 사회 도래가 지역에 초래하는 것 48
3. 본격적 저출생·고령화가 오·벽지 등의 지자체 등에 미치는 영향 50
4. 왜 일본의 합계특수 출생률이 낮을까? 51
5. 이제부터 본격적인 저출생 고령화로 인력 부족이 심화된다 56
6. 본격적인 저출생·고령화·지역소멸 시대의 지자체병원의 존재의의 59
7. 시대에 뒤처진 지자체장이나 지방의회 의원, 지자체 공무원의 의식 67

목차

제2부 지자체병원을 둘러싼 외부 환경

제4장 | 후생노동성의 병원 정책 파악
1. 후생노동성의 의료정책 현황　71
2. 국가 재정상황에 대한 검토　71
3. 사회보장 급여비의 구성　75
4. 사회보장 및 세제의 전면 개혁　78
5. 의료·돌봄 서비스 제공체제의 개혁　79
6. 지역의료 구상 조정회의 설치　83
7. 민간의료기관의 보완과 중점화 관점에 대한 우려　83
8. 지자체병원·공적병원의 본연의 자세 관련 극심한 의견 대립　86
9. 공적 의료기관의 설립의의(공적 의료기관의 9원칙)　86
10. 일본의 과다 병상 수의 원인　88
11. 국가의 진료수가 보상제도 추이　91
12. 종합입원체제 가산　93
13. 중증도, 의료·간호 필요도　95
14. 조기 퇴원 유도(DPC 입원 기간, 입·퇴원 지원 가산)　98

제5장 | 총무성·지자체의 지자체병원 정책 해석
1. 지방자치단체의 재정 상황　101
2. 지자체병원을 둘러싼 재원 관계　105
3. 지자체병원에 전입금을 폐지해야 한다는 의견이 갖는 의미　112
4. 총무성의 지자체병원 정책 변화 과정　114

제6장 | 지자체·공적병원 등의 통합재편
1. 병원의 통합재편 필요성　125
2. 쉽지 않은 병원의 통합재편　128
3. 반대운동의 논리와 마주하기　129
4. 사례: 주민합의를 얻는 데 고심한 가가시 의료센터　130
5. 통합재편 후에 일어난 문제 둘러보기　133
6. 구체적인 통합재편 사례는 지방정책·지방자치의 문제　133

7. 국가 의료 돌봄 계획의 제도적 문제점　135
8. 지자체·공적병원 재편통합 등과 관련된 인재에 필요한 능력과 관점　137
9. 통합재편으로 발생하는 직원 처우 문제　139
10. 합의가 용이하고 손실이 발생하지 않는 통합재편 방안　140
11. 저비용 병원 건축의 필요성　142
12. 사례: 이바라키현 서부메디컬 센터의 저비용건축　142
《긴급칼럼》후생노동성의 지역의료 구상 관련 재검증 요청 의료기관 실명발표　146

제7장 | 의료 돌봄 인력 부족

1. 의사 고용 방안　151
2. 일본의 의사양성 제도(새로운 전문의 제도의 영향)　152
3. 의사의 근무 방식 개혁　157
4. 도도부현 별 인구 당 의사 수　161
5. 의사 보수, 연수체제 등 직무환경과 대우　163
6. 도도부현·입지·파견대학 의학부 등의 환경을 고려한 의사 고용 방안　166
7. 젊은 간호사는 어떻게 고용할까?　166
8. 사례: 도야마현 아사히町(쵸) 아사히 종합병원의 대처　169

제3부 어떻게 하면 지자체병원의 경영이 좋아질까?

제8장 | 지자체병원의 경영개혁

1. 총무성 '공립병원 경영개선 사례집'　177
2. 내각부 '공립병원 개혁의 경제·재정 효과에 대하여'　183
3. 2개 보고서의 분석에서 관찰되는 사항　186
4. 구 공립병원 개혁 가이드라인의 평가　187
5. 지자체병원 경영형태의 변경을 고려　187
6. 지방공영기업법 전부적용　188
7. 지방 독립행정법인　190
8. 지정 관리자 제도　192
9. 지정관리자 제도나 병원의 재편 등에서 발생하는 직원의 처우 문제　192

10. 지정관리자 제도 도입의 문제 사례 – 국민건강보험 토에이 병원　193
11. 지자체병원의 경영형태 변경에 필요한 사항　198

제9장 | 지자체병원 수익개선을 위해 무엇이 필요한가?

1. 병원의 비전 재확인 및 비전에 입각한 구체적인 행동　202
2. 의사나 간호사 등 의료인의 고용, 특히 젊은 의료인 고용　204
3. 진료수가 가산 및 직원의 인정자격 취득　205
4. 병동 체제의 재검토 및 입원기간의 적절한 조정　210
5. 입원·외래 환자 증가 대책　211
6. 비용 감축 대책　214

제10장 | 지역사회에서 지자체병원을 지탱한다

1. '우리들의 병원'인 지자체병원　219
2. 지방자치단체의 과제와 대응 방법의 변화　221
3. 주민 스스로 지역의료를 지키는 운동의 전국적 확산　222
4. 지역 의료를 지원하는 운동에서 주민에게 필요한 사항　224
5. 지방의회에 요구되는 사항　226
6. 지방의회, 지방의회 의원에 대한 기대　226
7. 지역의료 구상에 있어서 지방의회의 역할　229
8. 사례: 홋카이도 야쿠모 町의회가 실시한 지역의료를 생각하는 세미나　230

나오며　232
역자 후기　234

지자체 병원 현황

1

제1장 : 지자체 병원이란
제2장 : 지자체병원의 존재의의 Ⅰ - 지자체병원은 불필요한가?
제3장 : 지자체병원의 존재의의 Ⅱ - '본격적' 저출생·고령화 사회에서의 역할

제1장

지자체병원이란

1. 지자체병원

 우리는 평소 '지자체병원', '공립병원'이란 말을 흔히 사용하고 있는데, 지자체병원은 어떤 병원인가? 일본에서는 지방자치단체가 개설한 병원을 지자체병원이라 부르며, 공공기관에서 세운 병원을 '공립병원'이라고 부르는 경우가 많다. 지방자치법 244조는 주민의 복지를 증진할 목적으로 공공시설을 설치할 수 있도록 규정하고 있다. 주민의 건강을 지키기 위한 '공공시설'로 설치된 것이 지자체병원이라고 할 수 있다. 필자는 지방자치의 중요한 역할인 지역주민 건강을 지키는 행정시설로서 '지자체(設立)병원'이라고 부른다. 지자체병원은 도도부현·시구정촌 단독 행정기관으로서 개설되는 병원이 많지만, 여러 지방 자치단체가 '일부사무조합'이라는 조직을 설립해 병원 운영을 하거나 2003년에 제정된 '지방 독립행정법인 법'에 의해 독립된 법인으로 운영하기도 한다. [도표 1-1]은 후생노동성의 2016년 10월 현재 설치 주체별 병원 수와 병상 수 일람표이다. 의료법에서 '병원'은 20병상 이상의 병상을 가진 의료기관으로, 19병상 이하는 '병상이 있는 진료소'가 된다. 일본 의료기관 특징은 다양한 경영형태의 조직이 병원을 경영하고 있다는 점이다. 지자체병원은

---

* 시(市), 구(区), 정(井) 촌(村)은 일본의 기초 자치단체로 대개, 인구수로 구분한다. 시는 5만 이상, 정은 인구가 8천 명 이상, 촌은 8천 명 미만, 일부 도도부현 都道府県에는 기초자치단체에 해당하는 특별 구(区)가 있는데 이를 포함해 시·구·정·촌을 기초자치단체로 부르기도 한다. 반면 도도부현은 일본의 광역 자치단체로 단체장은 지사, 도쿄 도(都) 홋카이 도(道), 오사카 부(府), 교토 부(府)와 43개 현(県)이 있다.

전체 병원 수의 11%(931개 병원), 병상 수의 14.4%(224,813개 병상)를 차지한다.

[도표 1-1] 경영주체별 병원 수

2016년 10월 현재

	병원 수	비율%	병상 수	
총수	8,442	100	1,561,005	100
국가	327	3.9	129,185	8.3
후생노동성	14	0.2	4,957	0.3
독립행정법인 국립 병원기구	143	1.7	54,691	3.5
국립대학 법인	47	0.6	32,703	2.1
독립행정법인 노동자 건강안전기구	34	0.4	12,954	0.8
국립 고도전문 의료연구센터	8	0.1	4,205	0.3
독립행정법인 지역의료기능 추진기구	57	0.7	16,183	1.0
기타	24	0.3	3,492	0.2
공적 의료기관	1213	14.4	317,827	20.4
지자체병원	931	11.0	224,813	14.4
도·도·부·현	201	2.4	53,998	3.5
시·정·촌	634	7.5	133,083	8.5
지방 독립행정법인	96	1.1	37,732	2.4
일적십자	92	1.1	36,249	2.3
제생회	79	0.9	21,867	1.4
홋카이도 사회사업협회	7	0.1	1,785	0.1
후생련	104	1.2	33,113	2.1
사회보험관계단체	53	0.6	16,006	1.0
공익법인	230	2.7	57,439	3.7
(민간)의료법인	5,754	68.2	863,183	55.3
사립학교법인	111	1.3	55,550	3.6
사회복지법인	198	2.3	34,316	2.2
의료 생협	84	1.0	13,919	0.9
회사	42	0.5	10,019	0.6
기타법인	190	2.3	39,365	2.5
개인	240	2.8	24,196	1.6

출처: 후생노동성 「2016년 의료시설(동태) 조사」를 개편

2. 다른 경영 주체 병원

지자체병원 이외의 병원은 어떤 경영 주체에 의해 설치되었는가? 국가가 설치한 병원은 국립 고도전문 의료연구센터(국립 암 연구센터, 국립 생육 의료연구센터 등) 외에 독립행정법인 국립병원 기구(전쟁 전에는 육군병원·해군병원으로 전후 국립병원이 됨), 독립행정법인 지역의료 기능추진 기구(약칭 JCHO, 과거 사회보험병원, 후생연금병원 등이 이행한 조직), 독립행정법인 노동자 건강안전기구(산재병원을 운영함), 국립대학 의학부 부속병원 등이 있다. 전체 병원 수의 3.9%(327개 병원), 병상 수의 8.3%(129,185개 병상)를 차지한다.

'공적병원'은 의료법 제31조에 규정된 의료기관이다. 지자체병원 이외에 후생노동대신(장관)이 일본 적십자사, 은사재단 제생회, 전국 후생농업협동조합 연합회, 홋카이도 사회사업협회 등을 지정하고 있다. 지자체병원을 포함한 공적병원의 비율은 14.4%(1,213개 병원), 병상 수의 20.4%(317,827개 병상)이다.

가장 수가 많은 곳이 민간 의료법인으로 전체 병원의 68.2%(5,754개 병원), 병상 수의 55.3%(863,183개 병상)를 차지한다. 민간 의료법인의 병원 수, 병상 수가 많은 것은 역사적 경위가 있는데, 세계적으로 봐도 일본은 의료법인이 많은 나라이다. 민간 의료법인 병상 수가 많은 경위와 그 영향은 제4장에서 설명한다.

3. 어떤 장소에 어떤 규모로 입지하고 있을까?

지자체병원은 어떤 장소에 어떤 규모로 자리하고 있는 것일까?

[도표 1-2]는 도도부현별 지자체병원의 입지 상황(2016년 결산통계 기준)이다. 모든 광역 자치단체에 지자체병원이 설치되어 있다.

경영 주체별로 보면 [도표 1-3]과 같이 도도부현 설립 145개 병원(그중 비채산不採算지구 20개 병원), 시구정촌 534개 병원(그중 비채산 지구 248개 병원), 일부 사무조합·지방 독립행정법인 등 194개 병원(그중 비채산 지구 43개 병원)으로 시구정촌 병원이 많은 편이다. 비채산 지구병원이란 교통이 불편하고 인구가 적어 병원을 경영하기 어려운 지역에 입지한 병원이다(병상 수 150병상 미만에 바로 근처의 일반 병원까지의 이동 거리가 5km 이상 또는 국세조사에 따른 해당 병원 반경 5km 이내 인구가 3만 명 미만인 일반 병원일 것 등이 조건). 지자체병원 전체(873개 병원) 중에 비채산 지구병원은 311개로 약 3분의 1을 차지하고 있다. 의료와 같은 공공성이 높은 서비스를 자유경쟁에 맡기는 것만으로는 여건이 열악한 지방에서는 주민이 의료혜택을 받을 수 없다. 전국, 어디서든 일정 수준의 의료를 제공하는 데는 행정에 의한 의료 제공 시스템이 필요하다. 지자체병원은 교통 여건이 좋지 않은 지방에서 의료를 제공하는 중요한 시설이 되고 있다.

[도표 1-2] 도도부현별 지자체병원 수(2016년 결산통계)

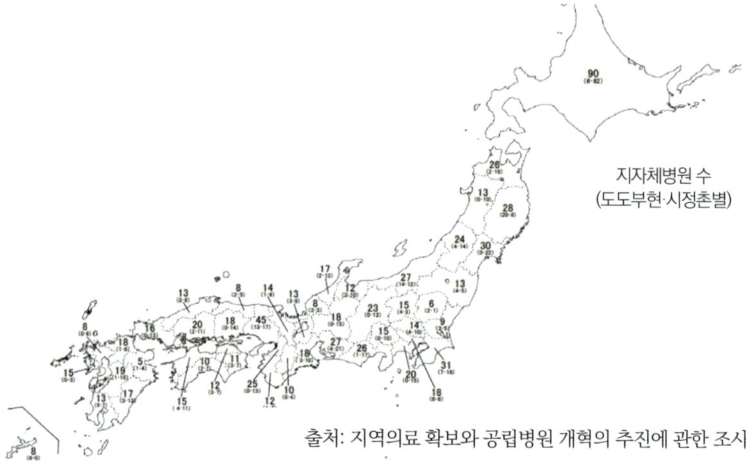

출처: 지역의료 확보와 공립병원 개혁의 추진에 관한 조사연구회 보고서 61쪽

[도표 1-3] 운영 주체별 지자체병원 수

운영 주체	지자체병원 수	그 중 비채산지구 병원
도도부현	145	20
시정촌	534	248
기타	194	43
총계	873	311

출처: 지역의료 확보와 공립병원 개혁추진에 관한 조사연구회 보고서 61쪽

[도표 1-4]는 인구 구분별 공립병원 수이다. 도시지역에서부터 지방의 중소 규모 지자체까지 다양한 규모의 지방에 입지하고 있다. 특히 3만 명 미만의 소규모 지자체에 30.1%가 입지하고 있어 지방 의료를 지탱하고 있다.

[도표 1-4] 인구 구분별 지자체병원 수

소재 시(구) 정촌의 인구	병원 ※지방 독립행정법을 포함	
합계	873	
23 구 및 지정 도시	74	
30만 이상	65	
10만 ~ 30만 명	168	
5만~10만 명	183	지자체병원의 64.8%
3만 ~5만 명	120	
3만 명 미만	263	지자체병원의 30.1%

※ 도표의 병원 수는 2016년도 지방공기업 병원 ※ 지방공영기업법 적용 병원에서 건설 중인 병원 제외

출처: 지역의료 확보와 공립병원 개혁추진에 관한 조사연구회 보고서 62쪽을 개편

4. 국민건강보험 직진[直診(직접 진료)]병원·진료소

일부 지자체병원 중에는 '국보 ○○병원·진료소' '국보 직진 ○○병원·진료소'라는 명칭의 병원이 있다. 이들 병원은 국민건강보험법 제82조에 근거해 시정촌이 시행하는 국민건강보험 사업의 하나로 설치된 병원이다. 전후 일본 부흥기부터 고도 성장기에 걸쳐 지역에 부족한 의료를 주민에게 제공하기 위해 시정촌 국민건강보험사업이 설치한 병원·진료소이

다. 국민건강보험 직진시설이라고도 불리며, 이들 병원·진료소는 '공공시설'과 '국민건강보험사업체'의 두 가지 법적 성격을 지닌다. 국보직진병원이나 진료소는 역사적 경위도 있거니와 그 대부분이 교통 여건이 나쁜 지방에 입지하고 있다. 국민건강보험이 운영하는 의료기관으로서 가능한 한 의료비가 저렴한 의료를 실시하는 것을 사명으로 삼아왔다. 현재 전국적인 과제가 되고 있는 '의료와 돌봄의 연계'나 '지역포괄 케어'는 국보직진시설의 의료나 돌봄 문제를 해결하기 위한 시도에서 비롯되었다고도 할 수 있다.

5. 지자체병원의 경영 상황

지자체병원의 경영 상황을 살펴보자. [도표 1-5]는, 지방공영기업법 적용 지자체병원의 경상수익과 비용, 경상수지비율의 상황이다. 일반회계에서 전입금을 포함한 경영 수치라고 생각해도 좋다. 경상수지비율은 1996년도 이후 낮아지는 경향이었다. 더욱이 2004년에 새 의사 임상연수 제도를 도입한 영향으로 의사 부족 현상이 발생하여 수익이 급격히 악화되었다.

[도표 1-5] 지자체병원 경상수익·비용

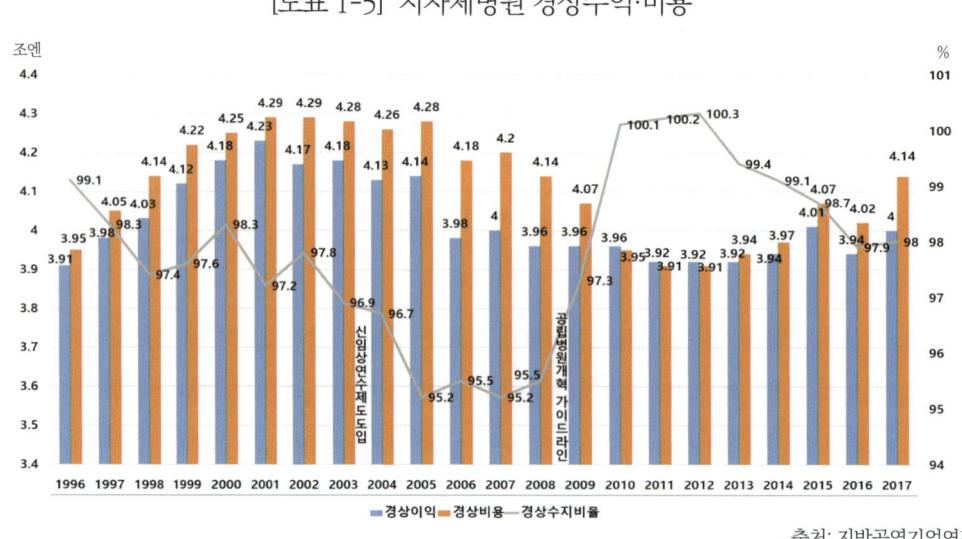

출처: 지방공영기업연감

그 후, 2008년에 총무성의 공립병원 개혁 가이드라인이 나온 이후 상황이 빠르게 개선되어, 2010년도에는 100.1%로 경상흑자를 달성하고 있다. 2014년도 이후는 지방공영기업회계제도 변경에 의한 퇴직금 충당제도 도입 등이나 국가의 진료수가 억제, 소비세 증가의 영향 등에 의해 악화 경향에 있다. [도표 1-6]은 의료 행위로 얻은 의업수익과 비용, 의업 수지 비율의 추이 그래프이다. 경상수지비율보다 의업수지 비율이 낮은 것은 의업 외 수익 중에 일반회계로부터 전입금이 제외된 데에 기인한다. 의업수지 비율도 2001년도 91.6%에서 2008년도 88.1%까지 악화 추세였으나 2009년도 이후 개선 추세를 보였다. 그러나 2014년도 이후는 경상수지 비율과 같이 악화되는 경향을 보여준다.

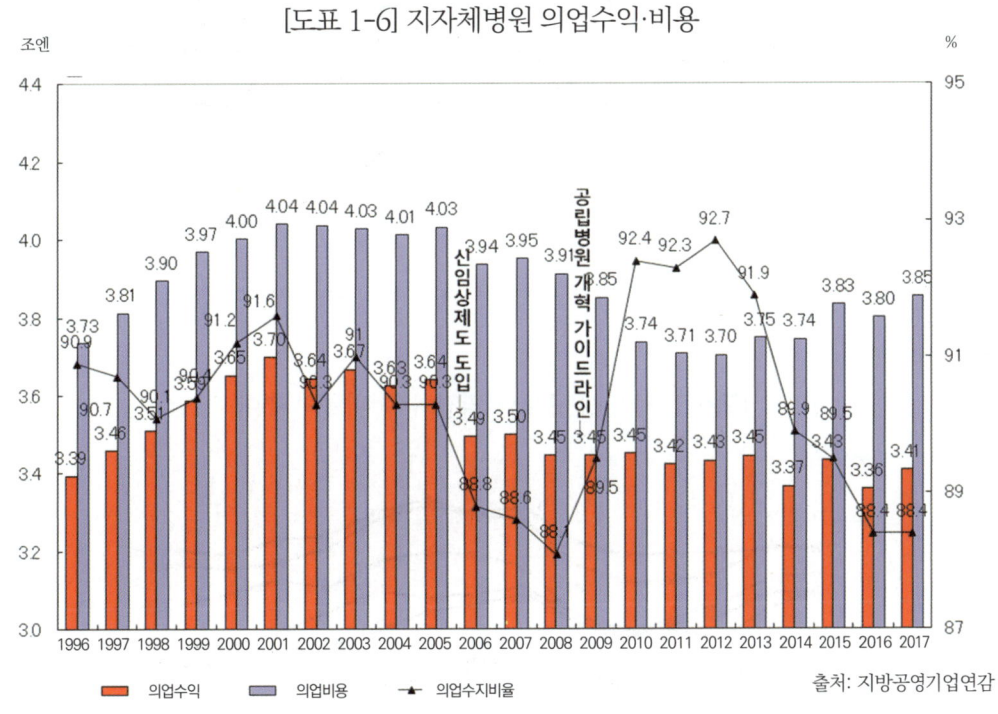

[도표 1-6] 지자체병원 의업수익·비용

출처: 지방공영기업연감

[도표 1-7]은 경영 주체별 의업 수지 비율 추이이다. 교통 여건이 좋지 않은 정·촌(町·村) 지자체병원 수익이 악화되고 있음을 알 수 있다. [도표 1-8]은 병상 규모별 의업수지 비율의

추이이다. 병상 수가 적은 50~99병상, 50병상 미만의 병원 수익이 급격히 악화되고 있다. 이들 병원은 지역에 유일한 병원인 경우도 많다. 의료 시설이 없는 지역에서는 주민이 안심하고 생활할 수 없다. 이러한 병원은 제5장에서 논의하는 지방교부세 등의 재정지원을 통해 가능한 지속적으로 지원해 나갈 필요가 있다고 생각한다.

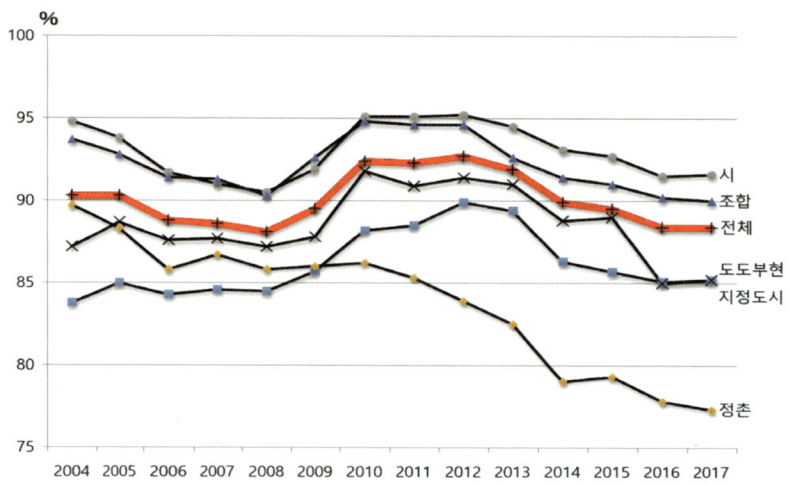

[도표 1-7] 경영 주체별 의업수지 비율 추이

출처: 지방공영기업연감

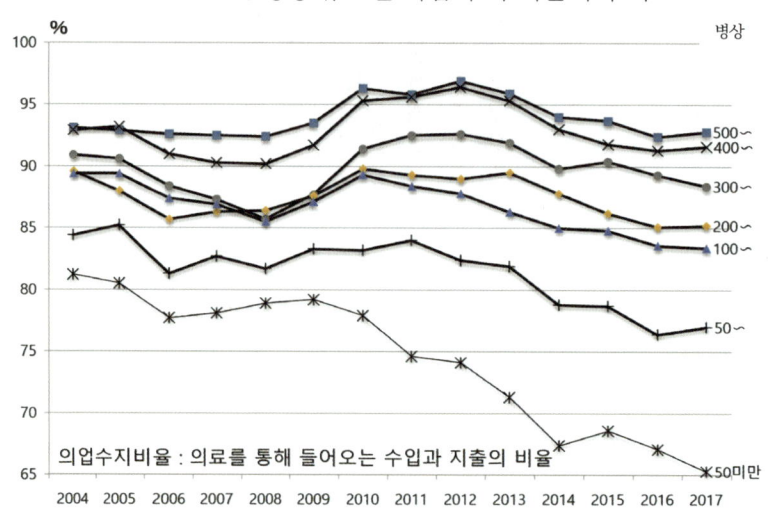

[도표 1-8] 병상 규모별 의업 수지 비율의 추이

출처: 지방공영기업연감

6. 전입금 또는 현금 흐름

지자체병원에 대한 해당 지자체로부터의 전입금 현황은 어떨까?

[도표 1-9]는 지방공영기업법 적용 지자체병원(지방 독립행정법인은 제외) 타 회계 전입금, 보유 현금, 일시 차입금 추이를 나타내는 그래프이다. 해당 지자체로부터 들어온 전입금은 2017년도에 6,907억 엔이다. 이 외에 지방 독립행정법인분의 운영비 부담금 등이 1,176억 엔이 더해져, 합계 8,083억 엔에 달한다. 다만 전입금 일부는, 지방교부세라는 형태로 국가로부터 지원되고 있어 지자체가 전부 재원 부담을 하는 것은 아니다. 지방교부세에 대해서는 제5장에서 자세히 다루도록 한다.

병원 경영의 안정성을 지탱하는 현금은 2008년도 6,304억 엔에서 2017년도의 8,467억 엔으로 회복되어 왔다. 또한 병원이 가지고 있는 현금이 고갈될 시 단기 차입금인 일시 차입금은 2007년도 1,943억 엔에서 2017년도에는 595억 엔까지 감소하고 있다. 최근 지자체병원의 재무 상황은 어렵지만, 최악의 상황은 벗어나고 있다.

[도표 1-9] 지방공영기업법 적용 지자체병원 타 회계 전입금 현금·일시 차입금 추이

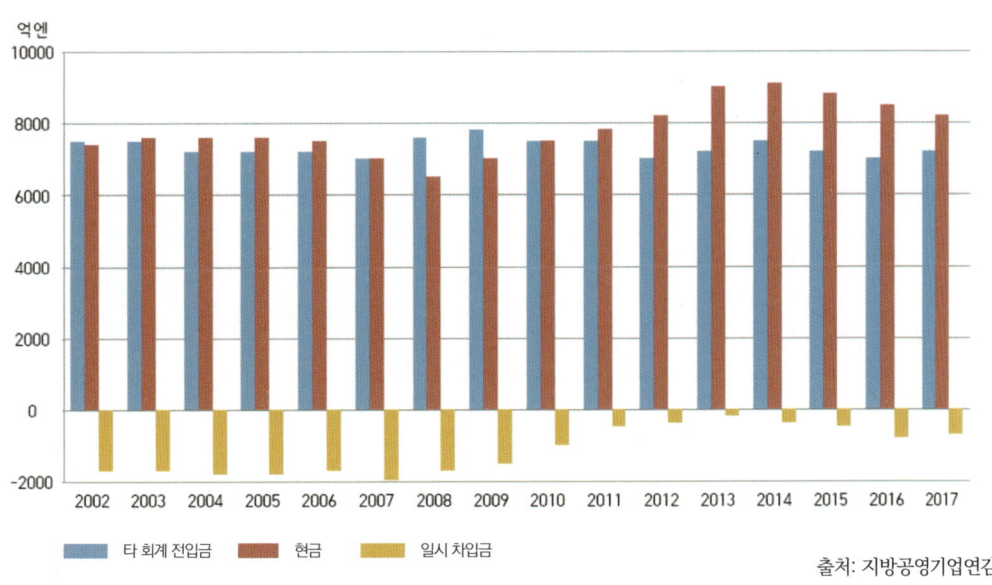

출처: 지방공영기업연감

7. 감소 추세에 있는 지자체병원

일본 의료에서 중요한 역할을 맡고 있는 지자체병원이지만, 경영형태의 변경이나 통합 재편, 폐지가 잇따르고 있어 감소 추세에 있다. [도표 1-10]은 지방공영기업법이 적용되는 지자체병원 수이다. 2002년도의 1,007개 병원을 정점으로 2017년도에는 783개로 감소했다. [도표 1-11]은 그 내역이다. 새로운 의사 임상 연수제도가 도입되어 의사 부족이 심각해진 2004년도 이후에 급격히 줄어, 진료소(한국의 의원급)화되거나 민간양도가 잇따랐다[7장 참조]. 지방 독립행정법인화는 2009년~2012년도부터 급증하고 있다. 최근 의료의 고도·전문화 등에 대응하기 위한 병원 통합을 시행하는 병원이 늘고 있다. 다음 장 이후에 지자체병원의 경영에 대해 깊이 살펴보기로 하자.

[도표 1-10] 지방공영기업법 적용 지자체병원 수

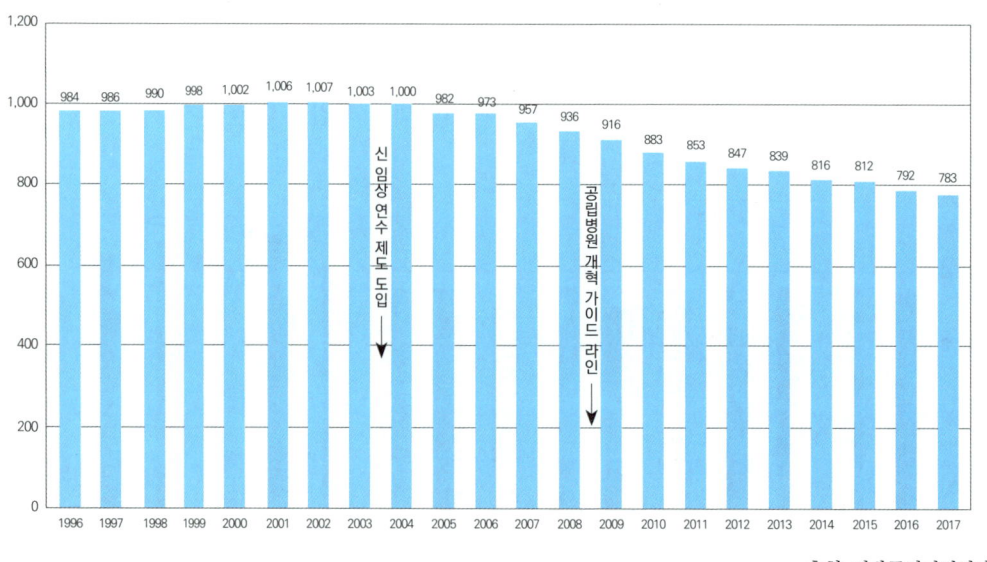

출처: 지방공영기업연감

[도표 1-11] 지방공영기업법 적용 지자체병원 감소 내역

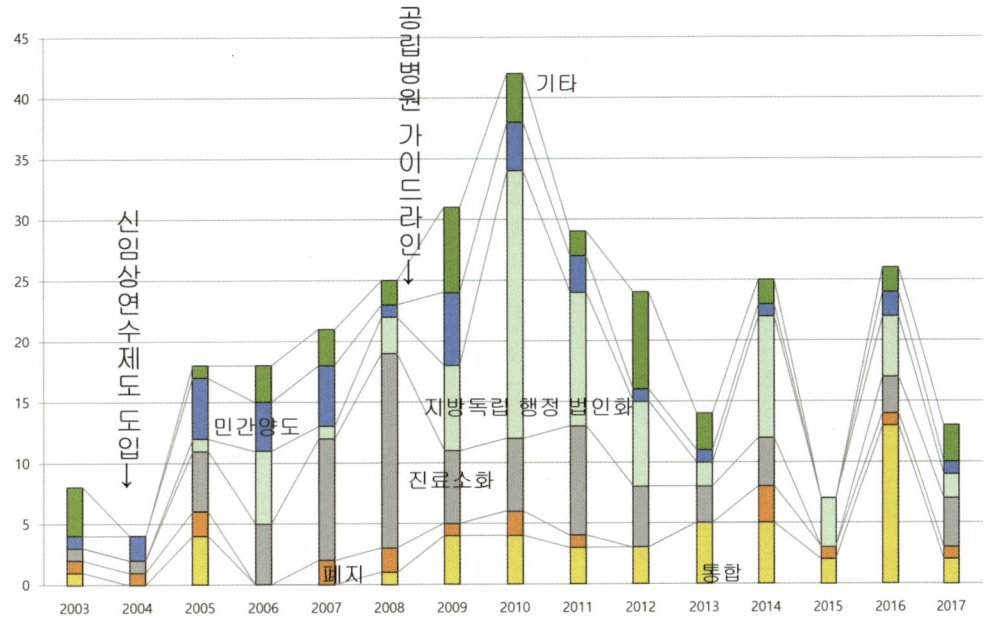

출처: 지방공영기업연감

제1장_지자체병원이란 31

제2장

지자체병원의 존재의의 I
- 지자체병원은 불필요한가?

제1장에서 지자체병원이 어려운 상황에 처해있음을 언급하였다. 확실히 지자체병원의 경영은 악화 경향이 있어 지자체의 세금이 투입되고 있다. 세금이 투입되지 않는 민간병원과의 형평성 차원에서 '비효율적인 지자체병원은 폐지하고 민간병원을 중심으로 의료를 맡아야 한다'고 주장하는 이들도 있다. 과연 지자체병원은 불필요한가? 일본의 의료제공 체제에 있어서 지자체병원의 존재의의를 생각해 보고 싶다.

1. 지자체병원의 큰 역할

제1장에서 언급한 것처럼, 일본의 모든 병원·병상 수 면에서 약 10% 정도의 지자체병원이지만 큰 역할을 맡고 있다. [도표 2-1]은 일본 병원이 제공하는 의료에 있어서 지자체병원이 맡아 처리하는 비율표이다. 구명구급센터(284개 병원)의 37%(105개 병원), 소아구급의료거점병원(34개 병원)의 38%(13개 병원), 기간재해거점병원(62개 병원)의 50%(31개 병원), 도도부현 암 진료연계거점병원(49개 병원)의 39%(19개 병원), 종합 주산기(周産期)* 모자의료센터(105개 병원)의 35%(37개 병원), 벽지의료거점병원(312개 병원)의 62%(193개 병원), 제1종 감

---

*   출산 전후 시기는 모체와 태아, 신생아의 특이한 생리 상황이 나타나므로 매우 중요한 시기이다.

염증 지정 의료기관(49개 병원)의 59%(29개 병원) 등을 차지하고 있다(지방자치단체 병원 협의회의 조사 인용).

[도표2-1] 지차체병원이 차지하는 비율

	전국	그중 지자체병원	비율 %	조사 시점
구명구급센터	284	105	37	2016.10.28
소아 구급의료거점병원	34	13	38	2015.4.1
기간 재해거점병원	62	31	50	2016.4.1
지역 재해거점병원	650	258	40	2016.4.1
제1종 감염증 지정 의료기관	49	29	59	2016.10.1
제2종 감염증 지정 의료기관	536	261	49	2016.4.1
도도부현 암 진료연계거점병원	49	19	39	2016.10.1
지역 암 진료연계거점병원	347	136	39	2016.10.1
소아 암 거점병원	15	6	40	2016.10.1
종합 주산기 모자의료센터	105	37	35	2016.4.1
지역 주산기 모자의료센터	300	119	40	2016.4.1
벽지의료거점병원	312	193	62	2016.1.1
정신과 구급입원료 인가시설	136	33	24	2016.8.31
심신상실자 등 의료관찰법의 지정입원 의료기관	33	18	55	2016.9.1
에이즈 치료거점병원	383	141	37	2016.12.28
지역의료 지원 병원	517	169	33	2015.12.1
기간 형 임상연수병원	1031	303	29	2017년도 예정
협력 형 임상연수병원	2708	575	21	2017년도 예정

출처: 지방자치단체 병원 협의회의 조사에서

2. 급성기 의료에서의 큰 역할 수행(DPC계수)

DPC는 2003년도에 도입된 급성기 입원 의료를 대상으로 하는 진료수가 지불제도이다.** 2018년도 4월 기준으로 1,730개 병원, 약 49만 병상으로 급성기 일반 입원기본료 등에 해당하는 병상(2016년 7월 기준, 7대1 또는 10대1 입원기본료를 신고한 병상)의 약 83%를 차지하고 있다. [도표 2-2]처럼, DPC에 의한 입원 의료비 계산 방법은 입원기본료·검사·투약 등의 포괄평가 부분과 수술·마취·내시경·심장 카테터 등의 행위별 수가 부분(出来高部分)으로 이루어진다. 행위별 수가 부분은, 포괄적으로(만) 정액 지불하면 질 낮은 의료(粗診粗療)를 제공할 가능성이 있기 때문에, 실제 실시한 진료행위에 대해 보수를 확보하고 있다. 포괄평가 부분의 DPC(진료군 분류)에는 의료자원을 가장 많이 투입한 상병명(傷兵名)을 정하고 거기에 진료행위(수술·처치 등), 부(副) 상병명 등으로 분류한 것이다. 분류에 따라 1일당 점수가 정해진다. DPC 점수에 대하여 기초계수(의료기관군), 기능평가계수Ⅰ, 기능평가계수Ⅱ, 격변완화계수를 합계한 계수로 일수를 곱한 것이 포괄 부분의 입원료가 된다.

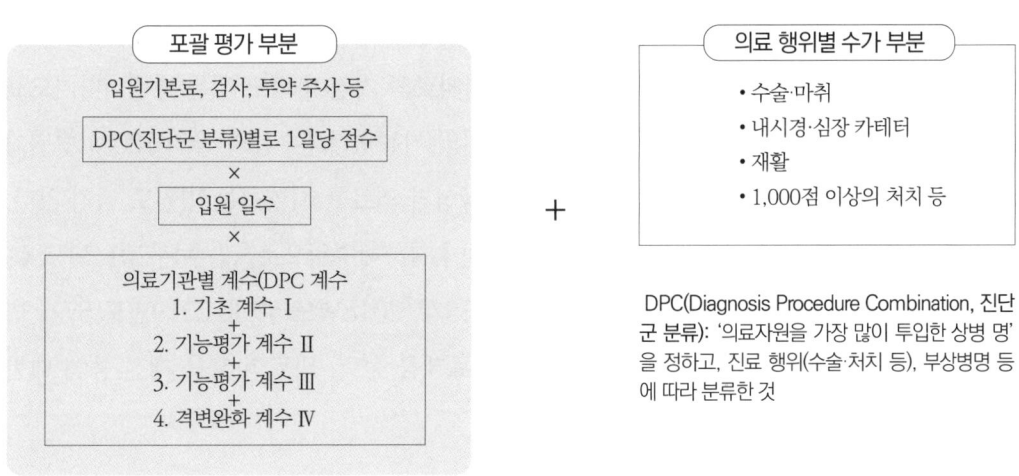

[도표 2-2] DPC를 통한 입원 의료비 계산 방식

** 우리나라의 신포괄수가제와 유사한 제도로 포괄 수가제와 행위별 수가제를 결합해 포괄 항목에 해당하지 않는 비포괄 항목은 행위별 수가제를 적용하여 지불하는 혼합방식. 특정 질환에 관한 진료비, 의약품비 등의 치료비용을 정부에서 통제하는 일본형 포괄수가제. 더 자세한 설명은 뒤 인용 부분 참고:http://kmdianews.com/news/articleView.html?idxno=14354

기초계수는 병원을 '대학병원본원군'(구 Ⅰ군), 'DPC특정 병원군'(구 Ⅱ군: 대학병원 수준의 진료 기능을 가진 병원군), 'DPC표준 병원군'(구 Ⅲ군)의 3개 병원군으로 나뉘어 계수가 설정되어 있다.

기능평가계수Ⅰ은 의료기관의 체제나 설비 등 기본적인 기능을 평가하기 위한 수치로 급성기 입원료나 지역 의료지원 병원 등의 시설기준을 거래량으로 산정한 경우의 점수를 계량화하고 있다. 기능평가계수Ⅱ는 의료기관의 효율 개선 등에 대한 대응을 평가한 것으로 진료 실적에 대해 6개의 기본 평가 축으로 분류하여 평가하고 있다. 6개의 계수는 보험진료계수(질이 준수된 DPC데이터의 제출을 포함한 적절한 보험 진료 실시·대응을 평가), 지역의료계수(지역의료에 대한 공헌을 평가, 중산간 지역이나 벽지에서 필요한 의료 제공 기능을 수행하고 있는 시설을 주로 평가), 효율성 계수(각 의료기관의 재원일수 단축의 노력을 평가), 복잡성계수(각 의료기관의 환자구성 차이를 입원당 점수로 평가), 수용률계수(다양한 질환에 대응할 수 있는 종합적인 체제에 대해 평가), 구급의료계수(구급의료의 대상이 되는 환자치료에 필요한 자원투입량의 괴리를 평가)로서 평가되고 있다. 의료기관군이나 기능평가계수 Ⅰ·Ⅱ는 병원의 의료 제공 능력을 평가하는 중요한 기준이 된다.

지자체병원의 DPC특정 병원군(구 Ⅱ군)의 병원 수의 비율이나 DPC표준 병원군(구 Ⅲ군)의 기능평가계수Ⅱ는 높은 경향이 있다. [도표 2-3]과 같이 2019년도 DPC특정 병원군 155개 병원 중 51개 병원이 지자체병원이자 지역의료의 거점이 되고 있는 병원이다. [도표 2-4]는 2019년도 DPC표준 병원군 1,490개 병원의 기능평가계수Ⅱ의 상위 100개 병원이다. 도시 지역 병원이 많지만, 지방에서 유일한 급성기 의료를 시행하는 병원도 적지 않다. 기능평가계수Ⅱ의 상위 100개 병원 중 57개 병원이 지자체병원으로, 그 수는 2014년도 40개, 2015년도 45개, 2016년도 45개, 2017년도 55개, 2018년도 59개, 2019년도 57개 병원으로 증가 추세에 있다. 지자체병원의 높은 의료제공 능력, 의료의 효율 개선 등에 대한 대응이 높은 DPC 계수로 나타나고 있다.

[도표 2-3] 2019년 DPC 특정병원 군(구Ⅱ군) 기능평가계수Ⅱ(159개 중 51개 병원)

순위	병원 명	기능평가계수Ⅱ
3	고베 시립의료센터 중앙시민병원	0.1399
6	고치현 고치시 병원 기업단립 고치의료센터	0.1372
8	도쿠시마 현립 중앙병원	0.1318
9	후쿠이 현립 병원	0.1315
12	에히메 현립 중앙병원	0.1250
13	도야마 현립 중앙병원	0.1233
16	아오모리 현립 중앙병원	0.1204
17	이와테 현립 중앙병원	0.1201
19	오가키 시민병원	0.1198
20	오사키 시민병원	0.1188
21	도쿄 도립 다마 종합의료센터	0.1187
22	야마가타 현립 중앙병원	0.1184
25	사가현 의료센터 고세이칸	0.1158
28	가고시마 시립병원	0.1133
30	일본해 종합병원	0.1128
31	종합병원 고쿠보 아사히 중앙병원	0.1127
34	이시가와 현립 중앙병원	0.1119
39	시즈오카 시립 시즈오카병원	0.1097
42	현립 히로시마 병원	0.1088
43	야마나시 현립 중앙병원	0.1076
44	고마키 시민병원	0.1075
46	오사카 시립 종합의료센터	0.1069
47	돗토리 현립 중앙병원	0.1068
50	기후 시민병원	0.1058
53	기후 현 종합의료센터	0.1048
54	토요하시 시민병원	0.1048
55	린쿠 종합의료센터	0.1048
61	사카이 시립 종합의료센터	0.1032
63	니카타 시민병원	0.1029
64	시즈오카 현립 종합병원	0.1029
68	도쿄 도립 스미토병원	0.1021
72	효고 현립 아마가사키 종합의료센터	0.1012
74	히로시마 시립 히로시마병원	0.1009
81	공립 쇼와병원	0.0992
82	시립 삿포로병원	0.0991
87	오사카 급성기·종합의료센터	0.0983

93	니카타 현립 시바타병원	0.0973
97	요코하마 시립대학부속 시민 종합의료센터	0.0967
101	오사카 국제 암센터	0.0960
105	후쿠야마 시민병원	0.0943
107	시립 욧카이치병원	0.0936
109	요코하마 시립 시민병원	0.0928
110	고쿠보 직영 종합병원 기미쓰중앙병원	0.0925
113	가가와 현립 중앙병원	0.0918
114	요코하마 시립 미나토 적십자병원	0.0917
115	도쿄 도립 고마고메병원	0.0914
116	시즈오카 현립 시즈오카 암센터	0.0914
117	후나바시 시립 의료센터	0.0913
129	이바라키 현립 중앙병원	0.0866
145	후쿠시마 현립 의과대학 아이즈 의료센터 부속병원	0.0777
154	치바현 암센터	0.0688

[도표 2-4] 2019년 DPC표준병원 군(구 Ⅲ군)의 기능평가계수Ⅱ(100개 중 57개 병원)

순위	병원 명	기능평가 계수Ⅱ
1	공립 토요오카병원	0.1522
2	이와테 현립 중부병원	0.1496
4	미야기현 미나미 중핵병원	0.1442
5	이와테 현립 이와이병원	0.1435
8	공립 후지오카 종합병원	0.1422
9	효고 현립 아와지 의료센터	0.1410
10	이와기 시의료센터	0.1401
11	시마네 현립 중앙병원	0.1396
12	하치노헤 시립 시민병원	0.1395
13	교토 중부 종합의료센터	0.1383
15	나요로 시립 종합병원	0.1382
18	오미하치만 시립 종합의료센터	0.1373
23	오카자키 시민병원	0.1354
24	현립 노베오카 중앙병원	0.1354
29	츠카루 종합병원	0.1344
31	가스가이 시민병원	0.1340
32	시립 하코다테 병원	0.1338
35	이와테 현립 오후나토 병원	0.1334

36	이이다 시립병원	0.1334
37	중동원 종합의료센터	0.1332
41	미나미나라 종합의료센터	0.1325
43	오키나와 현립 미야코병원	0.1324
44	시립 도나미 종합병원	0.1320
45	나라현 종합의료센터	0.1319
46	시립 우와지마 병원	0.1316
48	이와테 시립 종합병원	0.1312
51	후지사와 시립 종합병원	0.1300
53	시립 3차 중앙병원	0.1295
54	도마코마이 시립병원	0.1291
55	야마가타 현립 신조병원	0.1291
56	조합설립 스와 중앙병원	0.1291
57	구로베 시민병원	0.1289
58	오키나와 현립 중부병원	0.1282
59	이와테 현립 구지병원	0.1280
60	공립 도생병원	0.1277
64	기후 현립 다지미병원	0.1275
65	사세보시 종합의료센터	0.1272
66	사이타마 시립 병원	0.1270
67	후지 시립 중앙병원	0.1265
68	이나 중앙병원	0.1264
69	가코가와 중앙시민병원	0.1264
72	우오누마 기간병원	0.1258
73	스나가와 시립병원	0.1257
74	히가시치바 메디컬센터	0.1257
75	오메 시립 종합병원	0.1256
76	니카타 현립 중앙병원	0.1255
77	공립 도미오카 종합병원	0.1254
80	이치노미야 시립 시민병원	0.1251
81	히로시마 시립 아사 시민병원	0.1251
82	이와미자와 시립 종합병원	0.1243
87	고치 현립 히타켄민병원	0.1233
88	이와테 현립 이사와병원	0.1231
92	이와테 현립 미야코병원	0.1224
96	무쓰 종합병원	0.1221
98	야마구치 현립 종합의료센터	0.1220
99	오다테 시립 종합병원	0.1219
100	오이타 현립병원	0.1218

3. 지자체병원의 병상 수 비율이 높을수록 의료비 저렴

지자체병원이 입지한 지역에는 의료비의 지역차 지수가 낮다는 데이터도 있다. [도표 2-5]는 2015년 1인당 연령 조정 후 의료비(시정촌 지역 국민건강보험+후기고령자 의료제도)를 도도부현 별로 지수화한 지역차 지수와 해당 지자체의 지자체병원의 병상 수 비율을 상관시킨 그래프이다. 지자체병원의 병상 수 비율이 높은 지역은 지역차 지수가 낮은 경향을 보인다. 한편 [도표 2-6]과 같이 민간병원의 비율이 높아지면 의료비 지출이 많아지는 경향이 있다. [도표 2-7]은 지역차 지수 1.11의 구마모토현(도도부현에서 10번째로 지역차 지수가 높음)의 시정촌의 지역차 지수이다. 공립 다라기병원이라는 지자체병원을 공동 운영하는 일부 사무조합의 구성 지자체의 지역차 지수는 다라기정 0.90, 유노마에정 0.90, 미즈카미촌 0.93, 아사기리정 0.96으로 구마모토현 내에서도 낮은 편이다.

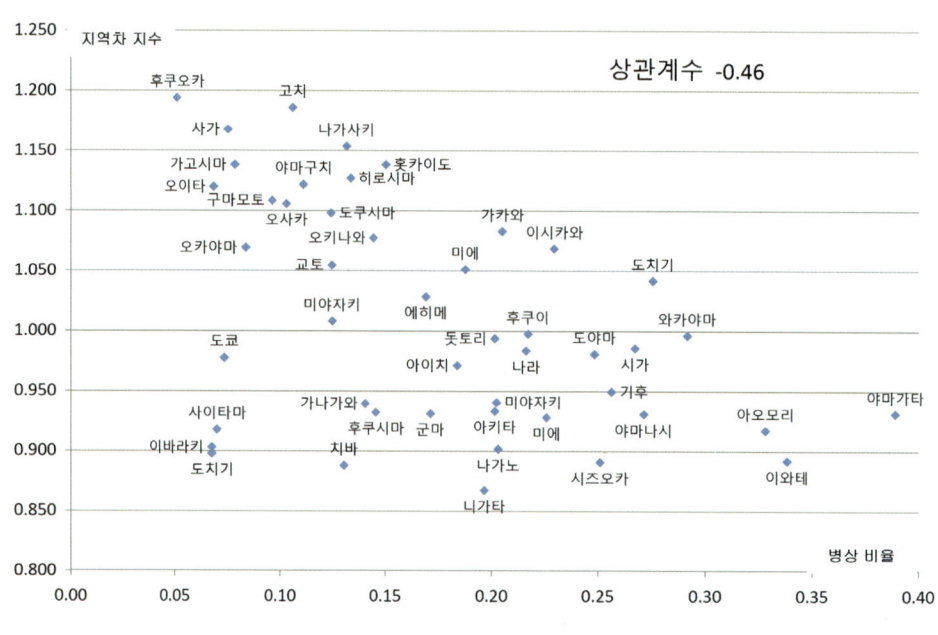

[도표 2-5] 지자체병원 병상 비율·지역차 지수 상관도

출처: 2015년 의료 시설(동태) 조사 및 의료비 지역별 차이 분석 자료

***   지역차 지수란 의료비의 지역차를 나타낸 지표로 1인당 의료비에 대해 인구의 연령별 구성 차이를 보정하여 전국 평균을 1로 지수화한 것

[도표 2-6] 의료법인 병상 비율·지역차 지수 상관도

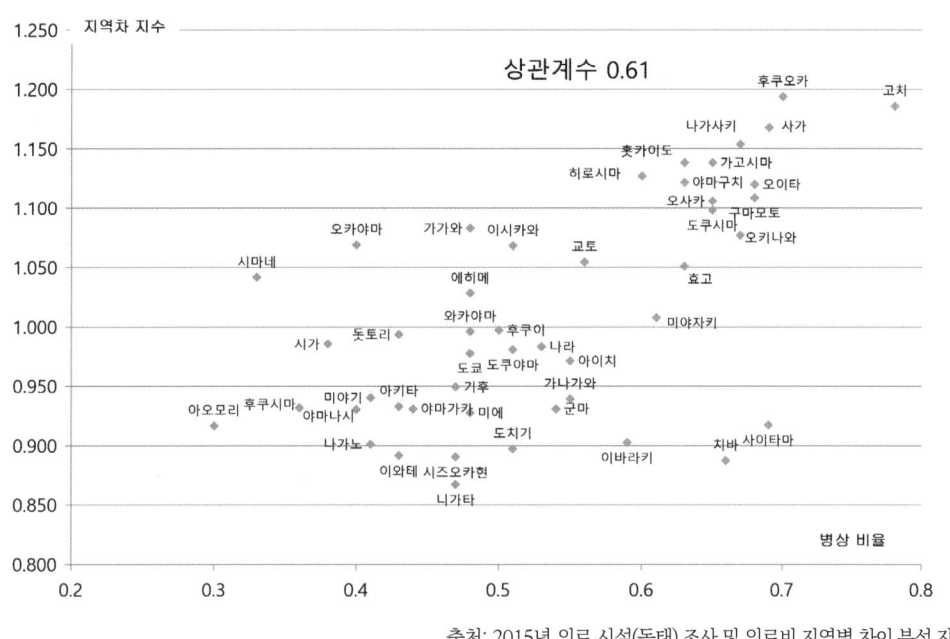

출처: 2015년 의료 시설(동태) 조사 및 의료비 지역별 차이 분석 자료

　지자체병원의 비율이 높고 의료비의 지역차 지수가 낮은 지역(의료제공체제가 적은 동일본 지역이 많음)에서는 지자체병원에 대해 일반회계로부터 전입금 삭감을 우선으로 하는 것보다는 지역에서 필요한 의료를 제공하는 것을 최우선으로 해야 한다고 생각한다. 지자체병원의 비율이 낮고 의료비의 지역차 지수가 높은 지역(의료제공체제가 충실한 서 일본 지역이 많음)에서는 민간병원의 독점에 의한 의료비의 급등을 억제하기 위해 일반회계에서 전입금을 가능한 한 억제하면서 의료비 낭비가 적은 표준적인 의료를 실시하는 것이 필요하다고 생각한다. 지역에 따라 지자체병원이 해야 할 역할은 다르다. 더 나아가, 일반회계에서 지자체병원에 대한 전입금을 줄이려고 민간 의료법인에 병원 운영을 양도 내지 지정 관리자로 대행하게 한 결과, 지자체의 지출은 줄었지만 반대로 민간 의료법인이 제공하는 의료로 인해 의료비가 늘어나, 국민 전체의 부담이 늘어날 가능성도 존재한다. 의료에 관한 재정 지출을 전체적 관점에서 생각해야 한다.

[도표 2-7] 구마모토현 내 지자체 지역차 지수

지자체 명	지역차지수	입원	지자체 명	지역차지수	입원
구마모토현	1.11	1.26	오쿠니정	0.94	1.04
구마모토시	1.13	1.31	산야마촌	0.90	1.04
야쓰시로시	1.06	1.17	다카모리촌	0.98	1.10
히토요시시	1.08	1.20	니시하라촌	1.19	1.47
아라오시	1.22	1.41	미나미아소촌	1.08	1.30
미나마타시	1.26	1.41	미후네정	1.08	1.25
타마나시	1.11	1.25	가시마정	1.22	1.43
야마가시	1.03	1.16	마시키정	1.10	1.28
기쿠치시	1.05	1.15	고사정	1.14	1.30
우토시	1.10	1.20	야마토정	1.05	1.25
가미아마쿠사시	1.22	1.39	히카와정	1.03	1.12
우키시	1.10	1.20	아시키타정	1.22	1.37
아소시	1.14	1.34	쓰나기정	1.23	1.38
아마쿠사시	1.15	1.38	니시키정	1.06	1.10
고시시	1.12	1.29	다라기정	0.90	0.89
미사토정	1.17	1.41	유마에정	0.90	0.88
교쿠토정	0.98	1.13	미즈카미촌	0.93	0.96
난간정	1.09	1.33	사가라촌	0.95	0.96
나가스정	1.12	1.24	이츠키촌	0.97	1.07
와미즈정	0.99	1.06	야마에촌	1.10	1.16
오즈정	1.09	1.26	구마촌	1.05	1.17
기쿠요정	1.05	1.19	아사기리정	0.96	0.93
미나미오구니정	0.87	0.93	레이호쿠정	1.03	1.22

출처: 2015년 의료비의 지역차 분석 데이터

4. 수치로 나타낼 수 없는 존재 의의

지자체병원이 지역에 필요한 질 높은 의료를 제공하고, 해당 지자체 내 의료비도 저렴하다는 것을 숫자로 나타내고 있는가 하면, 숫자로 형언하기 어려운 존재 의의도 있다. 지자체병원 관계자들은 감각적으로 느끼고 있지만, 충분히 '말'로 표현할 수 없는 존재 의의도 있다. 지방자치단체가 직접 병원을 운영함으로써 얻는 최대 이점은 행정의 의료·복지·건강 만들기 정책과의 연동 용이성이라고 할 수 있다. 제3장에서 논의하겠지만, 일본은 앞으로 출생아 수가 적은 상황에서 제1차 베이비붐 세대가 75세 이상의 후기고령자가 되는 '본격적' 저출생 고령화 사회를 맞이하게 된다. 의료·돌봄·건강 만들기의 각 관계 기관이 자기 이익의 최적화를 목표로 고객인 고령자를 떠안는 것은 시설이 얼마간 있다고 해도 부족하고, 비용도 들뿐만 아니라 지역 고령자의 생활을 지탱할 수 없다. 실제 지자체병원·진료소는 지방의료기관을 중심으로 복지나 건강 만들기와 연동해서 지역의료를 지탱하는 '지역포괄 케어'를 실천해 성과를 올려온 역사가 있다. 필자는 지자체병원의 역할로서, [도표 2-8]과 같은 '사회적 완충제(buffer)'로서의 역할이 있다고 생각한다.

[도표 2-8] 지자체병원: 사회적 버퍼(완충제)로서 의료

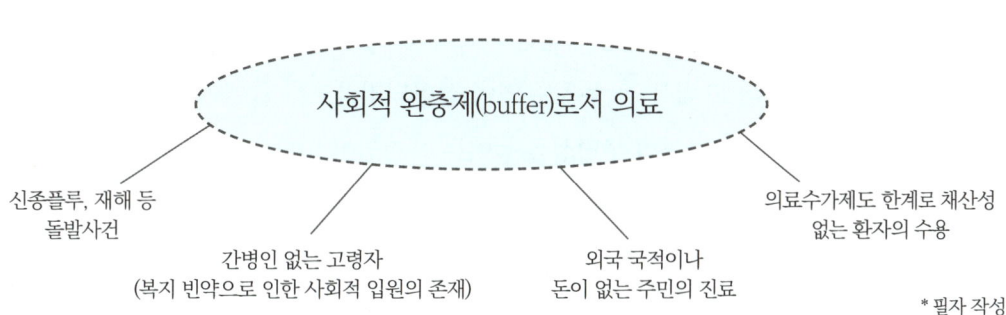

* 필자 작성

아무리 의료제도를 정교하게 만들어도 제도의 빈틈이 발생하기 마련이다. 주민의 생명을 지키기 위해서는 그 틈을 메우는 것이 필요하다. 예를 들면, 신종 인플루엔자 등의 감염증, 동일본 대지진과 같은 재해, 외국 국적 주민이나 관광객의 의료, 또 돈이 없는 가난한 주민에 대한 의료 제공, 진료수가제도의 한계로 채산성이 맞지 않는 환자의 구제 등이다. 사회적 버퍼 역할은 지자체병원뿐 아니라 제생회, 적십자사 등 공적병원과 일부 민간병원에 의해서도 적극적으로 이루어지고 있다. 지자체병원은 수도 많고, 그 설립 취지가 공적 성격이므로 사회적 완충 역할을 많이 담당하고 있다. 사회적 버퍼가 없어지면 갈 곳이 없어 곤란

한 사람이 나온다. 한편, 주민이 사회적 버퍼에 너무 의존하면, 이용자의 도덕성이 붕괴되어 의사의 피폐로 인한 퇴직이나 병원 재정의 파탄 등, 병원의 존립 기반 자체를 흔들게 된다. 지자체병원의 이용자인 주민은 그 사실을 이해하고, 적절히 의료를 이용하는 노력이 필요하다.

5. 다양한 경영 주체에 의한 끊임없는 노력의 중요성

또 한가지 지자체병원의 존재 의의는 '민간 의료법인에 의한 독점 방지'가 있다. 극단적으로 말해 정말 지자체병원을 없애고, 전부 오너 경영의 민간 의료법인에 의료를 맡겨도 되는 것인가? 오너 경영의 민간 의료법인도 뛰어난 운영으로 일본의 의료를 주도하고 있는 법인도 있고, 경영자의 자의적인 운영으로 이익 우선으로 내달리기 쉬운 법인도 있다. 지금 뛰어난 경영을 실현하고 있는 오너 경영의 민간 의료법인도 20년이 지나면 세대가 바뀐다. 아이, 손자까지 대물림한다고 해서 질 높은 운영이 실현되리라고는 할 수 없다. 공적 성격이 강한 사회의료법인이 되어 경영의 투명성을 높이는 움직임이 있다. 그러나 사회의료법인이 돼도 '○○가'라는 오너 경영의 색채가 걷힐까 하는 의문도 존재한다.

절대 권력을 가진 오너가 민간 의료법인을 운영하는 것은 신속한 의사결정 등의 장점도 있지만, 과연 오너의 의사결정이 모두 옳은 것일까? 오너의 독재적 운영에 반대하는 직원은 사직하는 수밖에 없다. 직원을 일회용으로 취급하여 운영이 이루어지고 있지 않은가? 이런 경영형태가 모든 의료 체계를 맡는 것이 정말 옳은 일까?

의료는 그 서비스 특성상 의료보험제도라는 공공 관여가 필요한 서비스이다. 자유시장에서 경제적 약자는 의료혜택을 받을 수 없는 점은 국민건강보험 성립 이전의 일본에서도 분명했다(의료보험이나 의료기관이 없는 지역에서는 가지기도나 가짜 의사가 발호하고 있어 주민의 평균수명도 분명히 낮았다. 자세한 것은 졸저 「지자체병원의 역사」를 읽으시기 바람). '의료 혜택을

**** 加持祈祷; 부처의 힘을 빌려서 병, 재난 등을 면하기 위해 드리는 기도

받을 권리'는 선진국에서 기본적인 인권이라고 할 수 있으며, 최소한 의료기관에 대한 접근을 보장하는 것은 정부의 책무이다. 아무리 제도를 잘 설계해도 이익을 낼 수 없는 의료분야가 존재할 수밖에 없다. 그런 분야를 배척하지 않고 떠맡는 지자체병원은 필요한 제도라고 생각한다.

지자체병원을 모두 없애고 의료를 민간병원에서 제공한다면, 정말 저렴한 비용으로 질 높은 의료를 제공할 수 있을까? 민간병원의 병상 비율이 높은 지역에서는 의료비의 지역차 지수가 높은 경향이 있다는 것은 숫자로 나타난다. 이익을 우선하는 민간병원의 경영 특성상 의료에 공백이 생기지 않을까?

필자는 지자체병원과 민간병원은 맡아야 할 역할이 다르다고 생각한다. 그런 점에서 민간병원 관계자들이 주장하는 'equal floating'의 사고방식에는 동의하지 않는다. 민간병원의 의료를 모두 부정하는 것은 아니다. 민간병원도 우리나라 의료에서 중요한 역할을 차지하고 있다. 필자는 복수의 경영 주체가 경합하여 의료를 제공하는 장점도 있다고 생각한다. 수적으로 압도적인 민간병원에 지자체병원이나 적십자·제생회 같은 공적 의료기관을 조합하여 다양한 경영형태 간에 경쟁(필자는 '절차탁마'라는 단어가 어울린다고 생각함)을 해오는 가운데 일본 의료가 비교적 저렴하게 일정한 질을 유지하는 의료를 제공해서 오늘에 이른 것이 아닌가 생각한다. '생물 다양성'이라는 개념을 생각해 본다. 민간병원과 지자체병원은 다른 DNA를 가진 '전혀 다른 생물'이 공존함으로써 생태계 전체적으로 환경 변화에 대한 적응력이 올라가게 된다. 식민지 플랜테이션 농업과 같은 일변도의 문화는 병해충이나 기후변동의 외부 요인의 변화에 취약하여, 조그만 변화에도 막대한 피해를 입게 된다. 다양한 유전자를 가진 다양한 생물이 자라나는 생태계 쪽이 환경 변화에 적응하면서 생존하기 쉽다.

모두 오너 경영의 민간병원이 되면, 행정이 정책을 유도하지 못할 위험성이 존재한다. 일본 의료를 유지하기 위해서는 자기 변혁을 실행한(이는 당연히 필요하다) 지자체병원을 포함한 다양한 경영 주체가 섞여 절차탁마하는 것이 적당하다고 생각한다.

'지자체병원에 근무하는 직원의 동기'의 문제도 있다. 다소 급여가 적더라도 오너 경영의 병원이 싫어서 지자체병원에 근무하는 의사도 적지 않다. 무리하게 지자체병원을 민간병원 경영형태로 바꿀 경우, 동기가 떨어져 의사가 대거 퇴직할 가능성도 존재한다.

그런가 하면, '지자체병원은 적자가 당연'한 것이라고 자기 변혁을 게을리하여 질 낮은 의료나 병원경영을 하고 있는 지자체병원도 다수 존재한다. 필자는 전국을 돌며 어려운 경영환경에서 지역의료를 열심히 지탱하고 있는 민간병원 관계자의 의견을 듣기도 한다. 민간병원의 경영 노력에 비해 '지자체병원의 경영은 허술하다'는 비판에도 일리가 있다고 생각한다. 지자체병원도 진심으로 병원 경영의 질을 향상시켜 나갈 필요가 있다.

제3장

지자체병원의 존재의의 II
- '본격적' 저출생·고령화 사회에서의 역할

1. '본격적' 저출생·인구 감소 사회에서의 지자체병원

앞 장에서 일본의 의료제공체제 내 지자체병원의 존재의의를 살펴보았다. 이 장에서는 시점을 바꾸어, 본격적인 저출생 고령화, 인구 감소 사회에서 지자체병원의 존재의의에 대해 생각해 보고자 한다. 전술한 바와 같이 지자체병원은 지방자치단체가 설립한 행정기관이다. 필자는 행정기관의 본질은 '사회문제를 해결하는 것'이라고 생각한다. 지자체병원도 의료를 제공하는 것 이외에 지역이 안고 있는 사회문제를 해결하는 역할이 존재한다.

앞으로 지방자치단체가 직면할 것으로 확실한 것이 '본격적' 저출생·고령화 사회이다. '본격적'이라는 단어는 필자가 의도하여 쓴 단어이다. 저출생이나 인구의 도시 집중에 의해 지방 자치단체를 중심으로 지역소멸이 잇따를 것으로 예측된다. 한편, 도시지역에서는 75세 이상 후기고령자 급증으로 돌봄 서비스 제공 능력의 한계를 넘어설 가능성이 높다. 필자는 저출생 고령화가 '본격적'일 때에는 이제까지의 행정 상식은 통하지 않게 될 것이라고 생각한다. 본격적인 저출생 고령화, 인구 감소 사회에 있어서 지자체병원이 완수해야 할 역할은 무엇인가에 대해 생각해 본다.

[도표 3-1] 일본의 출생 수, 합계 특수 출생률 추이

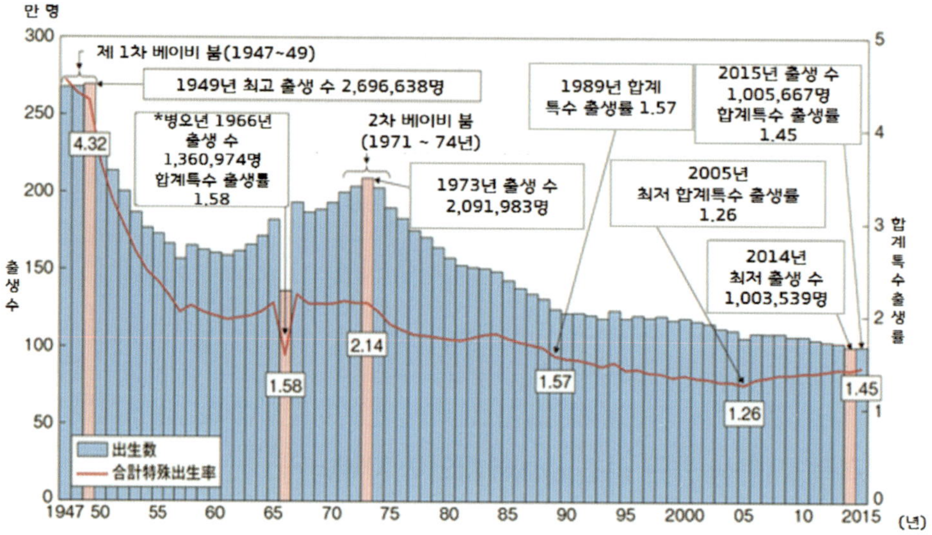

내각부 HP '출생 수·합계특수 출생률의 추이'

2. 본격적인 저출생·고령화·인구 감소 사회 도래가 지역에 초래하는 것

[도표 3-1]은 일본의 출생자 수, 합계특수 출생률의 추이 그림이다. 일본 출생아 수는 제1차 베이비붐 세대로 불리는 1947~1949년에 가장 많은 아이들이 태어난 후, 1971~1974년의 제2차 베이비붐 세대의 출생자 수 증가 이후는 감소가 지속, 2015년 출생자 수는 1백만 5,677명까지 감소하고 있다.

합계특수 출생률은 15~49세까지 여성의 연령별 출산율을 합한 것으로, 1명의 여성이 일생 출산했을 때의 아이 수이다. 합계특수 출생률은 1949년 4.32에서 2015년 1.45까지 저하되어, 이대로의 수준이라면 2008년에 1억 2,808만 명이었던 일본 인구가 2110년에 4,286만 명까지 감소할 가능성이 있다고 알려져 있다.

본격적인 저출생 고령화에 관해서, 가까운 장래에 도래하는 현실로 논의되고 있는 것이 '2025년 문제'이다. 연령별 인구 구성에서 큰 비중을 차지하고 있는 제1차 베이비붐 세대가 2025년이면 모두 75세 이후의 후기고령자가 된다. 후기고령자가 되어 나이가 들수록 의료

서비스를 받는 기회가 늘고, 돌봄이 필요한 사람도 늘어난다. 의료·돌봄의 수요는 확실히 증가한다. [도표 3-2]는 국립사회보장·인구문제 연구소의 추계 자료에 의해 작성한 도도부현 별 75세 이상 인구 추이 그래프이다. 일본의 후기고령자 인구는 도시 지역을 중심으로 급격히 증가한다.

[도표 3-2] 도도부현 별 75세 이상 인구 추이 그래프

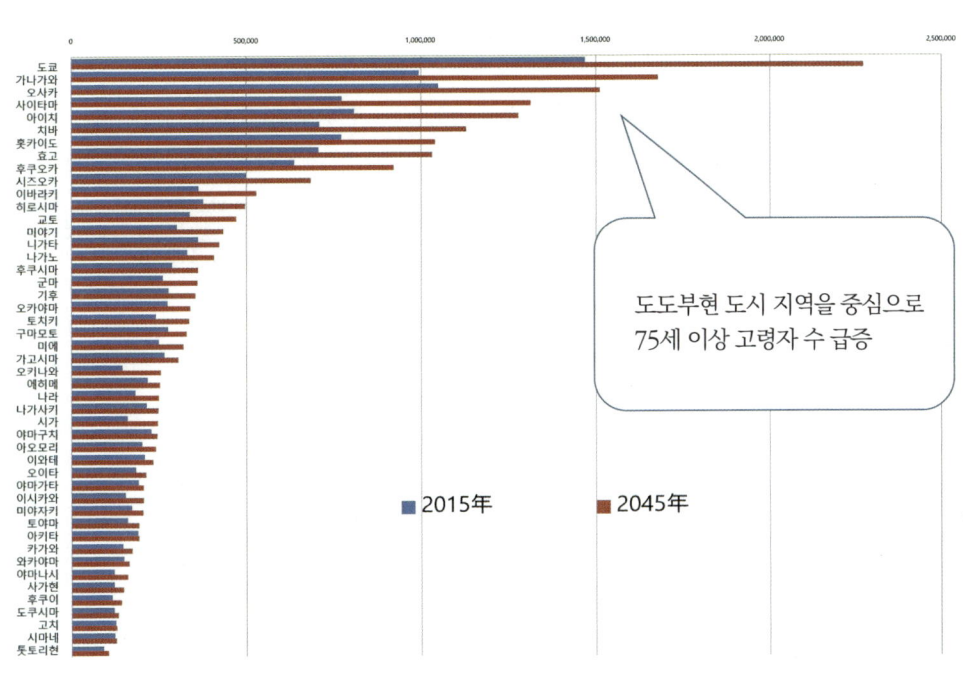

출처: 「일본의 지역별 미래 추계인구」 2018년 4월 추계

폭발적인 후기고령자 증가로 의사·간호사·돌봄 요양사 등의 인력이나 입원병상·돌봄시설 등 의료·돌봄 자원이 절대적으로 부족할 것으로 예측된다. 특히 후술하는 바와 같이 저출생에 의한 의료 돌봄 인력 부족은 심각해질 것이다. 고령화가 의료 현장에 미치는 영향은 조금씩 진행되고 있다. [도표 3-3]은 총무성 소방청의 연령 인구별 이송 인원 수와 구성비 추이다. 이송 인원수가 20년 만에 237만 명 증가하고 있고, 증가의 대부분이 고령자임을 알 수 있다. 앞으로도 구급차의 이송 인원은 증가할 가능성이 높다.

[도표 3-3] 연령 구분별 이송 인원 수 및 구성비 추이

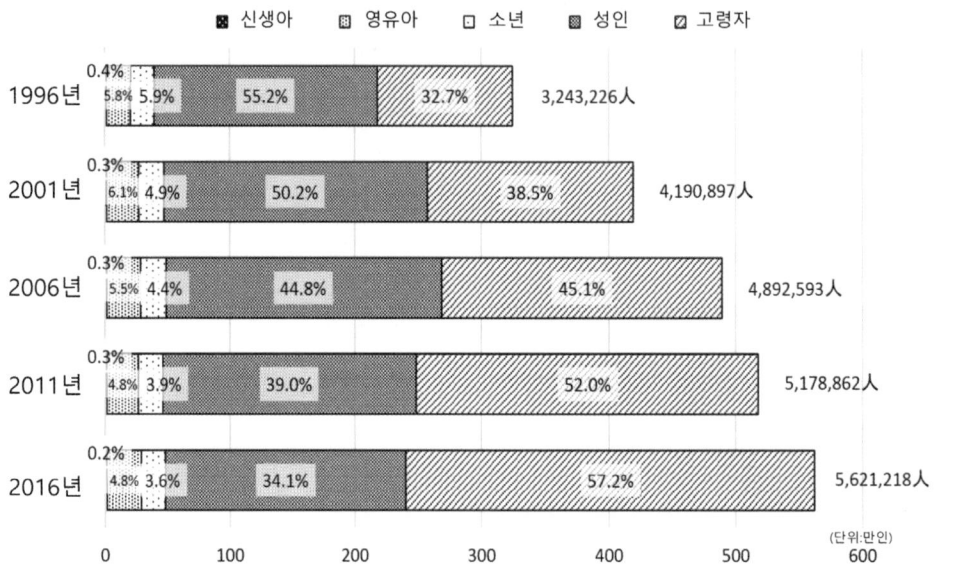

출처: 총무성 소방청 2017년 구급구조 현황

3. 본격적 저출생·고령화가 오·벽지 등의 지자체 등에 미치는 영향

본격적인 저출생 고령화가 오·벽지 등의 지자체에 어떤 영향을 미칠 것인가? [도표 3-4]는 홋카이도 A마을(町)의 남녀 5세 별 인구의 추이 그래프이다. 2015년 7,337명이던 총인구가 2045년에는 1,993명으로 감소한다. 원인은 합계특수 출생률의 저하와 고교졸업 이후 젊은이나 일할 사람의 외부 유출이다. A마을의 합계특수 출생률은 1.30(후생노동성 인구동태통계 특수보고에 의한, 2008~2012년의 평균)으로 낮다. 더욱이 그래프의 20~24세 연령층이 대폭 줄어들고 있지만(필자는 이 감소를 지자체 소멸 징후로 부른다), 청년들이 고교졸업 후, 대학·전문학교 진학이나 취직으로 그 마을을 떠나버리기 때문에 인구가 큰 폭으로 감소한다. 이후 원래의 마을로 돌아오려 해도 취직할 직장이 없어 돌아올 수 없다. 아마 A마을은 2045년까지 지방자치단체로 존속하지 못할 가능성이 높다. A마을 같은 작은 지자체가

적지 않고, 인구감소 속도도 더 빨라지고 있다.

[도표 3-4] 홋카이도 A町 남녀 5세 계급별 인구 추이 그래프

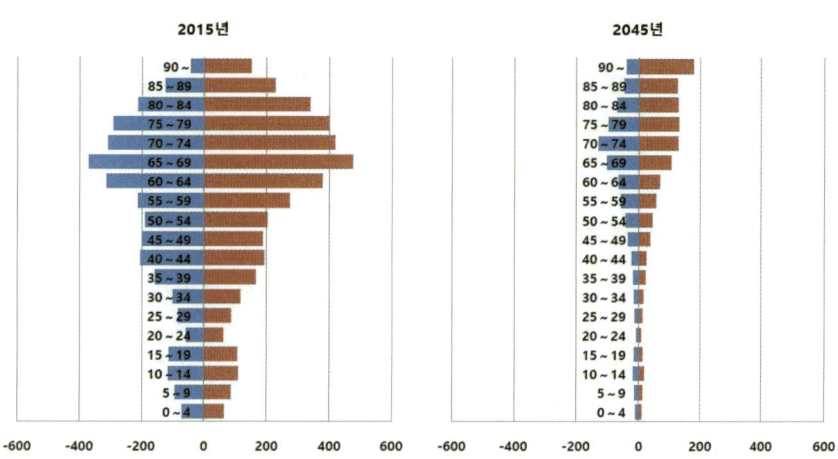

출처: 국립사회보장·인구문제연구소 「일본의 지역별 장래추계인구」 2018년

4. 왜 일본의 합계특수 출생률이 낮을까?

여러 요인을 얘기하지만, 필자는 다음 요인이 크다고 생각한다.

① **청년층의 비정규직 등 고용불안**

합계특수 출생률이 낮은 원인으로 청년층의 비정규직 등 고용불안이 있다. [도표 3-5]는 25~34세의 비정규직 비율 추이다. 남성은 2002년부터 상승 경향이었으나 2014년 이후 감소 추세이다. 여성도 비정규직 비율은 감소 추세지만, 여전히 30%대 후반에서 머물고 있다. [도표 3-6]은 남성의 취업 형태별 배우자가 있는 비율 그래프이다. 정규직에 비해 비정규직·무직의 기혼율 비율이 낮다. 급여가 적고 신분이 불안정할수록 결혼을 못 하고 아이를 낳아 키우기가 어려워진다.

② **여성의 늦은 결혼과 출생 수 감소**

여성이 늦게 결혼하고 출산하는 나이가 많아지면서 출생아 수도 감소하고 있다. [도표

3-7]은 남녀 연령별 미혼율의 추이 그래프이다.

[도표 3-5] 25~34세의 비정규직 비율 추이

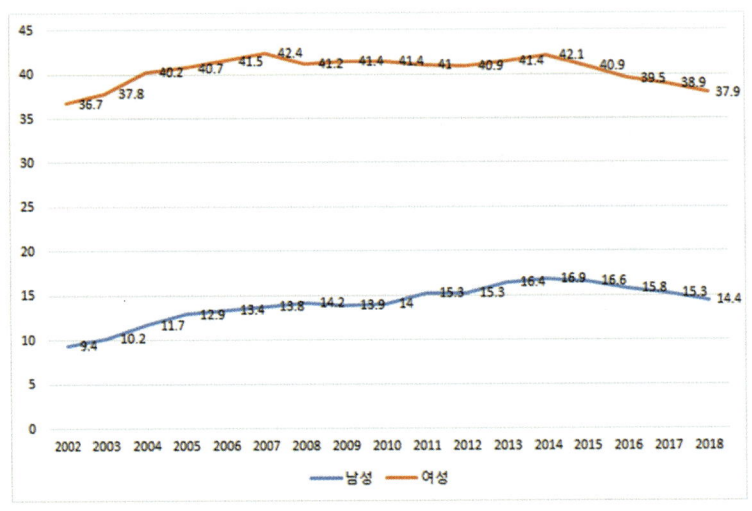

출처: 총무성 통계국 조사 : 연령계급(10세)별 취업자 수, 고용형태별 고용자수

[도표 3-6] 남성의 취업 형태별 배우자가 있는 비율

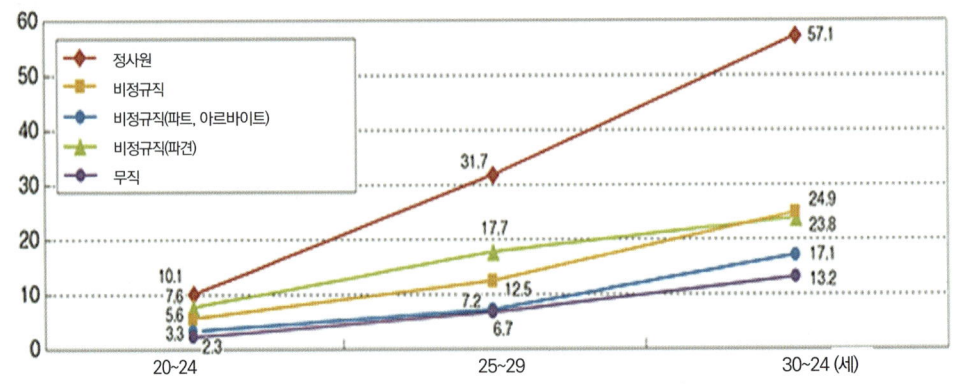

*원 자료: 노동정책연구·연수기구 「청년의 취업상황·경력·직업능력 개발 현황」(2009)에서 작성

출처: 마을·사람·일 창생회의(제1회) 자료

[도표 3-7] 남녀 연령별 미혼율의 추이

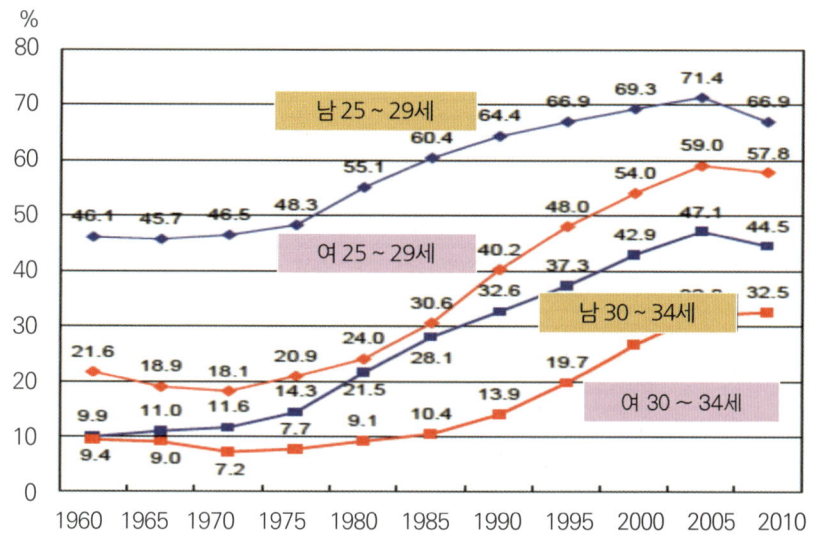

출처: 마을·사람·일 창생회의(제1회) 자료

[도표 3-8] 첫째 자녀 출생 연도 별로 본 출산 전·후 아내의 취업 변화

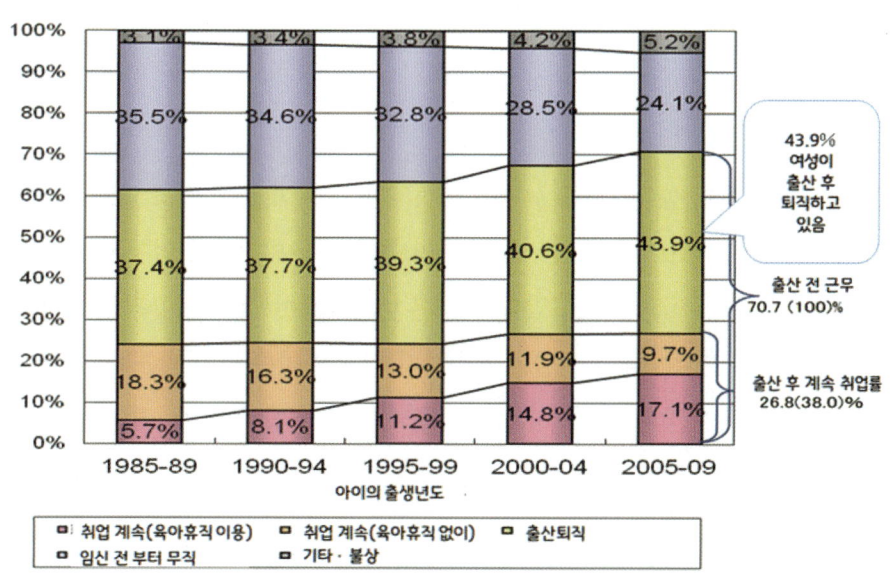

출처: 마을·사람·일 창생회의(제1회) 자료 P.16

[도표 3-9] 도도부현의 합계특수 출생률

지역	수치
오키나와	1.94
가고시마	1.63
미야자키	1.72
오이타	1.56
구마모토	1.65
나가사키	1.64
사가	1.59
후쿠오카	1.45
고치	1.47
에히메	1.52
가가와	1.59
도쿠시마	1.43
야마구치	1.56
히로시마	1.57
오카야마	1.49
시마네	1.65
돗토리	1.62
와카야마	1.52
나라	1.31
효고	1.42
오사카	1.32
교토	1.26
시가	1.53
미에	1.49
아이치	1.47
시즈오카	1.53
기후	1.45
나가노	1.54
야마나시	1.44
후쿠이	1.6
이시카와	1.49
도야마	1.43
니가타	1.44
가나가와	1.31
도쿄	1.13
지바	1.33
사이타마	1.33
군마	1.41
도치기	1.43
이바라키	1.42
후쿠시마	1.53
야마가타	1.47
아키타	1.35
미야기	1.34
이와테	1.46
아오모리	1.4
홋카이도	1.28
전국	1.43

출처: 2013년 후생노동성 인구동태통계 월보연계

남녀 모두 미혼율이 높다. [도표 3-8]은 여성의 첫째 아이 출생 연도 별로 본 출산 전·후의 아내 취업변화 그래프이다. 2005~2009년의 육아 휴직에 따른 취업지속 자는 17.1%로, 43.9%의 여성이 출산 후 퇴직하고 있다. 여성은 비정규직이 많고, 정규직도 육아휴직을 쓸 수 있는 환경이 되지 않기 때문에 일을 계속하기 위해 아이를 낳지 않거나, 애초에 결혼을 하지 않는 현실이 존재한다. 지역에서 늘 근무를 하면서, 희망하면 육아휴직을 쓰고, 어린이 집에 아이를 맡길 수 있는 환경을 확보하는 것이 필요하다고 생각한다.

③ 청년층의 도시권 이주 경향

일본의 합계특수 출생률이 낮은 요인의 하나로, 젊은 층이 합계특수 출생률이 낮은 도시권, 특히 동경(東京)권(수도권)으로 이주하는 경향이 강해지고 있다는 점이다. [도표 3-9]는 도도부현의 합계특수 출생률 비교 그래프이다. 수도권(도쿄도 1.13, 카나카와현 1.31, 사이타마현 1.33, 치바현 1.33)이나 간사이권(교토부 1.26, 나라현 1.31, 오사카부 1.32) 등의 도시 지역 지자체의 합계특수 출산율이 낮다. 도시 지역은 독신 비율이 높고, 결혼해도 부동산 가격이 높아 주거 환경이 열악하고, 또한 유치원 및 어린이집 입소에 많은 어려움이 있다. 교육환경은 충실한 반면, 교육비가 높은 점 또한 아이를 낳고 기르는 데 부정적인 면이다.

2017년의 도쿄도(수도권)로 초과 전입은 75,498명에 이르고, 수도권 전체로는 119,779명에 달한다. [도표 3-10]은 도쿄권에 있어서 연령별 전입·전출 초과수의 추이 그래프이다. 15~19세, 20~24세의 전입이 특히 많아지고 있다. 대학·전문학교 진학, 취직 등으로 수도권으로 이주하는 젊은이가 많음을 알 수 있다. 최근에는 25~29세, 30~39세 층도 도쿄권에 이주하는 경향이 강해지고 있다.

[도표 3-11]처럼 합계특수 출산율이 낮은 도쿄권에 합계특수 출산율이 높은 지자체의 젊은이가 이주함으로써 결과적으로 일본 전체의 합계특수 출산율을 낮추고 인구 감소를 가속화시키게 된다.

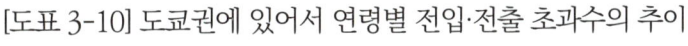

[도표 3-10] 도쿄권에 있어서 연령별 전입·전출 초과수의 추이

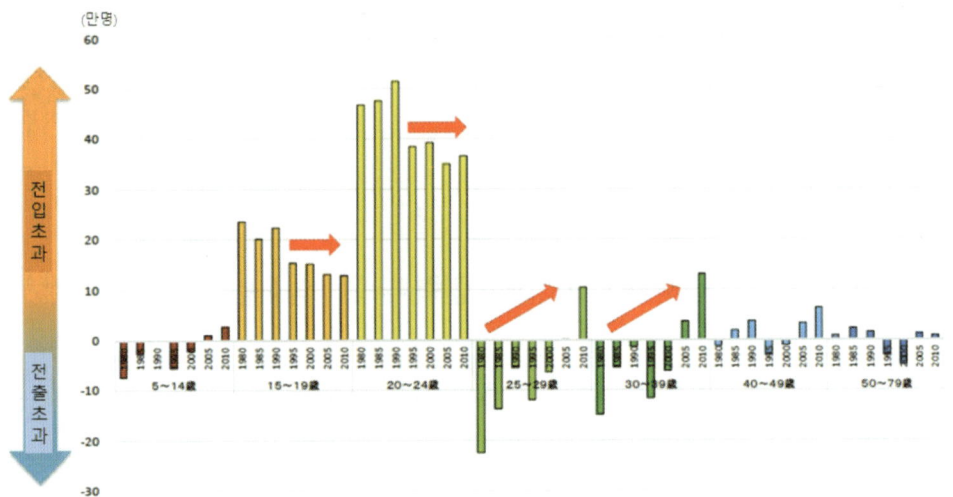

출처: 내각부 「선택하는 미래」 위원회보고 〈참고자료집〉

[도표 3-11] 청년층 이주에 따른 인구 감소의 구조

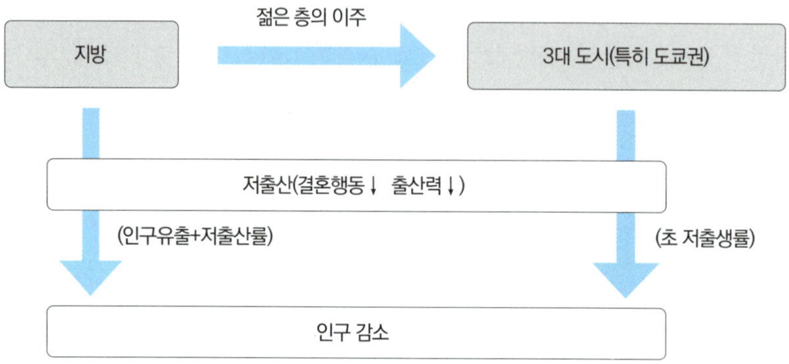

```
    젊은 층의 이주
[지방] ─────────────▶ [3대 도시(특히 도쿄권)]
  │                         │
  │    저출산(결혼행동↓ 출산력↓)    │
  │                         │
(인구유출+저출산률)         (초 저출생률)
  │                         │
  ▼                         ▼
         [인구 감소]
```

출처: 마을·사람·일 창생회의(제1회) 참고자료 일부 편집

왜 도쿄(수도권)권에 젊은이가 모이는 것일까? 여러 요인이 존재한다고 생각되지만, 지방에는 양질의 일자리가 적은 것이 요인 중 하나라고 생각한다. 대학이나 전문학교의 진학, 취직을 위해 지자체 밖으로 나갔다가 다시 오고 싶어도 정규직(양질의) 일자리가 없어서 돌아올 수 없다. 훨씬 이전에, 벽지의 지자체병원에서 근무하고 있는 그 고장 출신의 의사와 이야기를 나누었는데, 동급생들은 일할 곳이 없어서 거의 고향을 떠난다고 한다. 고향에 돌아와도 대부분의 직장이 비정규직이고, 생활이 안정되지 않아 결혼을 못 하고 아이를 낳지 못하는 악순환을 낳는다. 합계특수 출산율을 높이기 위해서, 수도권으로 인구의 과도한 집중을 시정하는 것, 지방에 정규직 일자리를 늘리는 것, 여성이 출산 후에도 일할 수 있는 환경으로 가꾸어 갈 필요가 있다.

5. 이제부터 본격적인 저출생 고령화로 인력 부족이 심화된다

본격적인 저출생·고령화가 지역의료나 돌봄에 어떻게 영향을 미칠까? 필자는 2025년 이후 후기고령자 급증과 합계특수 출생률 저하로 인한 자녀 출생자 수 감소가 심각한 의료·돌봄 분야의 인력 부족을 초래할 것이라고 보고 있다.

[도표 3-12] 18세 인구 추이

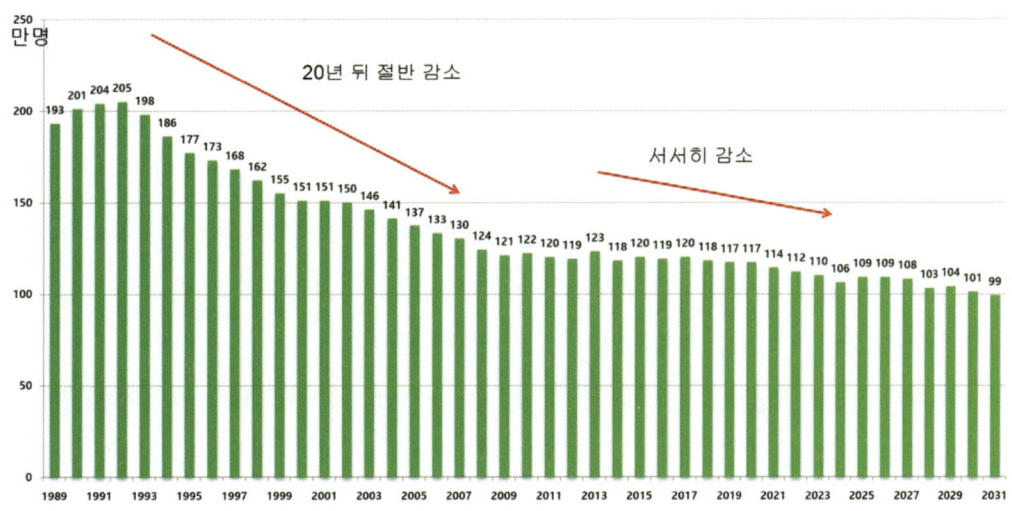

출처: 문부과학성 '만18세 이상 인구와 고등교육기관 진학률 등의 추이' 자료를 바탕으로 작성

[도표 3-12]는 헤이세이(平成)* 시대 시작 이후의 18세 인구 추이 그래프이다. 1992년 205만 명을 정점으로 2009년 121만 명까지 큰 폭으로 감소하였다. 그 후 10년간은 120만 명을 전후로 움직이지만, 2017년 120만 명으로 다시 줄어들기 시작, 2031년에는 99만 명까지 줄어든다. 청년층의 인구 감소는 후기고령자 급증과 맞물려 의료나 돌봄 인력 부족 현상이 발생한다. 현재도 의료 돌봄 현장에서는 인력 부족이 심각하다. 특히 간호사에 대해서는 지방 중소병원을 중심으로 부족이 심화되고 있다. 지방 중소 지자체병원에서는 젊은 간호사가 근무하지 않아 간호사 평균 연령이 높은 병원도 적지 않다. 고령의 간호사가 정년퇴직하면 간호사 부족으로 더 이상 의료 제공을 할 수 없게 된다. [도표 3-13]은 한 지자체병원 B의 간호사 수 추이그래프이다. B병원은 간호사의 정년퇴직이 계속되는 반면, 젊은 간호사는 근무하지 않고 남은 간호사는 일에 지쳐 정년 전에 대량 퇴직하는 악순환이 일어나 일부 병동을 폐쇄할 수밖에 없는 처지에 몰렸다. 의사 부족도 있어 병원 수익은 급격히 악화,

---

* 일본에서 元號法에 따라 전(前) 왕 사망 다음 날인 1989년 9월 8일부터 뒤를 이어 아키히토(明仁)가 왕위에 올라 2019년 4월 3일까지 31년의 재위 기간 사용한 연호.

최종적으로 병원으로서의 존속을 포기하고, 19개 병상의 진료소로 운영하게 되었다.

돌봄 인력도 부족하다. 후생노동성은 2015년 6월에 '2025년 목표로 인력 관련 수급 계획(확정치)에 대해'를 발표했다. 추계에서 2015년의 돌봄 인력 수요가 약 253만 명, 현 시나리오에 의한 공급이 약 215만 명으로 약 37.7만 명의 부족이 발생한다고 한다. [도표 3-14]는 '2025년을 향한 돌봄 인력의 수급 차이 수'의 그래프이다. 도쿄도(35,751명), 오사카부(33,866명), 사이타마현(27,470명) 등 도시지역의 지자체를 중심으로 상당수 인력 부족이 일어난다고 되어 있다. 충족률이 비교적 높은 지자체도 교통 여건이 나쁜 벽지 등에서는 충족률을 밑도는 돌봄 인력 부족 사태가 일어날 가능성이 높다.

이제부터 지방자치단체의 중요 과제 중 하나는, 지역에 필요한 의료·돌봄 인재를 얼마나 모으느냐이다. 의료·돌봄 인재에 대해 대량의 이민을 받아들이는 선택지도 생각할 수 있지만, 혼란도 커서 문제가 있다고 생각한다. 무엇보다도 지역의 합계특수 출생률을 올려서 어린이를 늘리는 것이 중요하다고 생각한다.

[도표 3-13] 지자체병원 B의 간호사(준 간호사 포함) 수 추이

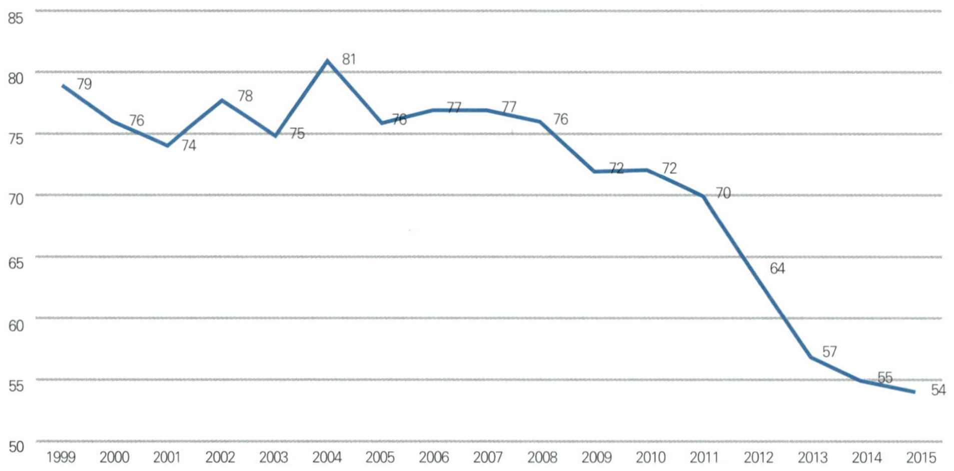

[도표 3-14] 2025년을 향한 돌봄 인력에 관계된 수급 차이 수

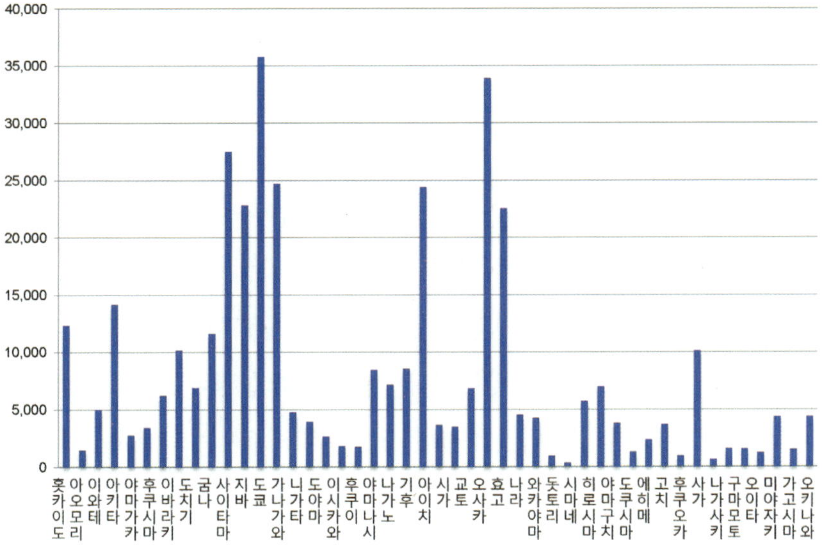

출처: 후생노동성 '2025년 목표로 인력관련 수급계획(확정치)에 대해'(15.06.24.)

6. 본격적인 저출생·고령화·지역소멸 시대의 지자체병원의 존재의의

본격적인 저출생·고령화는 일본에 큰 영향을 미치게 된다. 앞으로는 지금까지의 행정 상식이 통하지 않는 시대가 된다. 그런 시대에 있어서 지자체병원의 존재의의를 다시 정의할 필요가 있다고 생각한다.

① 지역 주민의 건강을 지킴으로써, 지역 사회의 붕괴를 막아낸다.

본격적인 저출생 고령화·지역소멸 시대에 있어서 지자체병원의 존재의의로, 첫째가 지역의 건강을 지탱하여 지역 붕괴를 막는다는 관점이 있다. 급증하는 고령자에 대해 적절한 의료를 제공한다는 것이다. 의료 기관이 없는 지역에서는 노인들이 안심하고 살 수가 없어 이주할 수밖에 없게 된다. 젊은 세대도 안심하고 아이를 낳아 기르기 위해서는 소아·주산기 의료나 응급의료의 뒷받침이 중요하다.

원래 의료 서비스 제공에 관한 한 도시와 지방의 격차는 벌어지는 면이 있다. 지방에서

는 민간 의료기관의 개업의도 은퇴하고 없다 보니, 지자체병원이 지역에서 유일한 외래기능을 가진 경우도 적지 않다. 거주하는 곳에서 어느 정도 거리에 입원 병상이 없으면 고령자는 살기 어려워진다. 병원은 지역의 생명줄이다. 전국 두루 질 높은 의료를 제공할 수 있는 의료체제를 유지하는 것이 필요하다. 고령화와 젊은 사람의 감소에 시달리는 지방의 지자체병원에는 지방교부세를 포함해 지자체 일반회계로부터의 재정지원이 필요하다고 생각한다. 어떤 지방의 의료관계자가 '과소지는 경제 원리로 의료문제를 해결할 수 없다'는 발언을 하는 것을 들은 적이 있다. 필자도 같은 생각이다. 당연히 지방 병원은 지자체병원만이 아니다. 적십자 병원이나 제생회 병원, 후생련 병원, 민간병원을 포함해 지역의료를 뒷받침하는 병원에는 재정적 지원이 필요하다고 생각한다. 제5장에서 설명하겠지만, 지역의료를 지탱하는 공적 의료기관이나 사회의료법인에 대한 시정촌의 보조에는 특별교부세 조치가 있다. 또 지역에 있어서 유일의 공적·사적 병원을 지자체병원화해, 지정관리를 통한 의료를 지속하자는 사례도 나오고 있다. 이 점에서 지역의료에 관해서는 '관(官)에서 민(民)'으로가 아니라 '민(民)에서 공(公)'으로라는 흐름이 일어나고 있다.

② 지역 내 고용 창출

병원으로서 고용의 확보나 경제효과도 중요한 요인이다. 바꿔 말하면 '산업으로서의 병원'이라는 생각도 있다. [도표 3-15]는 과거 10년간 산업별·지역별 취업자 수의 증감이다. 도쿄권·3대 도시권을 제외한 지역에서 취업자를 많이 증가시키는 것은 의료·복지 분야뿐이다. 의료·복지 분야가 지방의 고용을 뒷받침해 왔다. [도표 3-16]은 구마모토현의 산간지에 있는 다라기 마을의 2008~2012년의 남녀 5세 인구추계 그래프이다. 다라기町의 2008~2012년의 합계특수 출산율은 1.92(후생노동성 2008~2012년 인구동태 보건소·시구정촌별 통계)로 전국 평균 1.38에 비해 대단히 높다. 그러나 그래프처럼 20~24세에 취업·학업을 위해 많은 젊은이가 살던 곳 밖으로 유출된다. 그 후 일부의 젊은이가 되돌아와 25~29세 인구는 증가하지만, 붙박이로 근무하는 일자리가 없어 돌아올 수 없는 젊은이가 많다. 다라기町의 2015년 사회적 인구 감소는 마이너스 72명으로 인구의 0.69%에 상당한다(후생노동성 주민 기본 대장에 기초한 인구, 인구 동태 및 세대수 조사 결과, 2015년).

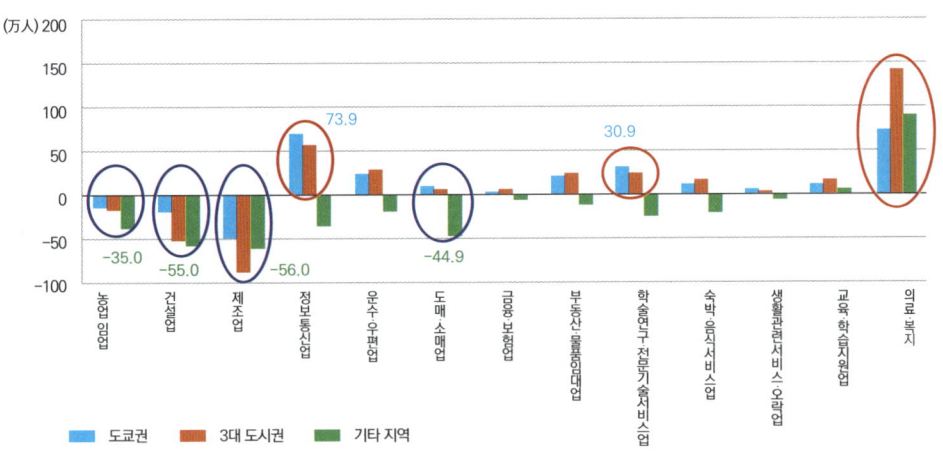

[도표 3-15] 2003~2013년의 산업별·지역별 취업자 수 증감

출처: 마을·사람·일 창생회의(제1회) 참고 자료 9쪽

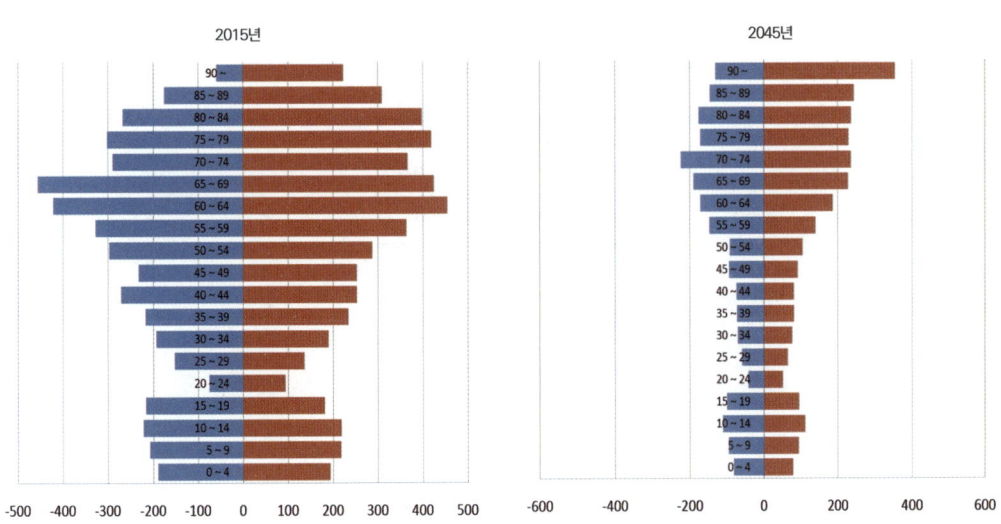

[도표 3-16] 구모토현 다라기町의 남녀 5세 계급별 인구 추이

출처: 국립사회보장·인구문제연구소 「일본의 지역별 장래추계인구」(2018년 추계)작성

다라기 마을에는 일부 사무조합이 설립한 공립 다라기 병원이 있다. 이 병원의 2014년 환산한 붙박이 근무 직원 수는 231명(의사 18명, 간호사 118명, 의료 기술직 49명, 사무직원 24명, 기타 직원 22명)으로 비상근 직원이나 병원 관련 고용인원 수를 생각하면 상당한 고용 효과를 얻고 있다. 게다가 구입하는 식재료나 물품 등으로 지역 경제에 기여하는 돈은 상당액에 이른다.

[도표 3-17]은 2011년 총무성 산업연관표에 근거해 일본 의료 종합연구소(日医総)가 실시한 주요 산업의 파급효과에 대해 어림잡아 계산한 것이다. 의료복지의 경제적 파급효과는 2.38배로 공공사업의 2.57배에 가까운 경제효과를 가지고 있다. 또 [도표 3-18]은 고용유발계수로 돌봄이 0.28, 의료가 0.12로 되어 있다.

[도표 3-17] 주요 산업의 경제 파급효과

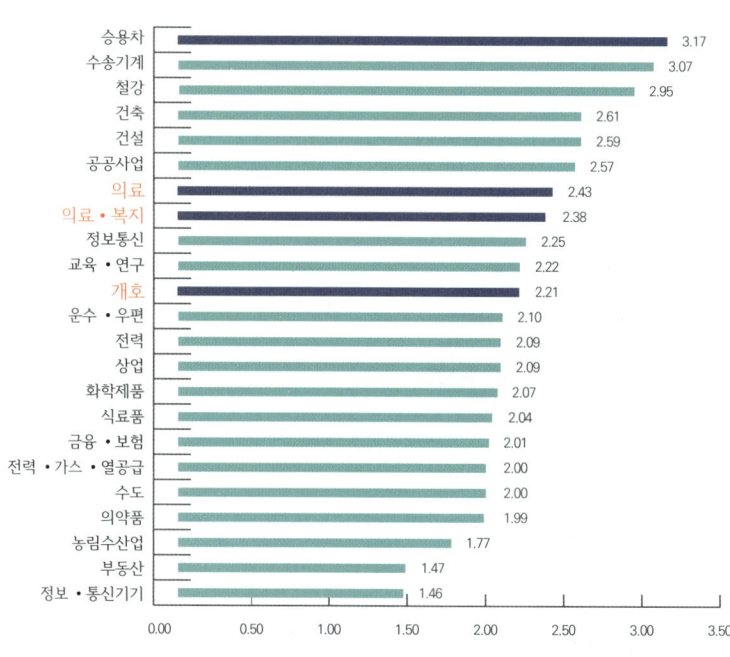

출처: 총무성「2011년 산업연관 표(확보)」로부터 작성. 산업분류는 통합 대부분(37부문), 재계는 통합중분류(108부문)을 사용
출처: 일의총련 워킹페이퍼 No.360「2016년도 사회보장 관계예산과 진료수가 개정 및 경제성장과의 관계

[도표 3-18] 주요산업의 고용유발계수(2011년)

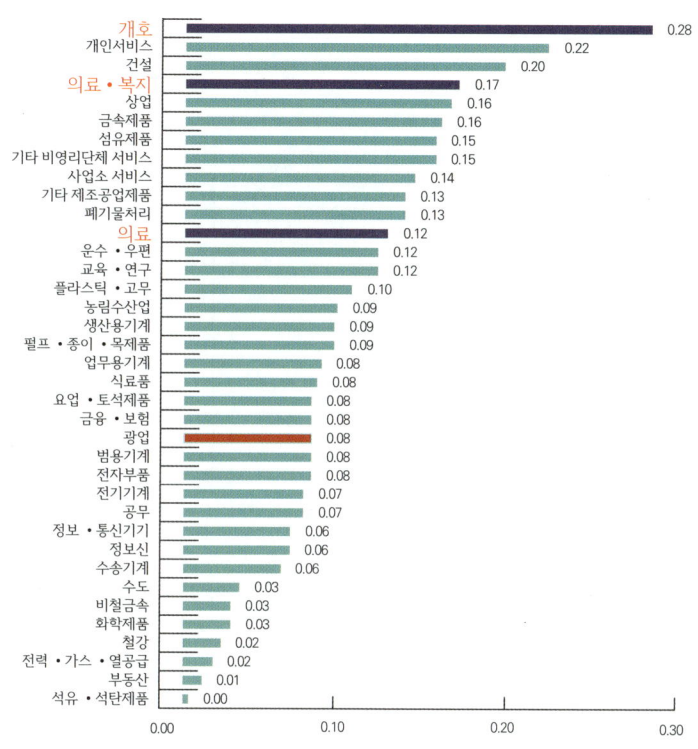

총무성 2011년산업연관표

출처: 일의총련 워킹페이퍼 No.360 「2016년도 사회보장 관계예산과 진료수가 개정 및 경제성장과의 관계」

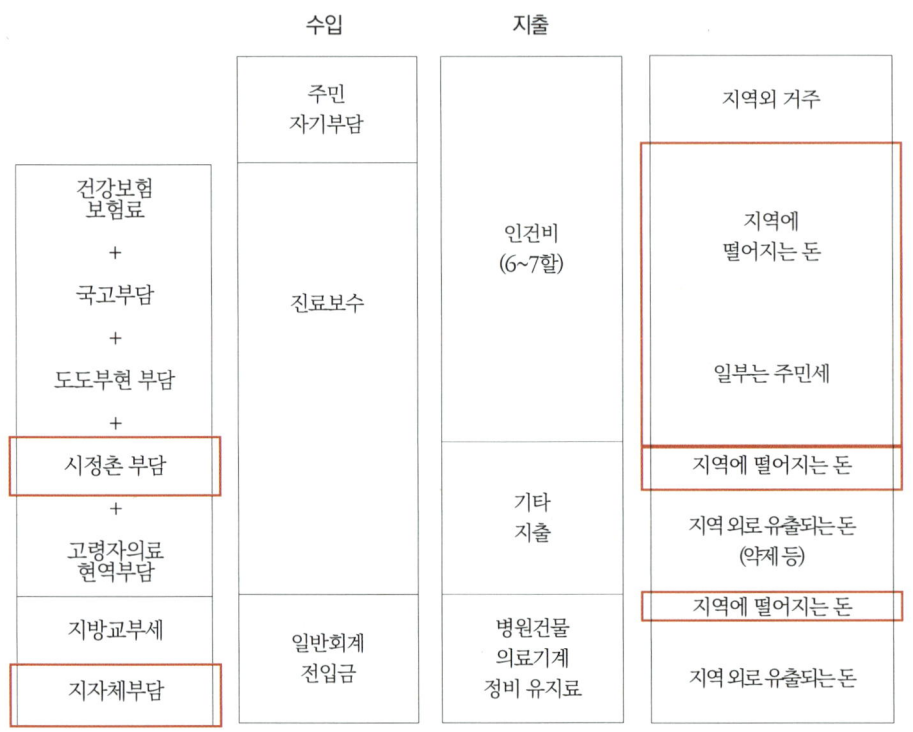

[도표 3-19] 시정촌 지자체병원의 수입과 지출 관계

필자는 지방의 지자체병원은 도시와 지방의 세금 격차를 메우는 재분배 기능을 가지고 있다고 생각한다. 세금 재분배의 방법으로 지방 주민의 생명을 지키는 병원을 설치하고 의료인을 고용해 의료 서비스를 제공하는 것은 의의가 있다고 생각한다.

[도표 3-19]는 시정촌에서 지자체병원의 수입과 지출 관계를 나타낸 그림이다. 시정촌의 재정 지출은 의료보험에 있어서 시정촌이 부담할 몫과 지자체병원에 대한 일반회계 전입금이 해당된다. 일반회계 전입금은 5장에서 자세히 논의하지만, 지방세 교부 조치가 있다. 시정촌에서 나가는 돈이 지역 경제에 돌아가는 지출로는 인건비가 가장 크고 급여 지출 중 일부는 주민세로 해당 지자체에 돌아온다. 인건비 외 급식재료비나 업무위탁비의 일부도 현지 경제에 유입되는 돈이다. 또 병원이나 의료기기 정비료의 일부가 현지에서 소비되는 경우가 있다. 필자는 지자체병원에 대한 지방교부세+지자체의 일정 부담금으로 운영할 수 있

설치한 공립 오~
산부인과 의사를 고~ㅐ지,pdf:68
산부인과 3개 분야는 마을 조성~
요한 경비를 계상하고 있다. 2015년 구성 ~
지방교부세 분을 제외한 구성 지자체가 더 부담할 몫은 ~

[도표 3-20] 시마네현 오난 마을 「"지킴이" 일본 제일의 육아촌 ~

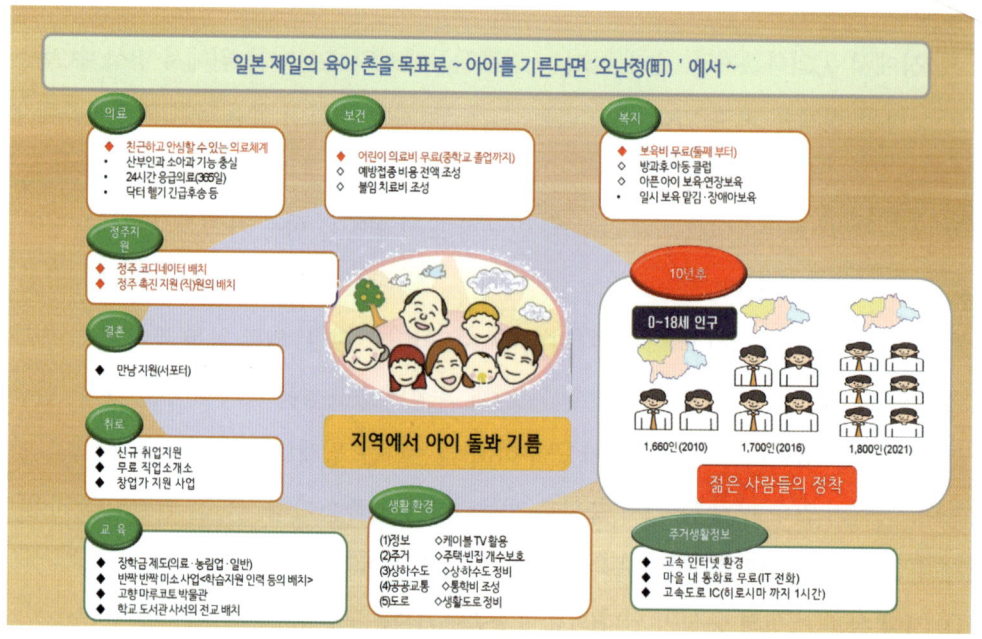

병원에서도 주민과의 관계 강화를 위해 초·중·고등학교, 자치회, 부인회 등 부르는 곳에는 어디나 가서 병원이나 지역의료 현황에 대해 설명과 소개를 하고 있다. 2010년에는 건강축제를 개최하였고, 2013년 1월에는 오치 군내에 거주하는 지역 사회 유지 한 분이 '공립 오치병원을 지원하는 모임'을 만들어 병원 청소 등의 자원봉사활동을 하고 있다.

오난 마을에서는 지역 사회 육아정책의 결과로 2005년 마이너스 85명의 사회적 감소였던 것이 2013년에는 20명의 사회적 증가로, 2012년 합계특수 출산율이 2.65가 되는 등의 성과를 거두었다.

7. 시대에 뒤처진 지자체장이나 지방의회 의원, 지자체 공무원의 의식

지방자치단체나 지역에 심각한 영향을 주는 본격적인 저출생 고령화이지만, 많은 지자체의 단체장, 직원, 지방의회 의원들에게 위기의식은 희박해 보인다. 필자가 '본격적'이라는 단어를 쓰는 것은 아직 저출생 고령화의 위기는 '본격화'되지 않고, 앞으로 확실히 다가올 현실에 대해 준비해 둘 필요성을 호소하는 의미가 있다. 그러나 많은 지자체 관계자는 본격적인 저출생 고령화나 그것이 가져다줄 의미를 이해하지 못한 채 문제에 대한 대처를 미루는 것으로 보인다. 전국 지방자치단체는 정부의 주문도 있고해서, '인구 비전', '지방 살리기 종합전략'을 세워놓고 있다. 하지만 대부분의 지자체 계획에는 의료·돌봄 인력 부족을 추계하고 있지 않다. 의료·돌봄 업무가 안정되고 유력한 상근 직장으로 지역의 중요한 산업이라는 시각도 존재하지 않는다. 일부 지자체 계획에서는 의료·돌봄 분야는 장래 재정 지출을 증대시키는 '나쁜 것(惡)'으로 가능한 한 억제해야 한다는 생각도 있다. 이것은 2014년 12월에 나온 국가의 '마을·사람·일자리 창출 종합 전략'이 의료에 대해서는 '대도시권 고령자 급증에 따른 의료·돌봄 수요 증대에 대응하여, 광역 연계를 염두에 둔 의료계획 및 개호보험사업 지원계획의 수립 및 실시'가 포함될 정도로 지역의 중요한 산업인데도 의료나 돌봄 시설의 역할에 대해 전혀 언급하지 않은 영향이 크다고 생각한다. 국가도 의료·돌봄 서비스 영역이 상근 고용의 확보처이며, 지역의 중요 산업이라는 시각을 가져야 한다고 생각한다. 본격적인 저출생·고령화, 지역소멸 시대에서 지자체병원도 지역 존속이나 정규직 직장으로서 중요한 역할을 하고 있다. 지자체병원의 존재의의에 대해 재정의가 필요하다고 생각한다.

지자체병원을 둘러싼 외부 환경

2

제4장 : 후생노동성의 병원 정책 파악
제5장 : 총무성·지자체의 지자체병원 정책 해석
제6장 : 지자체·공적병원 등의 통합재편
  《긴급 칼럼》 후생노동성의 지역의료 구상에서 재검증 요청 대상병원 실명공표
제7장 : 의료 돌봄 인력 부족

제4장

후생노동성의 병원 정책 파악

1. 후생노동성의 의료정책 현황

지자체병원은 의료법에 의거한 의료기관으로 의료를 제공함으로써 보수를 받아 운영하는 것은 다른 경영 주체의 병원과 다를 바 없다. 지자체병원의 경영을 생각할 때, 국가(주로 후생노동성) 의료정책이나 진료수가의 개정 동향을 고려하는 것이 중요하다. 국가 의료정책에 대해 해설하면 한 권의 책이 되지만, 지자체병원의 경영 관점에서 중요하다고 생각되는 부분만 한정해서 살펴보자. 또한 일본 병원 정책의 중요 과제가 되고 있는 지자체병원·공적병원의 통합재편에 대해서는 제6장에서 다루기로 한다.

2. 국가 재정 상황에 대한 검토

국가 의료정책이나 진료수가 개정을 생각하는 데 있어서 큰 영향을 주고 있는 요인은 앞 장에서 논의한 바와 같이 본격적인 저출생 고령화 시대의 도래와 함께 국가 재정 상황의 어려움이다.

[도표 4-1]은 2018년도의 국가일반회계 세출예산안이다. 사회보장비가 세출의 33.7%인 32조 9,732억 엔을 차지하고 있다. 사회보장비는 고령화의 진행으로 매년 증가하고 있

다. [도표 4-2]는 2018년도의 국가일반회계 세입예산안 그래프이다. 세입의 34.5%인 33조 6,922억 엔을 공채 자금(국채)에 의해 조달하고 있다. 그 결과 국가의 장기 채무 잔고는 2003년도 말의 493조 엔에서 2018년도 말에는 915조 엔(실적 전망)으로 급증하고 있다. 한편, 지방의 장기 채무 잔고는 2003년도 말의 198조 엔에서 2018년도 말에는 192조 엔(실적 전망)으로 감소 경향에 있다. [도표 4-3]은 주요 선진국의 순 채무 잔고의 비교 그래프이다. 순 채무 잔고는 정부의 총채무 잔고에서 정부가 보유하고 있는 금융자산(국민 보험료에서 나온 연금적립금 등)을 뺀 것으로, 일본이 주요 선진국 중에서도 가장 나쁜 수준이다.

[도표 4-1] 2018년도 국가일반회계 세출예산 안

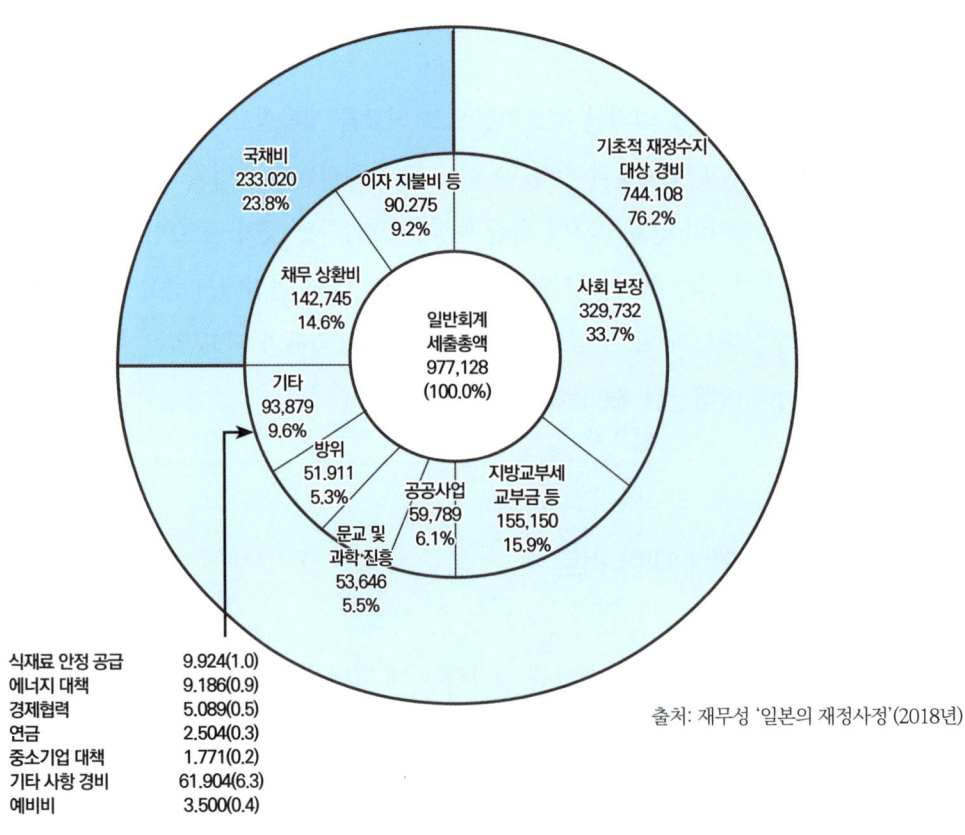

출처: 재무성 '일본의 재정사정'(2018년)

[도표 4-2] 2018년도 국가일반회계 세입예산 안

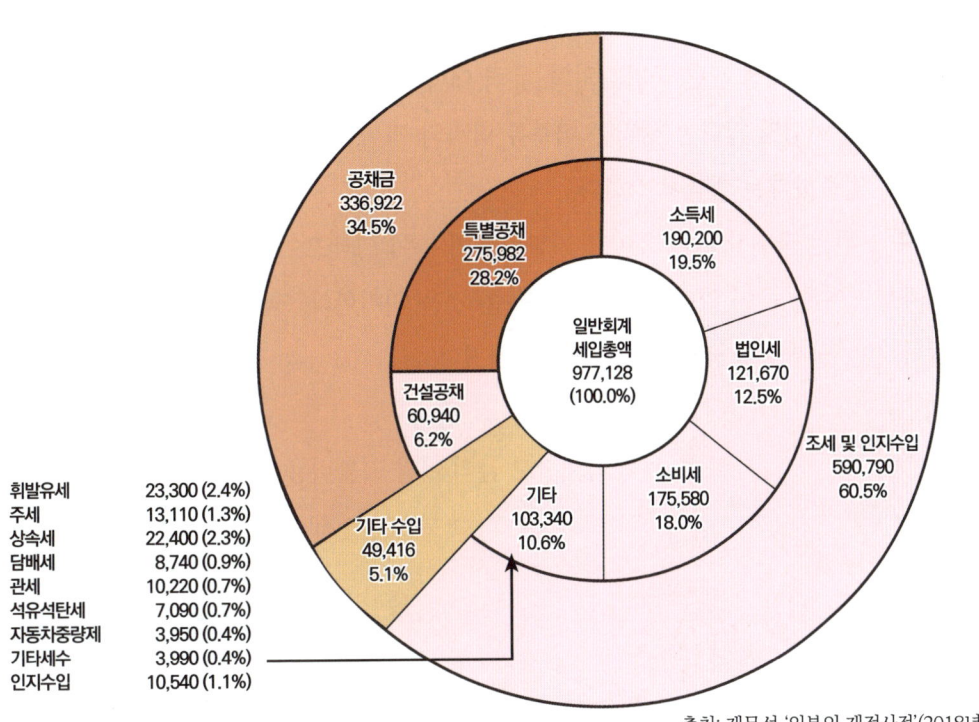

출처: 재무성 '일본의 재정사정'(2018년)

[도표 4-3] 순 채무 잔고(GDP 대비)

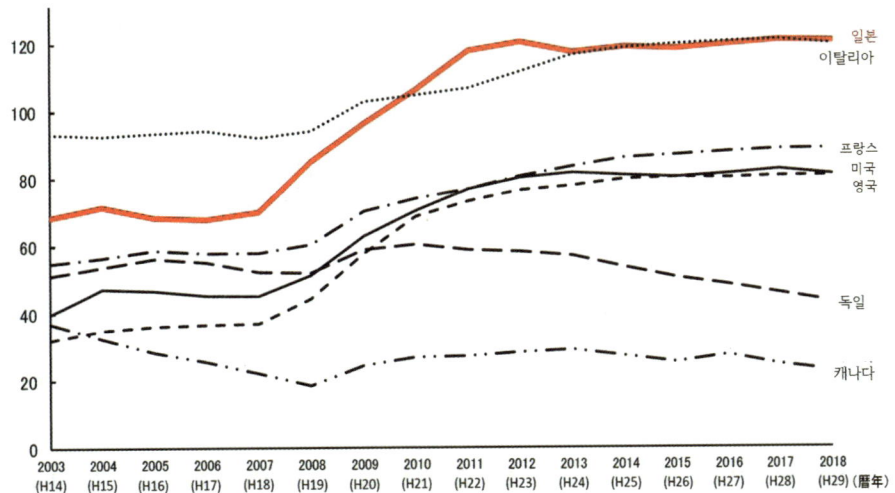

출처: 재무성 '일본의 재정사정'(2018년)

일본의 재정 상황은 경제위기를 우려할 수준인가? 일본의 재정 상황의 평가에 대해서는 매우 어렵다는 견해와 그렇게 어려운 정도는 아니라는 견해가 맞서고 있다. 매우 어렵다는 쪽은 재무성이나 재정 관련 국가심의회, 유력 대학의 경제학자, 유력 매스컴이 중심이 되고 있다. 그렇게 어렵지 않다는 생각은 비주류 학자와 지식인들이 중심이다. 중앙 정부입장에서는 매우 엄중하다는 생각이 강하다.

[도표 4-4]는 국채잔고·금리·이자 지불비용의 추이 그래프이다. '국채가 폭락한다'는 것은 국채를 인수할 곳이 없어 금리가 상승하는 것을 의미한다. '국채가 폭락한다'는 말을 계속 말하지만, 실제로는 국채금리는 계속 떨어졌다.

[도표 4-4] 국채잔고·금리·이자 지불비용 추이

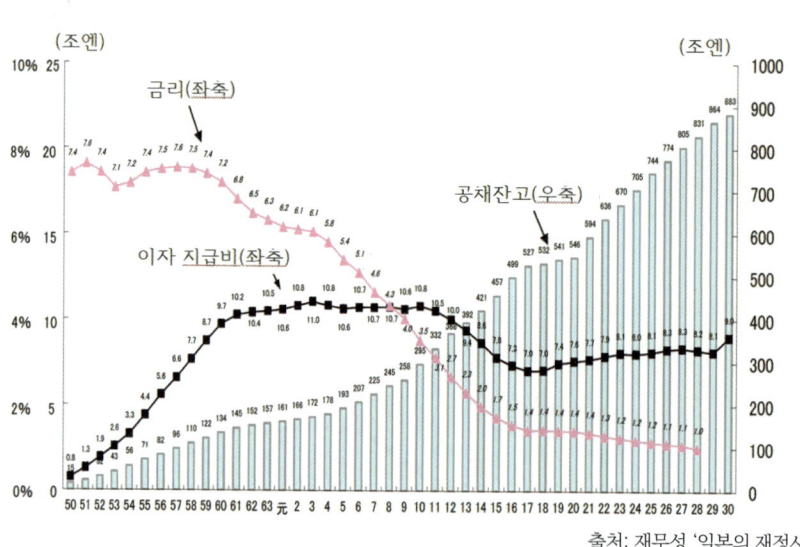

출처: 재무성 '일본의 재정사정'(2018년)

국채금리가 떨어진 요인으로서 [도표 4-5]와 같이 일본 국채의 39%를 일본은행이 보유하고 있는 것이 크다. 일본은행의 국채 보유의 합리성에 대해서도 심한 의견 대립이 있다.

일본의 재정 상황이 매우 어렵다는 생각에서 보면, 해마다 증가하는 사회보장비에 관련해 철저한 개혁을 요구하는 경향이 강하다. 단지, 매우 어렵다는 생각 쪽에서는 의료나 돌봄 현장에 들어가 보지 않고, 재정 지출의 상황이나 데이터를 중심으로 '개혁'에 의한 제도 변경을 독촉하는 것으로 연결되고 있는 느낌이기도 하다. 유념해야 할 것은 고이즈미 내각때 이뤄진 의료구조 개혁이 의료 현장을 살피지 않은 상태에서 2006년도의 진료수가 개정률에 대해 마이너스 31.6% 인하를 실시하거나, 신규 의사 임상 연수 제도에서 과도하게 경쟁원리를 도입함으로써 의료 붕괴를 일으켰다는 점이다. 의료 현장의 비효율은 개선해야 한다. 그러나 현장의 붕괴를 초래할 정도의 무리한 형태가 아닌 한발 한발 착실히 변혁이 이뤄져야 한다고 생각한다. 현장의 실상을 바탕으로 균형 잡힌 변혁을 추진할 필요가 있다.

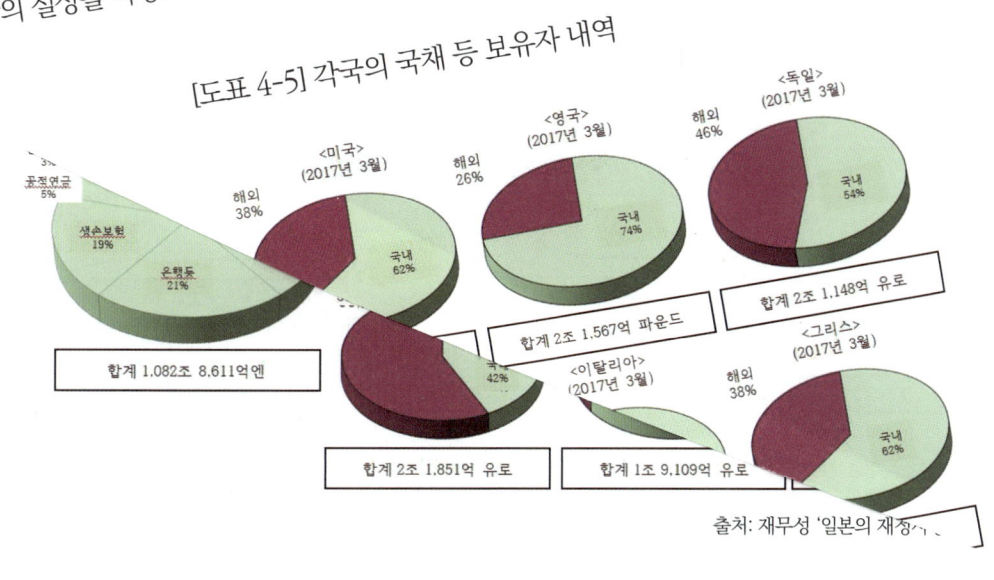

[도표 4-5] 각국의 국채 등 보유자 내역

3. 사회보장 급여비의 구성

일본의 사회보장 급여비(給付費)는 어떻게 구성되어 있는가? [도표 4-6]은 사회보장의 급여와 부담 현황 그래프이다. 고령화 진전에 따라 사회보장으로 나가는 돈은 계속 증가해, 2017년도의 예산 기준으로 120.4조 엔에 달한다. 급여비로 나가는 돈이 연금 56.7조 엔

(47.1%), 의료 38.9조 엔(32.3%), 복지 기타에 24.8조 엔(20.6%)이며, 「복지 기타」 항목 가운데 개호에 10.6조 엔(8.8%), 아동 육아에 6.1조 엔(5.1%)이 각각 사용되고 있다.

부담으로는 보험료가 68.6조 엔(59.7%)이고, 그 중 피보험자(본인) 부담분이 36.6조 엔(31.8%), 사업주 부담분이 32.0조 엔(27.8%)이다. 세금에서는 46.3조 엔(40.3%)이 사용되고, 그 중 중앙정부가 32.7조 엔(28.4%), 지방자치단체에서 13.6조 엔(11.9%)을 부담하고 있다.

사회보장 급여에 대해 국제 비교를 한 그래프가 도표 4-7이다. 일본 사회보장급여의 규모를 부문별로 비교하면 연금은 미, 영국을 웃돌지만 프랑스를 약간 밑도는 규모로, 의료는 미국이나 유럽 여러 나라를 대체로 밑도는 규모, 기타 급여는 미국을 상회하지만 유럽 여러 나라를 상당히 밑도는 규모가 되고 있다.

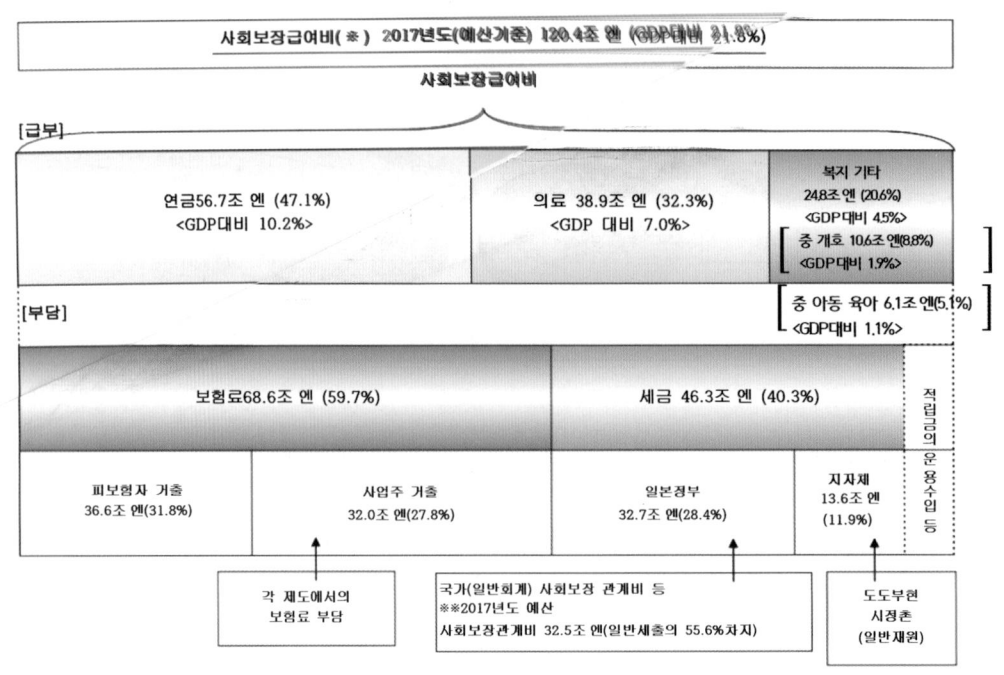

[도표 4-6] 일본의 사회보장급여 및 부담 현황

출처: 후생노동성

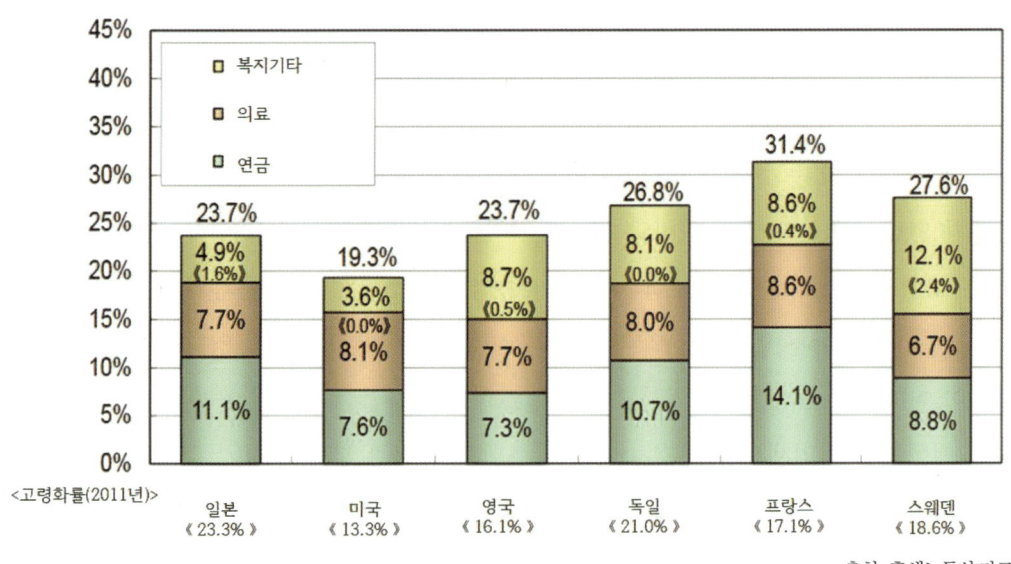

[도표 4-7] 사회보장급여에 대한 부문별 국제 비교(GDP 대비)

출처: 후생노동성 자료

    필자는 돌봄이나 아동·육아 분야에서는 급여비를 더 증액할 필요가 있다고 생각하고 있다. 의료 부분의 무리한 급여비 삭감은 의료 붕괴를 일으킬 위험성이 있으므로 해서는 안 되지만, 대폭 늘릴 여유도 없다고 생각한다. 가능한 효율화는 필요하다고 생각한다. 연금은 일정 부분 재검토가 필요하다고 생각한다.

    매년 증가하는 사회보장 급여비 관련, 돈이 하늘에서 떨어지는 것이 아니다 보니 반드시 부담을 동반한다. 의료관계자일지라도 이러한 부담 상황을 인식하고 있는 사람은 적은 것처럼 느껴진다. 급여 증가 부분에 대해서는 보험료나 세금으로 부담해야 한다.

    부담에 대해 지적해 두고 싶은 것은 보험료의 사업주가 내는 부담금(거출금)의 무게이다. 고령자 의료에 대해 건보조합·협회 건강보험(옛 정부관장 건강보험)이 현역 세대로서 재정 부담을 하고 있지만, 2017년도의 건보조합의 고령자 의료에 대한 지원금·납부금 등의 총액은 3조 5,265억 엔(후기고령자 지원금 1조 8,324억 엔, 전기 고령자 지원금 1조 5,492억

---

* 고령자는 일반적으로 65세 이상자를 말한다. 65~75세 미만을 전기, 75세 이상은 후기고령자라고 한다. 다만, 65~75세 미만으로 일정한 장애가 있는 사람에 대해서는 후기고령자 의료제도에서 피보험자에 포함시킨다.

엔, 퇴직자 급여출연금 999억 엔)으로 법정급여비와 고령자 의료에 대한 거출금을 합한 경비의 47%를 차지하고 있다. 거출금이 의무적 경비의 50%를 넘는 조합은 490개 조합(전 조합의 35.2%)에 이르고 있다(건강보험조합 연합회 2017년도 건보조합 결산 예상 개요).

같은 해 건보협회의 지원금·납부금 등의 총액은 3조 4,913억 엔(후기고령자 지원금 1조 8,352억 엔, 전기 고령자 지원금 1조 5,495억 엔, 퇴직자 급여출연금 405억 엔)으로, 법정급여비와 고령자 의료 출연금을 합한 경비의 37%를 차지하고 있다(전국건강보험협회 2017년도 사업보고서). 고령자 의료비 증가는 보험 가입자인 종업원의 보험료 부담 증가에 더해, 비슷하게 보험료를 부담하는 사업주(기업)의 부담 증가로 기업 경영에 직접적인 영향을 미친다. 특히 경영이 어려운 중소기업이 가입하고 있는 건보협회의 사업주 부담은 어려운 점이 있다. 매출이 떨어지면 법인세는 떨어지지만, 건강보험의 사업주 부담은 직원 수에 따라 달라지므로 사업주 부담을 줄이기 위해 직원을 해고하는 수밖에 없다. 향후 후기고령자 급증에 따른 현역 세대의 부담 증가는 부담의 한계를 넘어설 가능성이 높다.

4. 사회보장 및 세제의 전면 개혁

현재 후생노동성의 의료정책은 어떻게 진행되고 있는가? 현재 국가가 진행하고 있는 '사회보장 및 세제 개혁'의 논의는 2008년 1월에 후쿠다 내각이 설치한 '사회보장 국민회의'에서 시작된다. 고이즈미 내각 시 의료구조 개혁에 의한 왜곡을 재검토하고, 필요한 의료 서비스는 제대로 확보하되, 소비세 증세 등에 의한 세원을 확보하는 방안이 제안 되었다.

민주당 정권이 집권하던 2012년 2월에는 '사회보장 및 세제 개혁 방향'이 각의에서 결정되었다. 그러나 방향 내에 소비세 증세가 포함되어 있기 때문에 민주당 내에서 정리가 되지 않았다. 같은 해 6월 당시의 노다 총리가 자유민주당·공명당에 압력을 가해, '사회보장 및 세제 개혁'에 대해 3당의 합의를 도출했다. 같은 해 8월에는 3당 합의에 따라 수정한 '사회보장 및 세제 개혁 관련 법안'이 통과되었다.

사회보장 및 세제 전면 개혁에서는 소비세(국가·지방)를 2014년 4월부터 8%(실시 완료)로,

2015년 10월에 10% 인상하기로 했다. 소비세율 10% 인상은 두 차례 연기되었다가, 2019년 10월에 인상되었다. 소비세수의 용도는 국가의 소비세 증가분은 당초 고령자 3가지 경비(기초연금, 노인의료, 돌봄)으로 한정되어 있었지만, 사회보장 4개 경비(연금, 의료, 돌봄, 육아)로 확대되고 있다. 또 지금까지 5%의 증세분 중 1%가 사회보장의 충실화(어린이, 육아 지원의 충실에 0.7조 엔, 의료·돌봄의 충실에 1.5조 엔, 연금제도의 개선에 0.6조 엔)에 사용되고, 4%는 사회보장의 안정화로서 재원 부족으로 인해 국채를 발행하고 있던 경비에 충당해서 국채 발행을 억제하는 것으로 되어 있었다. 그러나 '경제 재정운영과 개혁의 기본방침 2018'에서 2%분의 소비세 인상에 따른 5조 엔이 조금 넘는 세수 중 교육 부담의 경감·육아 계층 지원·돌봄 인력의 확보 등과 재정 재건에 각각 대략 절반씩 충당할 것으로 알려졌다.

5. 의료·돌봄 서비스 제공체제의 개혁

사회보장 및 세제 전면 개혁에서 의료·돌봄 서비스 제공 체제의 개혁은 어떻게 추진될까? [도표 4-8]은 후생노동성의 의료·돌봄 서비스 보장을 강화하는 그림이다. 의료에 대해서는 고도 급성기 병원에 의료자원의 집중 투입을 도모하는 것 외에, 아·급성(subacute)기나 만성기의 의료기능 강화와 역할 분담의 명확화, 병원 간 또는 주치의 간에 연계를 도모하는 것이다. 증상이 나타나면 입원→회복→퇴원이 원활하게 이루어져 환자의 조기 사회복귀가 가능한 체제 구축을 목표로 하고 있다. 또한 재택의료·재택 돌봄을 내실화하고, 재택의료 연계 거점·지역포괄지원 센터·케어매니저에 의한 포괄적인 관리를 실시하여 의료에서 돌봄으로 원활한 이행의 촉진을 도모한다. 가능한 한 오래 살아 정든 지역에서 스스로 자신다운 삶을 마지막까지 누릴 수 있도록 지역의 포괄적인 지원·서비스 체제(지역포괄케어 시스템)의 구축을 추진한다는 계획이다.

[도표 4-8] 의료·돌봄 서비스 보장 강화

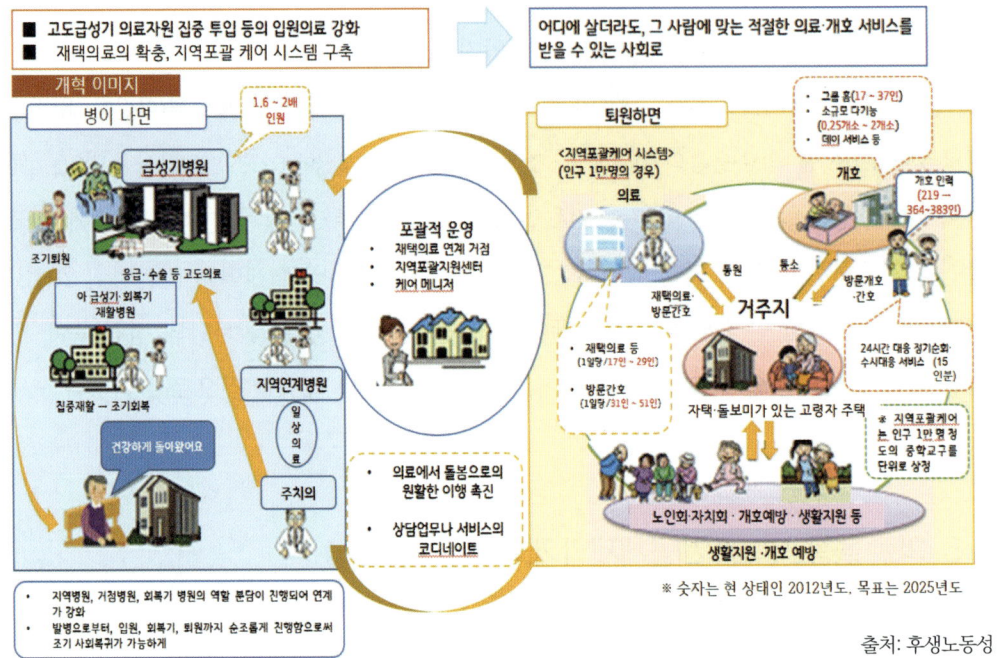

출처: 후생노동성

[도표 4-9]는 의료기관 상호 및 의료와 돌봄의 연계를 도모하기 위해 의료·돌봄 기능을 재편한 이미지이다. 병원에 대해 말하면 지금까지 일반병상, 요양병상의 구분밖에 없었던 것이 2025년을 앞두고 병상의 기능을 고도 급성기, 일반 급성기, 아 급성기, 장기요양 등 기능분화를 목표로 한다. 2025년 그림에 '지역 밀착병상으로 대응'이 있지만, 외딴섬이나 산간지에 유일하게 있는 병원은 기능분화를 할 수 없기 때문에 기능분화 없이 의료를 제공하게 된다.

2014년 6월에는 「의료·돌봄종합 확보추진법」이 성립되었다. 이 법에 따라 소비세증세분을 활용한 새로운 기금(지역 의료돌봄 종합 확보기금)이 도도부현에 설치되었다. 의료기관이 광역 자치단체 지사에게 병상의 의료기능(고도 급성기, 급성기, 회복기, 만성기) 등을 보고하고, 광역 자치단체는 이를 바탕으로 지역 의료제공체제의 장래 모습에 대해 '지역의료 구상'을 책정하게 되었다.

지역의료 구상에 대해서는 2015년 3월 31일에 후생노동성이 '지역의료 구상 책정지침'을 제시하였다. 지역의료 구상을 책정함에 있어 후생노동성은 각 도도부현에 2025년 의료 기능별 필요 병상 수 추계의 소프트웨어를 작성해 배포했다. 각 도도부현은 2016년도 내로 계획을 모두 책정할 예정이다.

[도표 4-9] 의료·돌봄 기능 재편의 이미지

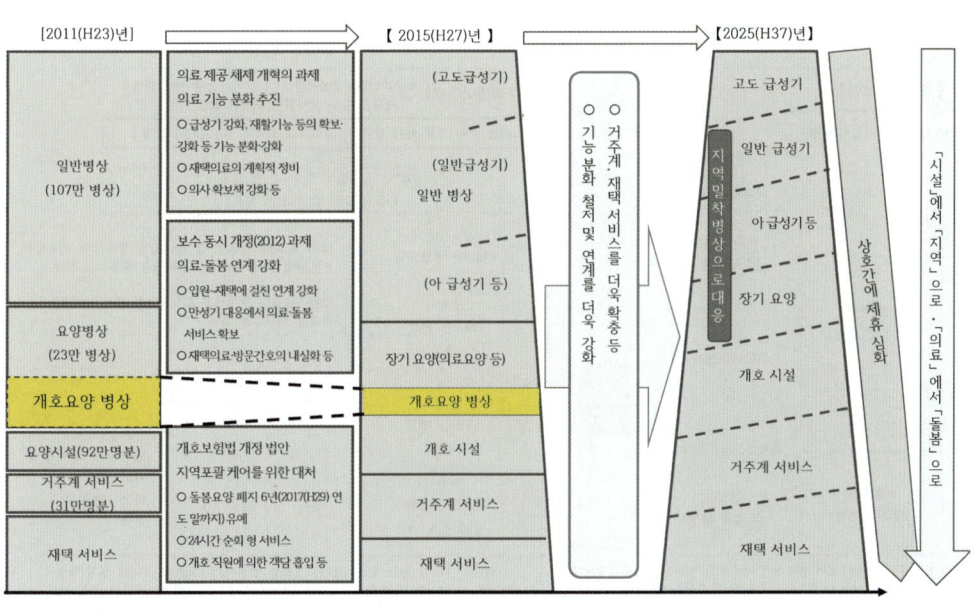

출처: 후생노동성

[도표 4-10]은 사회보장제도개혁 추진본부의 '의료·돌봄 정보의 활용을 통한 개혁추진에 관한 전문조사회'가 공표한 2025년의 의료기능별 필요 병상 수 추계 결과이다. 2013년 당시의 의료시설 조사에 기초한 병상 수 134.7만 병상을 기능 분화시켜, 의료·돌봄 네트워크를 추진함으로써 2025년에는 115~119만 병상 가량으로 감축할 수 있다는 시산(試算)이 제시되었다. 도도부현별 필요 병상 수 추계는 대체로 대도시 지역에서는 부족한 지역이 많고, 그 외 지역에서는 과잉인 지역이 많아지고 있다.

[도표 4-11]은 가가와현 지역의료 구상(2016년 10월)에서 서부 구상지역(사카이데시, 마루가메시, 젠쓰지시, 미토요시, 간온지시 등)의 2025년 필요 병상 수 추계이다. 2014년도의 병상 기능 보고에 의한 병상 수 합계는 5,508병상인데 대해, 2025년의 필요 병상 수는 4,603병상으로 과대하게 추계되어 있다. 고도 급성과 회복기 병상이 부족한 반면, 급성, 만성기 병상이 과잉 상태다.

[도표 4-10] 2025년 의료기능별 필요 병상 수 추계 결과

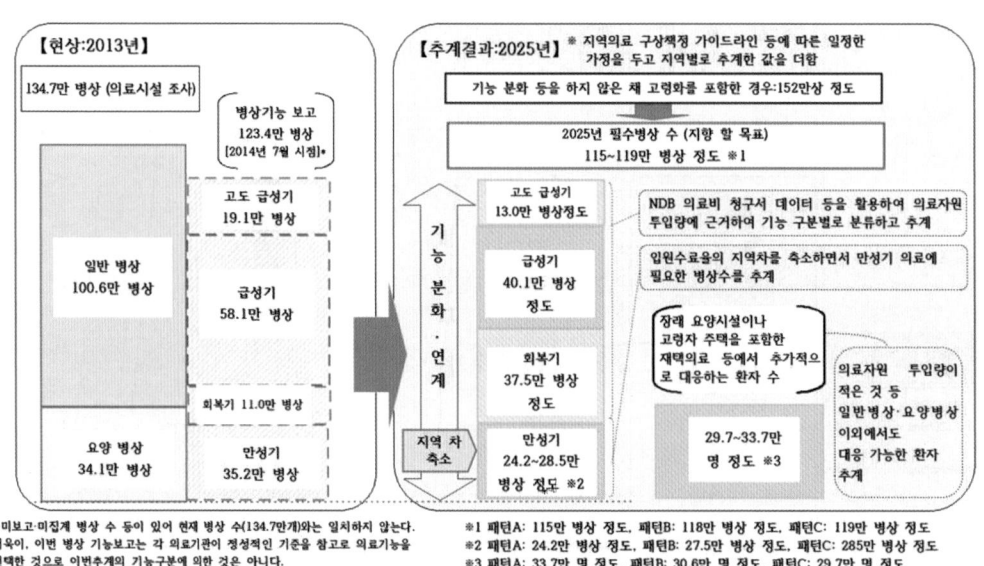

출처: 사회보장제도개혁 추진본부 '의료·돌봄 정보 활용으로 개혁추진에 관한 전문조사회 제 1차 보고(2015년 6월)

[도표 4-11] 가가와현 서부 구상지역 2025년 필요 병상 수

	고도 급성기	급성기	회복기	만성기	합계
2025년 필요 병상 수	439	1,450	1,596	1,118	4,603
2014년도 병상 기능보고에 의한 보고 수	112	2,919	536	1,941	5,508

출처: 가가와현 지역 의료구성(2016년 10월)

6. 지역의료 구상 조정회의 설치

의료법 제30조의 14에는 도도부현은 의료기관이 맡아야 할 병상 기능이나 지역의료 구상 달성에 필요한 사항 등을 협의하기 위해, 각 구상구역 등에 의료 관계자 등이 참가한 '지역의료 구상 조정회의'를 설치하도록 규정하고 있다. 실제로 지역의료 구상을 책정할 때는 도도부현의 구상구역에 조정회의가 설치돼 논의가 이루어졌다. 후생노동성은 매년 여러 차례 조정회의를 개최 및 논의함으로써 지역의료 구상 달성을 목표로 하고 있다. 지역에서 의료 본연의 자세에 관련해, 데이터에 기반한 논의가 이루어지는 것 자체는 획기적이며 필자도 동일한 생각을 하고 있다.

7. 민간의료기관의 보완과 중점화 관점에 대한 우려

그렇지만, 조정회의에서의 논의에 대해 후생노동성은 지자체병원과 공적 의료기관 등에 관해 '민간의료기관과의 역할 분담을 바탕으로 공립병원이 아니면 담당할 수 없는 분야에 중점화되어 있는지의 여부를 확인할 것', '공적 의료기관 등 2025 플랜 대상 의료기관이 아니면 담당할 수 없는 분야에 중점화되어 있는지의 여부에 대해 확인할 것'(2018년 2월 7일 후생노동성 의정국 지역의료계획과장 '지역의료 구상의 추진방식')으로서 지자체 설립 의료기관·공적 의료기관에 대해 민간 의료 기관의 보완과 중점화 관점을 강조하고 있다.

더욱이, 국가는 2018년 6월 15일 각의에서 결정된 '경제 재정운영과 개혁의 기본방침 2018에 대해(이하 기본방침 2018로 함)'에서도, '지역의료 구상의 실현을 향한 개별 병원 이름과 전환하는 병상 수 등 구체적인 대응 방침에 대해, 지난해(2017)에 이어 집중적인 검토를 촉구하고 2018년도 중에 책정을 마무리 짓도록 하였다. 공립·공적의료기관에 대해서는 지역의 의료수요 등을 토대로 하여, 지역 민간의료기관에서는 담당할 수 없는 고도 급성기·급성기 의료나 채산성이 없는 부문, 오·벽지 등에서 의료 제공 등에 중점을 두도록 의료기능을 재검토하고, 이를 달성하기 위한 재편·통합의 논의를 추진한다. 이런 자주적인 대처에 따라 병상의 기능분화 및 연계가 진행되지 않는 경우에는, 광역단체 지사가 그 역할을 적절히 발휘할 수 있도록 권한의 기본 방향에 대해 신속하게 관련 심의회 등에서 검토 추진 가능하도록' 지위를 부여하였다.

2018년 12월 20일에는 '신경제·재정 재생계획 개혁공정표 2018(이하 개혁행정표 2018로 한다)'이 공표되었다. '사회보장3. 의료·복지 서비스개혁'에 대해서는 [도표 4-12]와 같이 정책목표로서 '【지표①】 의료비·개호돌봄비의 적정화', '【지표②】 연령조정 후의 1인당 의료비의 지역차 반감'을 들고 있으며, 구체화하기 위한 노력으로서 '26ii. 지역의료 구상의 실현(공립·공적 의료기관의 경우, 민간 의료기관이 담당할 수 없는 기능에 중점화하도록 재편·통합 논의를 추진한다)'을 제시하고 있다. 구체적인 목표수치(KPI)로 '공립병원 개혁플랜 또는 공적의료기관 등 2025플랜 대상병원 가운데, 지역의료 구상 조정회의에서 구체적 방침에 합의한 의료시설의 병상 비율【2018년 말까지 100%】', '지역의료 구상 조정회의에서 공립·공적병원 등 비가동 병동의 대응 방침에 합의한 비율【2018년 말까지 100%】'이 거론되고 있다.

2019년 6월 15일에 내각회의가 결정한 '경제 재정운영과 개혁의 기본방침 2019'에서도 기본적인 생각은 비슷하다.

같은 해 6월 7일에는 '2019년도 제1회 의료정책 연수회 및 제1회 지역의료 구상 자문가 회의'가 개최되었다. 회의에서는 공립·공적병원 등의 재편·통합에 대해, 국가가 '직접 지원'하는 중점 지역을 데이터를 바탕으로 2019년 여름에 공표하였다(2019년 6월 7일 메디워치).

[도표 4-12] 신 경제·재정 재생계획 개혁공정표 2018

사회보장 3. 의료·복지 서비스 개혁

정책 목표	KPI 제2 계층	KPI 제1 계층	대처
[의료·복지 부문] 의료·복지 서비스 개혁		• 지역의료 구상조정회의에서 구체적 대응 방침 관련 합의에 이른 의료 시설의 병상 비율 [2019년도 말까지 50%]	26 i, 지역의료 구상 실현(개별 병원명 및 전환 병상 수 등의 구체적 대응 방침 검토)
[지표 1] 의료비·돌봄비 적정화 [지표 2] 연령 조정 후 1인당 의료비 지역차 반감	• 지역의료 구상 2025년 의료 기능별 (고도 급성기, 급성기, 회복기, 만성기) 필요 병상 수를 달성하기 위해 증감해야 할 병상 수 대비 실제 증감된 병상 수 비율 [2025년도에 100%]	• 공립병원 개혁플랜 또는 공적의료기관 등 2025플랜 대상 병원 중 지역의료 구상조정회의에서 구체적 방침에 대하여 합의된 의료 시설의 병상 비율 [2018년도 말까지 100%] 지역의료 구상조정회의에서 공립·공공병원 등의 비가동 병동 대응 방침에 대해 합의에 이른 비율 [2018년도 말까지 100%]	26 ii, 지역의료 구상 실현(공립, 공공의료기관에 대해 민간의료기관에서 제공할 수 없는 기능에 중점을 두도록 재편, 통합을 심화)
[지표3] 연령 조정 후 1인당 돌봄 비용 지역차 감축			
[지표 4] 의료·복지 서비스의 생산성 (※1) 향상 ※ 서비스 산출에 필요한 인력 투입량	• 개호 요양 병상의 제7기 개호 보험 사업 계획에 따른 서비스량 진척 상황과 제8기 계획 기초에 예상되는 기말 시점에서의 서비스 감소량 [2020년도 말에 100%]	• 지역의료 구상조정회의에서 구체적 대응방침 관련 합의에 이른 의료 시설의 병상 비율 [2019년도 말까지 50%]	26 iv, 지역의료 구상 실현 (병상 재편의 효과 등 지금까지의 추진 방안의 비용과 효과를 검증하고, 필요한 대응을 검토)
[지표 5] 의료·복지 서비스의 질 (※2) 향상 ※2 의사의 진료, 치료 내용을 포함한 환자만족도		• 공립병원 개혁플랜 또는 공적 의료기관 등 2025플랜 대상 병원 중 지역의료 구상조정회의에서 구체적 대응 방침에 합의한 의료시설 병상 비율 [2018년도 말까지 100%] 지역의료 구상조정회의에서 공립·공적 병원 등 비 가동 병동 대응 방침에 대해 합의에 이른 비율 [2018년도 말까지 100%] 재택의료를 실시하는 의료기관 수 [증개]	34. 대도시나 지방에서의 의료, 개호 제공에 관한 광역화 등 지역 간 연계 추진

출처 : 가가와현 지역 의료 구성(2016년 10월)

8. 지자체병원·공적병원의 본연의 자세 관련 극심한 의견 대립

2019년 6월 21일 후생노동성 '지역의료 구상에 관한 워킹그룹'의 제22회 회의에서는 지자체병원 본연의 자세에 대한 첨예한 의견 대립이 있었다. 일본의사회 부회장 나카가와 토시오는 '지역의료 구상조정회의 논의 활성화를 향해'라는 자료를 제출하였다. 자료는 2017년도의 지자체병원(도도부현·시정촌 설립 및 지방 독립행정법인)에 대한 전입금은 873개 병원, 합계 약 8,000억 엔에 달한다며 '지역의료 구상 조정회의에서 공립·공적 의료기관 등과 민간병원은 처음부터 같은 씨름판에 있지 않다. 만약 담당하는 기능이 같다면 공립·공적 의료기관 등을 빼야 한다는 이유 중의 하나가 이 자료다'라고 제출 취지를 설명한다. 다만, '공립·공적 의료기관 등을 눈엣가시로 생각하고 있는 것은 아니다. 구상 지역에 공립·공적 의료기관밖에 없고 지역민들로부터 신뢰를 얻고 있다면, 그 기능을 확대해 달라는 뜻'이라고 말하고 오해가 없도록 부언했다(m3.com 의료유신 하시모토 요시코 리포트 2019년 6월 22일 전달에서 인용). 이에 대해 오구마 유타카 전국지자체병원협의회 회장은 '공립병원과 민간병원이 세금 면에서 "대등한 조건이 아닌 것은 맞지만, 공립병원의 역사적 배경에는 세금을 투입해서라도 의료를 유지해야 하고 지역민이 필요로 하는 의료를 종합적으로 제공해야 한다는 원래의 취지가 있다. 민간병원처럼 자신이 잘하는 것만 할 수도 없다. 급여가 높은 것은 사실이지만, 지방자치법에 정해져 있는 상황도 이해해 주길 바란다. 또 경영도 중요하지만, 주민에게 필요한 의료, 공립병원이 중점적으로 제공해야 할 의료를 제일로 생각하고 있으며 경영은 제일이 아니라 둘째 정도다'. 단 '유용성이 없는 혹은 존속의의가 없는 공공 병원이 있다면, 그것은 여러분과 협의해서 재편통합이나 축소를 적극적으로 해도 좋다고도 생각한다'고 덧붙였다(m3.com에서 같이 인용).

9. 공적 의료기관의 설립의의(공적 의료기관의 9원칙)

이번 논의가 지자체병원·공적병원의 의료문제를 다루고 있지만, 공적 의료기관의 존재의의는 어디에 있을까? 당초 역사적 배경을 확인해 보고 싶다. 공적 의료기관은 전후 의료법 제정 때 창설되었다. 당시 2차 세계대전의 전란에 의해 많은 의료시설이 소실되어 어떻게 의료 제공 체계를 재건해 나갈지가 과제였다. 새로 설치된 '의료심의회'는 1948년 5월 '의료기관 정비, 개선에 관한 답신'을 통해 전란 후 재해로 인해 상당수의 의료기관이 소모와 손실을 겪고 있는 점을 이유로 '공적 의료기관'을 신속히 설치할 것을 주문한다. 1948년 7월 제정된 '의료법'에는 '공적 의료기관' 규정이 담겼다. 공적 의료기관의 지정에 있어 후생성은 '공적 의료기관의 9원칙'을 제시하고 있다.

[공적 의료기관의 9원칙]

1. 보편적이고 평등하게 이용할 수 있을 것
2. 늘 적정 의료 실행을 기대할 수 있을 것
3. 의료비 부담 경감을 기대할 수 있을 것
4. 그 경영 주체는 해당 의료기관의 경영이 경제적 변동에 의해 좌우되지 않는 재정적 기초를 가지며, 또한 향후 필요에 따라 공적 의료기관을 정비할 수 있는 능력(특히 재정적 능력)을 갖춘 자일 것.
5. 해당 의료기관의 경영으로 발생하는 이익을 그 의료기관의 내용 개선을 위하여 용도 이 외에 사용하지 않는 경영 주체일 것.
6. 사회보험제도와 밀접하게 연계 협력할 수 있을 것.
7. 의료와 보건 예방의 일체적 운영으로 경영상 모순을 초래하지 않는 경영 주체일 것.
8. 인사업무 등에 관하여 다른 공적의료기관과의 연계, 교류가 가능할 것.
9. 지역 사정과 동떨어지지 않도록 할 것.

『일본농민의료운동사 전편통사』 463~464쪽에 의함

후생성은 공적병원으로 1951년 적십자사, 사회복지법인 은석 재단 제생회, 후생(의료) 농업협동조합연합회 등을 지정하였다. 현재, 후생성의 의료정책에서 공적 의료기관의 역할에 관해 9원칙이 논의되는 경우는 거의 없는 것 같다. 필자가 9원칙에서 주목하는 것은, 3과 6

이다. 사회보험제도와 연계해 의료비 부담의 경감을 기대할 수 있다는 것을 원칙으로 내세우고 있다. 즉 저렴한 비용으로 질 높은 의료를 제공하는 것이 공적 의료기관의 사명이라 할 것이다.

10. 일본의 과다 병상 수의 원인

일본의 과다한 병상 수는 왜 생겼을까? 종전 후 일본 의료 부흥을 지탱해 온 지자체병원이지만, 고도 성장기가 되어 그 환경이 크게 바뀌었다. 1961년 전 국민 의료보험이 실시되고, 경제적으로도 풍요로워졌으며, 사람들이 진료를 받을 기회가 크게 늘었다. 이런 가운데 1962년 의료법 개정으로 '공적병원의 병상 규제'가 이뤄진다. (이런 배경에는) 공적 성격의 병원이 도시지역에 편재하여 개설되는 사례가 끊이지 않고, 의사회 등의 요청이 강해 이를 시정할 필요가 인정되었기 때문이다(『후생노동성 50년사』 1,046쪽). 다만, 새로운 개설은 지자체병원이나 공적 병원이 아니라, 당시 노동성 소관의 산재병원이나 각 부처 소관의 공제조합 설립 병원(당시의 국철·전매·전력 등 3개 공사를 포함)이 중심이었던 것 같다. 민간의료기관은 규제 대상에서 제외되었다. 이후 지자체병원·공적병원 측에서 병상 규제 철폐를 요구하는 2차, 3차 운동을 벌였으나 규제가 폐지되지는 않았다. 그런 반면, 민간병원은 큰 폭으로 병원 수, 병상 수를 늘려갔다.

[도표 4-13], [도표 4-14]는 후생노동성 '의료시설조사'에 의한 1954년 이후의 일반 병원의 지자체병원과 민간병원(의료법인+개인)의 병원 수, 병상 수 비교이다. 1961년 956개였던 지자체병원 수가 1990년 1,020개로 약 1.07배밖에 늘지 않은 반면, 민간병원은 1961년 2,745개이던 것이 1990년 6,399개로 약 2.3배 늘었다. 병상 수도 1961년 85,533개였던 지자체병원 병상 수가 1990년 205,842개로 약 2.4배 늘었는데, 민간병원은 1961년 89,983병상이 1990년 632,444병상으로 약 7배 증가했다. 지나치게 늘어난 병상 수의 억제가 문제가 되어, 1985년 의료법개정 법안이 통과되어 광역지자체의 지역의료계획 책정과 병상규제가 실시되었다. 그러나 의료법 개정 직후에 뛰어든 병상의 증가로 1990년도에

이르러, 5년 사이에 17만 병상이나 증가한다. 과다한 병상은 의사·간호사 등의 인력자원이 도시에 쏠리는 현상을 초래했고, 팽창한 병원·병상은 의료 인력의 상대적 부족 현상(1개 병원·병상 당 의사·간호사 수가 적음)을 초래했다.

[도표 4-13] 지자체 병원과 민간병원의 수

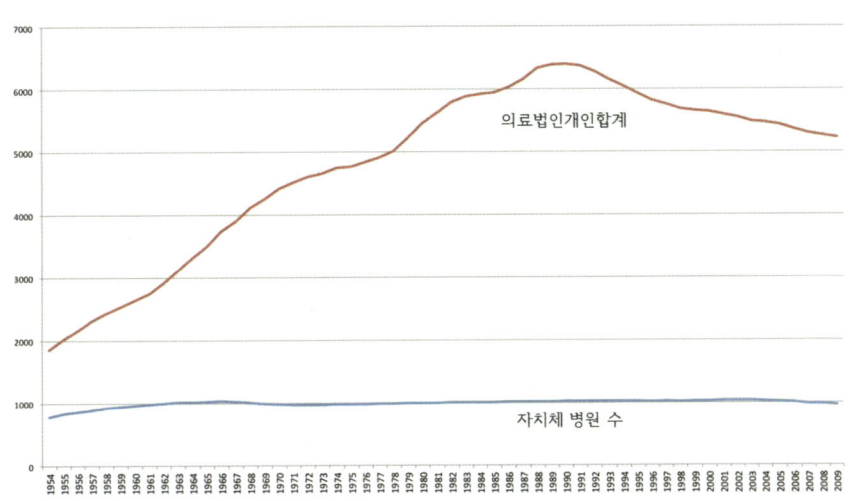

[도표 4-14] 지자체병원과 민간병원의 병상 수

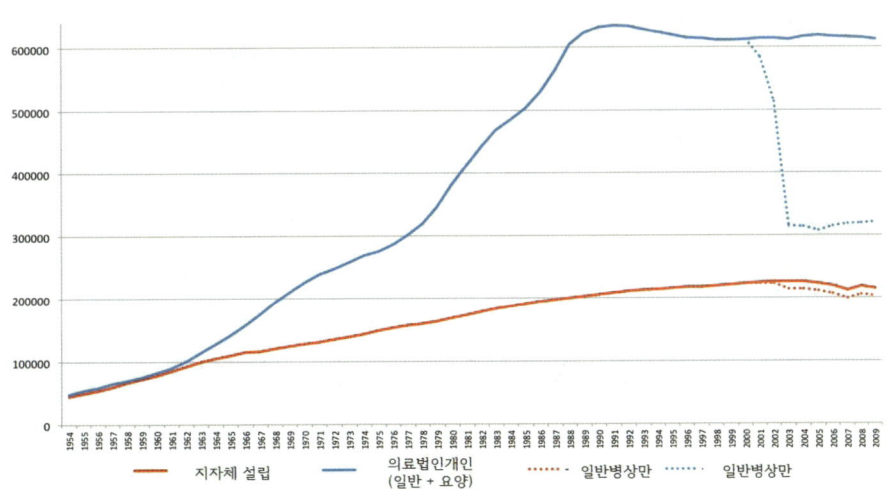

그 결과, 1997년 일본 인구 천 명당 병상 수는 15.1로 미국 3.8, 프랑스 8.5, 독일 9.4, 영국 4.1(OECD Health Data2010, 영국 데이터만 2000년)에 비해 지나치게 많아 세계 제1의 병상 수를 갖게 되었다. [도표 4-15]는 일본·독일·프랑스의 개설자별로 본 시설·병상 수 비교인데, 일본의 국·공적병원의 병원 수와 병상 수의 비율이 낮음을 알 수 있다.

이러한 역사적 경위를 감안하지 않고, 국가가 일방적으로 민간 의료기관의 보완과 중점화 시책을 강조하는 것은 납득이 가지 않는 면이 있다. 지역에서 효율적인 의료체제를 확립하는 것은 필요하다. 그러나 2장에서도 논의했듯이 지자체병원과 민간병원의 역할은 다르다고 본다. 지자체병원 병상 수 비중이 높은 광역 지자체는 의료비 지역차 지수가 낮다는 데이터도 나온다. 의료비 절감 차원에서 민간 의료기관의 보완과 중점화를 지나치게 강조하고, 강제적으로 지자체병원·공적병원의 병원과 병상을 삭감할 경우 지역의료를 붕괴시키고 의료비 증가도 초래할 위험성이 있다.

[도표 4-15] 병원 개설자별로 본 시설·병상 수

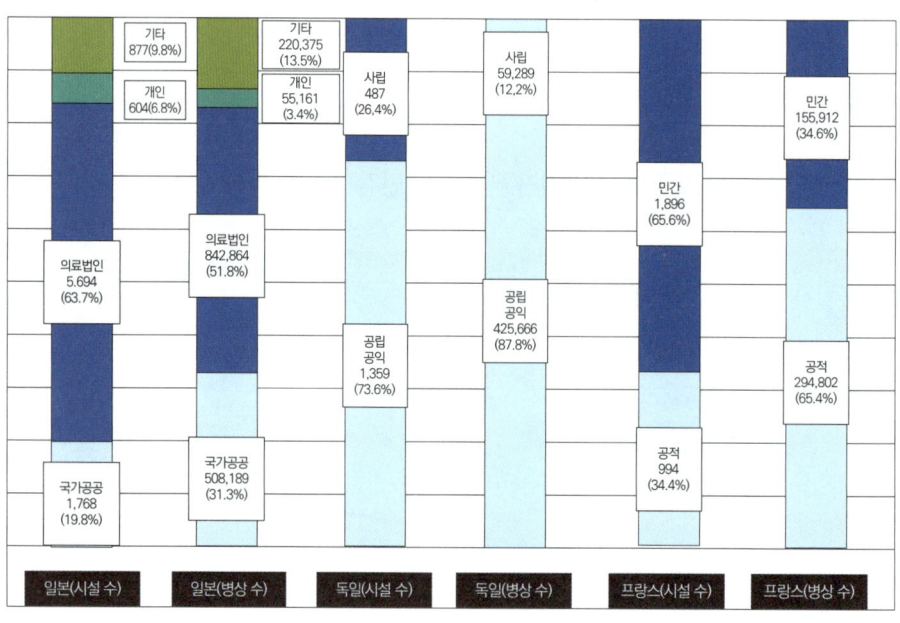

일본 2006년 의료시설 조사, 프랑스 의료시설 관련 자료집(2007년), 독일 프랑스 의료시설 관련 자료집(2007년)
*출처: 사회보장 국민회의 최종 보고 참고 자료

적어도 [도표 4-12]의 개혁공정표 2018 '【지표②】 연령조정 후의 1인당 의료비의 지역차 반감'이라는 목표 달성을 위해, '공립·공적 의료기관에 대해 민간 의료기관이 담당할 수 없는 기능에 중점을 두도록 재편·통합 논의를 진행한다'는 것은 논리적이지 않다고 생각한다.

이와 같이 의료비 감소를 위해 무리하게 병원의 재편·통합 논의를 진행해서는 안 된다고 생각하지만, 필자는 지역의료를 지키기 위해 상황에 따라서는 지자체병원이나 공적병원의 통합재편이나 병상의 삭감도 추진할 필요가 있다고도 본다.

의료가 세계 수준으로 진척되고 고도·전문화되어 가는 가운데, 시대에 맞는 의료를 제공해 나가기 위해서는 병원도 어느 정도의 규모가 필요하다. 병원의 규모가 커짐으로써 수련 기능이 충실해지기 쉬워진다. 병원 경영에 있어서도 병원 규모를 확대해 의사가 모이면 수익이 향상되는 것을 기대할 수 있다. 또한 제7장에서도 논의하지만, 의사의 근무 방식 개혁이 과제가 되고 있는 가운데, 야간 당직 등의 부담이 경감되고 구급 등의 대응에도 여유가 생긴다. 도시지역 등에서 거리가 가까운 병원을 통합·재편(거리가 먼 지방병원의 통합·재편은 의문임)하는 것은 지역에 의료를 존속시키기 위한 하나의 선택사항이라고 생각한다. 병원의 통합·재편 방향에 대해서는 제6장에서 자세히 다룰 예정이다.

또 필자는 전국을 순회하며 열심히 지역의료를 지탱하고 있는 민간 의료관계자의 의견을 묻기도 하는데, 민간 의료기관의 경영 노력에 비해 '지자체병원의 경영은 허술하다'는 비판에 일리가 있다고도 느낀다. 지자체병원도 진심으로 병원 경영의 질을 향상시켜 갈 필요가 있다고 본다.

11. 국가의 진료수가 보상제도 추이

국가의 진료수가 보상제도는 어떻게 변해 왔는가? [도표 4-16]은 후생노동성의 사회의료 진료행위별 조사에 의한 의료비 1건당 기여도의 변화도이다. 쇼와시대(~1980년대 말까지)에는 진료수가의 배분이 투약이나 주사에 중점적으로 할당되었다.

[도표 4-16] 의료비 1건당 기여도

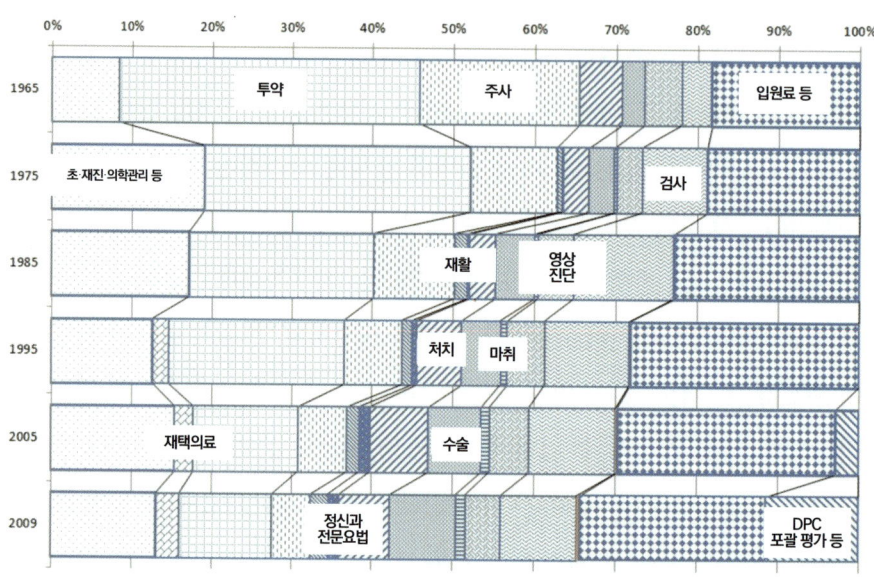

출처: 후생노동성 보험국 의료과 「2018년도 진료보수개정의 개요 의과Ⅰ」

[도표 4-17] 입원의료 평가의 기본적인 개념

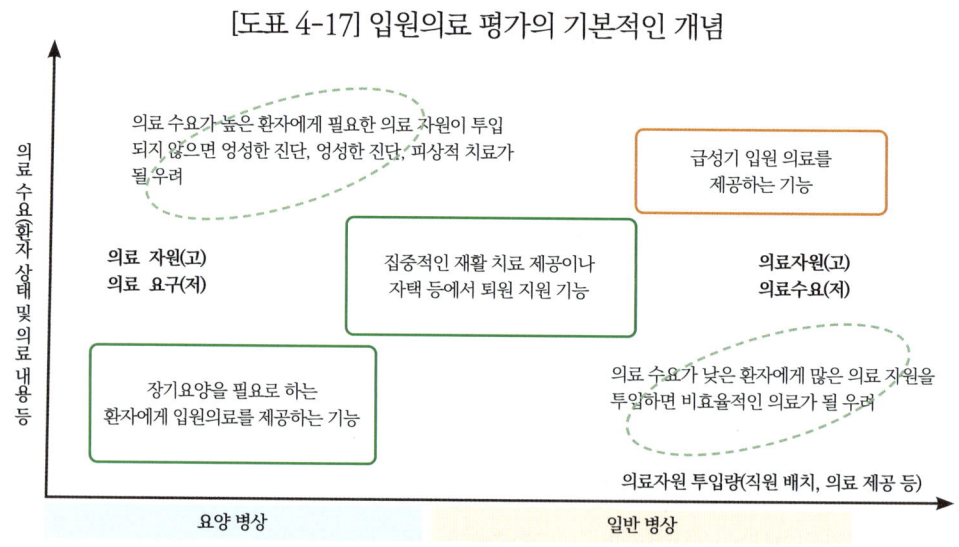

출처: 후생노동성 보험국 의료과 '2018년도 진료보수개정의 개요 의료Ⅰ

수술 부분에는, 거의 진료보수가 투입되지 않았었다. 현재는 진료보수가 기술 부분에 적절히 배분되는 것을 지향하고 있다. 수술에 대한 배분이 커지면서, 입원 의료에 대해서도 DPC를 포함해 배분이 확대되고 있다.

[도표 4-17]은 2018년도 진료보수 개정 개요에 후생노동성의 입원 의료 평가 관련 기본적인 개념이다. 의료 요구가 높은 환자에게 필요한 의료자원이 투입되지 않으면 엉성한 진단-피상적 치료가 될 우려가 높고, 의료 요구가 낮은 환자에게 많은 의료자원을 투입하면 비효율적인 의료가 될 수 있다. 개별 환자의 상태에 따라 적절히 의료자원이 투입되어 보다 효과적·효율적으로 질 높은 입원 의료가 제공되는 것을 목표로 하는 것이 현재의 진료보수 체계 흐름이다. 진료수가 개정에 관해, 지자체병원의 경영에 참고가 될 '종합입원체제 가산', '중증도, 의료·간호 필요도', 'DPC의 1일당 정액 점수로 조기 퇴원 유도'에 대해 기술한다.

12. 종합입원체제 가산

[도표 4-18]은 고도 급성기병원의 가산 항목인 '종합입원체제 가산'이다. 2014년도 진료수가 개정에서는 일정한 실적을 가진 의료기관에 대해 '종합입원체제 가산1'을 만들어 평가를 실시하고, 2016년도 개정에서는 3단계가 되었다. '내과, 정신과, 소아과, 외과, 정형외과, 뇌신경외과 및 산과 또는 부인과를 표방하며, 그와 관련된 입원 의료를 제공하고 있다', '전신마취에 의한 수술 건수가 1년 800건 이상'을 공통의 시설기준으로 하여 정신과 요건이나 응급의료체제 요건을 충족시킨 후 '인공심폐를 이용한 수술: 40건/년 이상' '악성종양 수술: 400건/년 이상', '복강경하 수술: 100건/년 이상' 등의 실적 요건을 몇 가지 충족시키는지 등에 따라 종합입원체제 가산 1~3의 가산을 취득할 수 있다. 종합입원체제 가산1을 취득하면 1일당 14일 이내에 240점 (2,400엔)을 가산할 수 있어, 700병상 정도 병상 수의 고도 급성기 병원에서는 5~10억 엔 정도의 수입을 전망할 수 있다.

[도표 4-18] 종합체제 입원가산

종합입원체제 가산 실적 요건 등의 재검토

종합입원체제 가산에 대하여 종합적이고 전문적인 급성기 의료를 적절히 평가한다는 관점에서 실적 요건 등을 재검토 한다.

종합입원체제 가산1 → 종합입원체제 가산1(1일당 14일 이내) 240점
　　　　　　　　　　 종합입원체제 가산2(1일당 14일 이내) 180점(신)
종합입원체제 가산2 → 급합입원체제 가산3(1일당 14일 이내) 120점

	종합입원체제 가산1	(신)종합입원체제 가산2	종합입원체제 가산3
공통시설기준	내과, 정신과, 소아과, 외과, 정형외과, 뇌신경외과 및 산과 또는 산부인과를 표방하며 이들과 관련된 입원 의료를 제공하고 있다. 전신 마취에 의한 건수가 연 800건 이상		
실적요건	가. 인공심폐를 이용한 수술: 40건/년이상　나. 악성종양수술: 400건/년이상　다.복강경수술: 100건/년이상 라. 방사선치료(체외조사법): 4,000건/년이상　마. 화학요법: 1,000건/년이상　바. 분만건수: 100건/년이상		
	상기의 모든 것을 채우다	상기 중 적어도 4개 이상을 충족한 경우	상기 중 최소 2개 이상을 충족한 경우
구급 자동차 등에 의한 이송 건수	-	연간 2,000건 이상	-
정신과 요건	(공통 요건) 정신과에 대해 24시간 대응할 수 있는 체제가 있을 것		
	정신 환자의 입원 수용 체제가 있다	이하 모두를 충족하다 가. 정신과 연계팀 가산 또는 치매 케어 가산1의 신고 나. 정신 질환 진료 체제 가산2 또는 응급 후송 환자의 입원 3일 이내인 입원 정신 요법이나 구명 구급 입원료의 주2 가산 산정 인수가 연간 20건 이상	이하의 어느 하나를 충족시키다 가. 정신연계팀 가산 또는 치매 케어 가산1의 신고 나. 정신 질환 진료체제 가산2 또는 응급 후송 환자의 입원 3일 이내인 입원 정신 요법이나 구명 구급 입원료의 주2 가산의 산정 건수가 연간 20건 이상
일본 의료기능평가 기구 등이 실시하는 의료 기능 평가	O	O	-
응급 의료 체계 *	구명 구급 센터 또는 고도 구급 센터의 설치	2차 응급 의료기관 또는 구명 구급 센터 등의 설치	2차 응급의료 기관 또는 구명 구급 센터 등의 설치
일반 병동용 중증도, 의료·간호 필요도 해당 환자 비율(A득점 2점 이상 또는 C득점 1점 이상)	3할 이상	3할 이상	2할 7푼 이상

[경과 조치] 2016년 1월 1일에 종합입원체제 가산1, 가산2의 신고를 하고 있는 보험의료기관에 대해서는 2017년 3월 31일까지 종합입원체제 가산1, 가산3의 각종 기준을 충족시키고 있는 것으로 한다.

출처: 후생노동성 보험국 의료과 「2018년도 진료수가 개정의 개요 의과 I 」

* 일본의 응급(救急)의료 체계는 증상의 중증도, 긴급성에 따라 3단계로 분류할 수 있다. 1차 응급은 입원 치료가 필요 없고 비교적 경증이지만 진찰을 미룰 수 없는 환자가 야간·휴일 등 정상 근무시간 외에 진료를 받고자 하는 경우로 재택 당직의, 근처 진료소의 주치의, 휴일 및 야간 응급진료소(시정촌이 운영하는 진료소) 의사가 대응한다. 2차 응급은 주로 초기 응급에서 이송되어 오는 환자나 입원 치료를 필요로 하는 환자를 대상으로 지역병원들(윤번제로 운영)이나 도도부현 지사가 지정한 응급(救急告示)의료기관에서 대응, 24시간 진료 가능하다. 3차 응급은 주로 2차 응급 의료기관에서 대응할 수 없는 고도의 처치가 필요한 중증 환자에 대응하며, 구명구급 센터라고도 한다.

그러나 제9장에서도 논의하지만, 지자체병원 현장을 돌다 보면 사무직의 운영 능력 부족 등의 원인으로 종합입원체제 가산을 취득하지 않은 병원이 적지 않다. 종합입원체제 가산3을 취득하고 있는 것만으로도 수억 엔의 이득이 발생하고 있다.

13. 중증도, 의료·간호 필요도

2008년도 진료수가 개정에서 급성기 등의 환자에 대해서 간호 필요성으로 '중증도·간호 필요도'가 도입되었다. 진료수가 개정 때마다 평가 항목이나 기준을 재검토하여 2014년도 개정에서는 명칭이 '중증도, 의료·간호 필요도'로 변경되었다.

[도표 4-19]는 2018년도 개정에 의한 일반 병동용 중증도, 의료, 간호 필요도의 평가 방법의 재검토 사항이다. A항목 '모니터링 및 처치 등', B항목 '환자 상황 등', C항목 '수술 등의 의학적 상황'의 3개 항목의 점수로 중증도, 의료, 간호 필요도를 산정하게 된다.

[도표 4-19] 2018년도 중증도, 의료·간호 필요도의 재검토

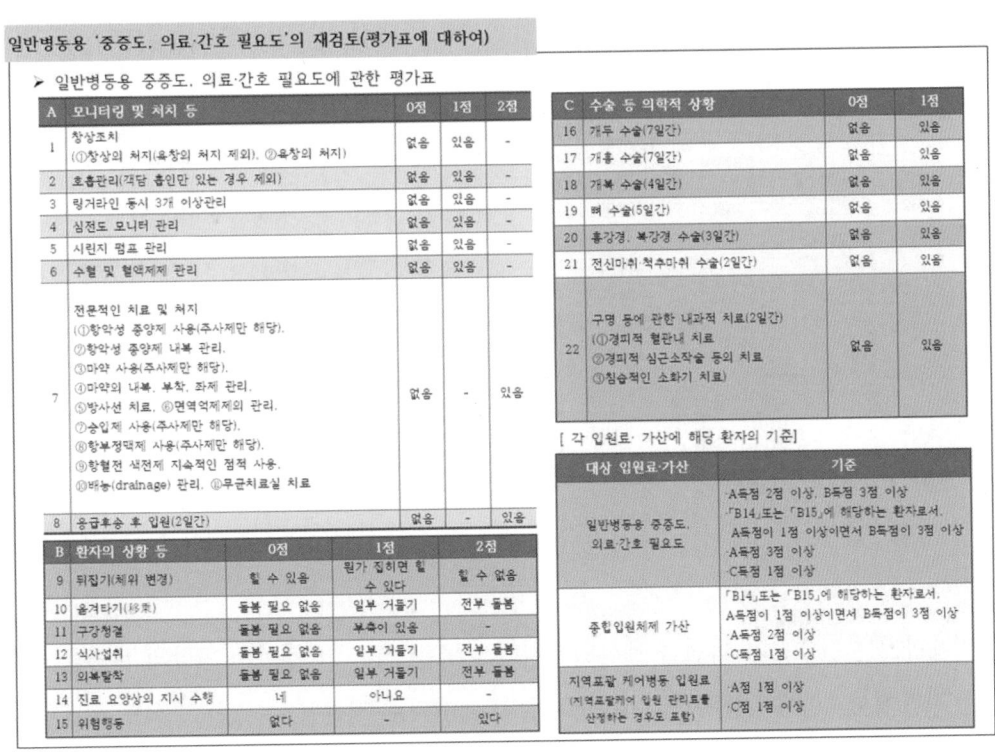

출처: 후생노동성 보험국 의료과 「2018년도 진료수가 개정의 개요 의과Ⅰ」

[도표 4-20] 급성기 일반 입원 기본료(구 7대1, 10대1)의 재편·통합

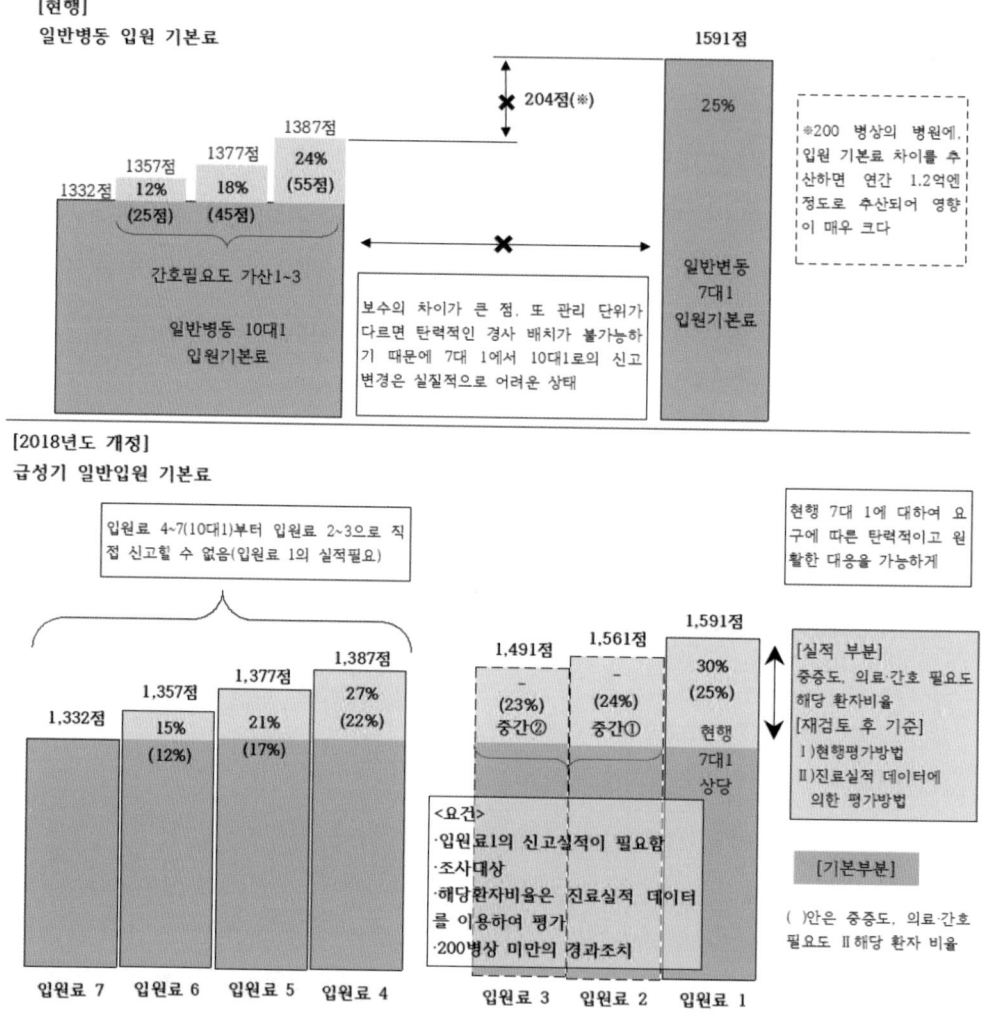

출처: 후생노동성 보험국 의료과 「2018년도 진료수가 개정의 개요 의과Ⅰ」

    이제까지는 간호사가 득점을 계산했었지만, 2018년도 개정에서는 현장의 부담을 줄이자는 관점에서 A항목·C항목에 대해 진료 실적 데이터로 계산할 수 있는 방식도 선택할 수 있게 되었다. 더욱이, 2018년도 진료수가 개정에서는 [도표 4-20]처럼 지금까지의 7:1, 10:1 상당의 간호사 배치에 의한 '일반 병동 입원기본료'가 '급성기 일반입원 기본료'로 재

편 통합되어 중증도, 의료·간호 필요도의 해당 환자 비율 등의 실적에 따라 점수에 차이가 있다. 응급이나 수술을 통해 중증도, 의료·간호 필요도가 높은 환자를 어떻게 모으느냐가 병원 경영에 큰 영향을 미치게 됐다.

또한 [도표 4-21]과 같이 13:1, 15:1 상당의 간호사 배치에 의한 '일반 병동 입원기본료'도 재편 통합돼 '지역 일반입원기본료'가 됐다. 기본료 1·2는 현행의 13:1 상당의 실적(13:1, 간호사 7할 이상, 평균 재원 일수 24일 이내)이 요구되며, 기본료 1은 추가로 중증도, 의료·간호 필요도의 측정이 필요하다.

[도표 4-21] 지역 일반 입원 기본료(구 13대1, 15대1)의 재편·통합

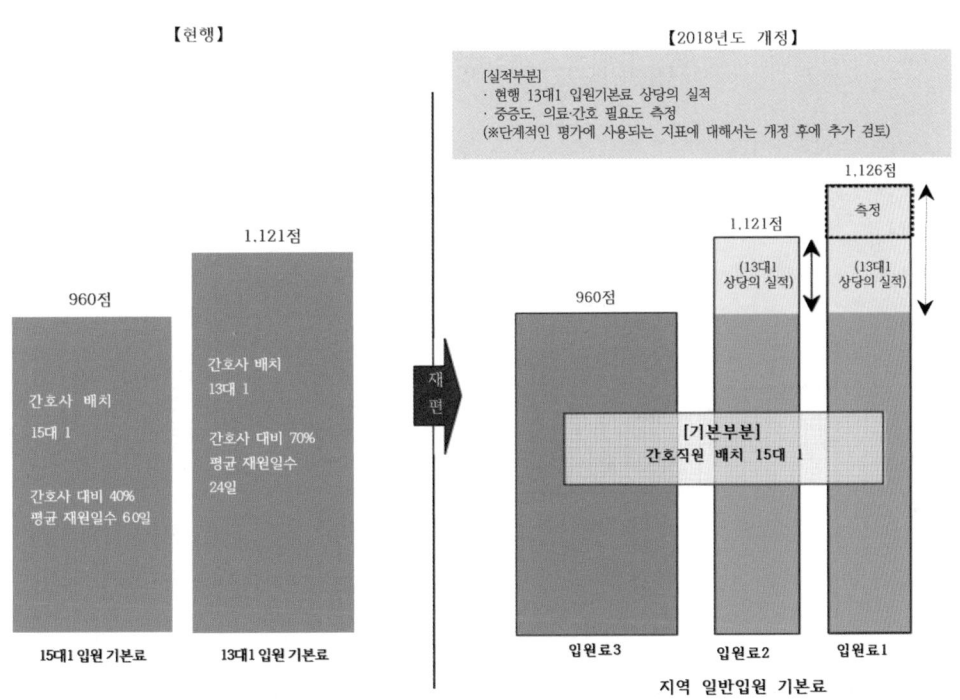

출처: 후생노동성 보험국 의료과 '2018년도 진료보수개정의 개요'

'지역포괄케어 병동·병상'이나 '회복기 재활 병동'도 기본적인 체제 정비 외에 실적에 따라 평가하는 움직임이 강해지고 있다.

14. 조기 퇴원 유도(DPC 입원 기간, 입·퇴원 지원 가산)

제2장에서 소개한 DPC도 1일당 정액 점수로, 입원 초기의 중점 평가, 조기 퇴원 쪽으로 유도하고 있다. [도표 4-22]와 같이 재원 일수에 따른 3단계 정액수가(입원 기간 I, 입원 기간 II, 입원 기간III)가 설정되어 입원 초기 입원 기간 I 에 높은 점수가 주어지고 있다. 병원으로서는 수익 구조와 관련, 가급적 입원 기간 I·II의 기간 내에 치료를 마치고, 입원 기간III의 기간에는 퇴원·전원을 할 수 있도록 노력하게 된다.

또한, 조기 퇴원·전원을 지원하기 위해 2018년도 진료수가 개정에서는 [도표 4-23]과 같이 기존의 '퇴원지원 가산'에서 '입·퇴원지원 가산'으로 명칭 변경했다.

[도표 4-22] DPC의 1일당 정액 점수

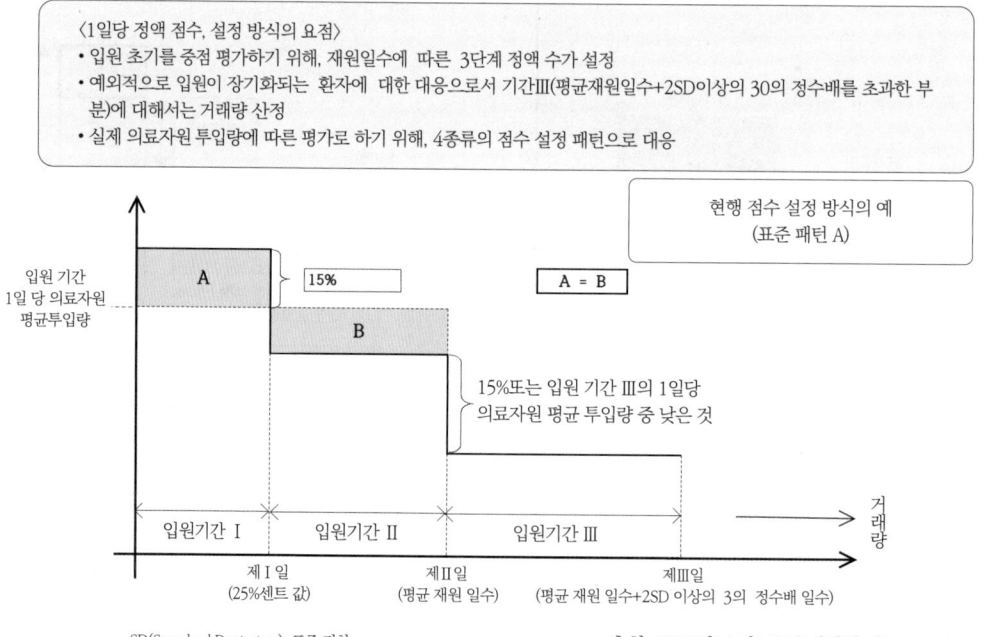

SD(Standard Deviation): 표준 편차

출처: 2018년도 진료보수개정의 개요 DPC/PDPS

[도표 4-23] 입·퇴원 지원 가산

병이 나서 입원해도 정든 지역에서 생활할 수 있도록 또 입원 전부터 관계자 사이에 연계를 추진하기 위해, 입원 전부터 지원강화나 퇴원 시 지역 관계자와 연계를 추진하는 등 지속적인 지원이 되도록 평가를 재검토한다.

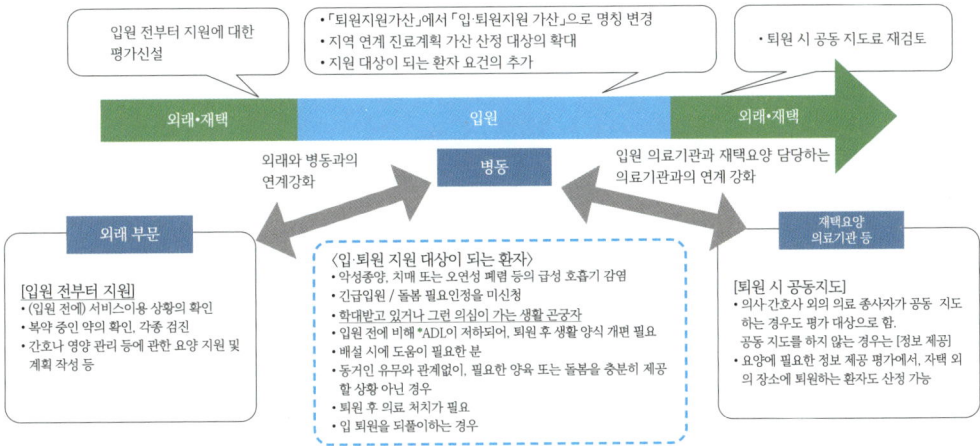

출처: 2018년도 진료보수 개정의 개요(의과Ⅰ) P.62

입원 전에 서비스 이용 상황의 확인이나 복약 중인 약의 확인, 간호나 영양 관리 등에 관한 요양 지원의 계획 작성 등을 실시해 조기 퇴원을 목표로 하도록 유도하고 있다.

중증도, 의료·간호 필요도나 DPC 조정계수 Ⅰ·Ⅱ 등, 현재의 진료수가는 인원 배치에 더해 진료 실적을 묻는 형태가 되고 있다. 질 높고 효율적인 의료를 평가하는 현재의 진료수가 개정의 흐름은 대체로 합리적이라고 생각한다.

변동이 심한 진료수가 개정을 쫓아가기 위해서는 병원기획·의사부문 등의 병원 운영 능력 향상이 필요하다고 생각한다. 국가가 진행하는 병상 감축에 대해서는, 실제로는 지역의료 구상 조정회의 논의보다 진료수가상 각종 요건의 엄격화에 의한 유도로 병상 감축은 진행될 수 있다고 생각한다.

---

* ADL(Activities of Daily Living): 일상생활 수행 능력, 기능 상태 평가는 일상생활을 위한 기본 활동 등(목욕, 옷 입기, 화장실 이용, 이동 능력, 소변 관리, 음식물 섭취)이라고 불리는 자기 보호에 대한 사항에 초점을 맞추어 평가한다. 수행 정도는 환자의 의존성에 따라 세 단계로 구분한다. 1단계는 의존 없이 수행, 2단계는 타인의 도움이 있어야 수행 3단계는 도움을 주어도 기본 활동을 수정할 수 없는 경우이다

제5장

총무성·지자체의 지자체병원 정책 해석

지금까지 기술해 온 바와 같이, 지자체병원은 지방자치단체가 설립한 병원으로, 지방교부세 등의 운영 재원도 포함해서 총무성이나 지방자치단체의 지자체병원 정책에 영향을 받는다. 이번 장에서는 지자체병원을 둘러싼 정책 환경에 대해 생각해 보고 싶다.

1. 지방자치단체의 재정 상황

제4장에서도 기술한 바와 같이, 국가 재정은 대단히 어려운 상황에 있다. 지방자치단체의 재정 상황도 국가와 마찬가지로 어려운 환경에 처해 있을 것이라는 이미지가 있으나, 실제는 어떨까? [도표 5-1]은 2018년도 지방 재정백서에 따른 전체 지방자치단체의 세입결산 내역추이다. 일반재원에서 가장 중요한 부분을 차지하는 지방세는 2012년도의 34.4조 엔에서 2016년도의 39.3조 엔으로 4.9조 엔 증가하고 있다. [도표 5-2]는 지방세 추이이지만, 개인 주민세가 확실하게 늘어나는 것 외에 법인관계 2세가 크게 늘어나고 있다. 더욱이 2014년 4월의 소비세 8%에 대한 증세로 지방소비세분이 1%에서 1.7%로 증가함에 따라 지방소비세 수입이 대폭 증가하고 있다(수입은 도도부현과 시정촌이 절반 수준). 덧붙여 소비세가 10%로 증세 되었을 경우 지방소비세분은 2.2%가 된다.

[도표5-3]은 세출결산 액의 목적별 내역 추이다. 민생비가 2012년도 23.1조 엔에서 2016년도의 26.3조 엔으로 3.2조 엔 증가했다. 지방자치단체에서 지자체병원으로의 전출

금은 청소예산과 수도사업의 전출금과 함께 위생비로 계상하여 올린 것인데, 2012년도 5.9조 엔에서 2016년도의 6.2조 엔으로 0.25조 엔 증가하고 있다.

[도표 5-4]는 지방채 현(現) 재고, 채무부담행위 및 적립금 현 재고의 추이이다. 지방채는 지방교부세의 재원 부족을 보충하기 위해 임시재정대책 채(지방자치단체에 있어서는 다음 해에 전액 지방교부세로 보전되기 때문에 실질적인 부담은 없음)가 증가하는 경향이 있지만, 지방채 자체의 금액이 감소하는 경향이 있어, 2012년도의 144.7조 엔에서 2016년도의 144.9조 엔으로 거의 변하지 않는 상황에 있다. 적립금은 2012년도 21조 엔에서 2016년도의 23.6조 엔으로 2.6조 엔 증가했다. 최근 지방자치단체의 재정 상황은 국가처럼 최악의 상황은 아니라고 평가할 수 있다.

[도표5-1] 세입결산 액 내역 추이

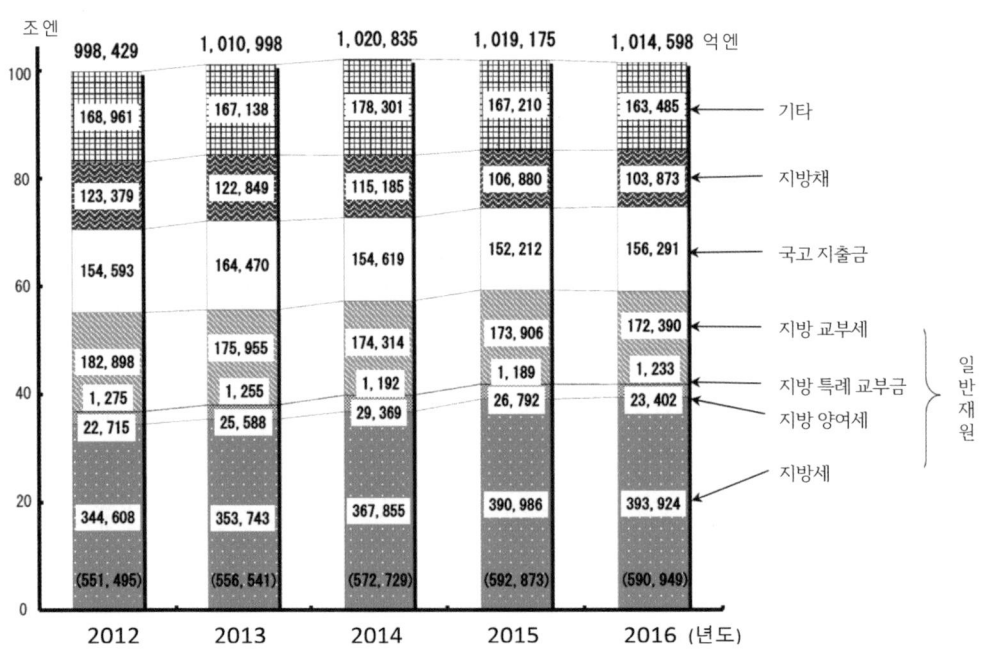

출처: 2018년도 지방재정백서

[도표5-2] 지방세 추이

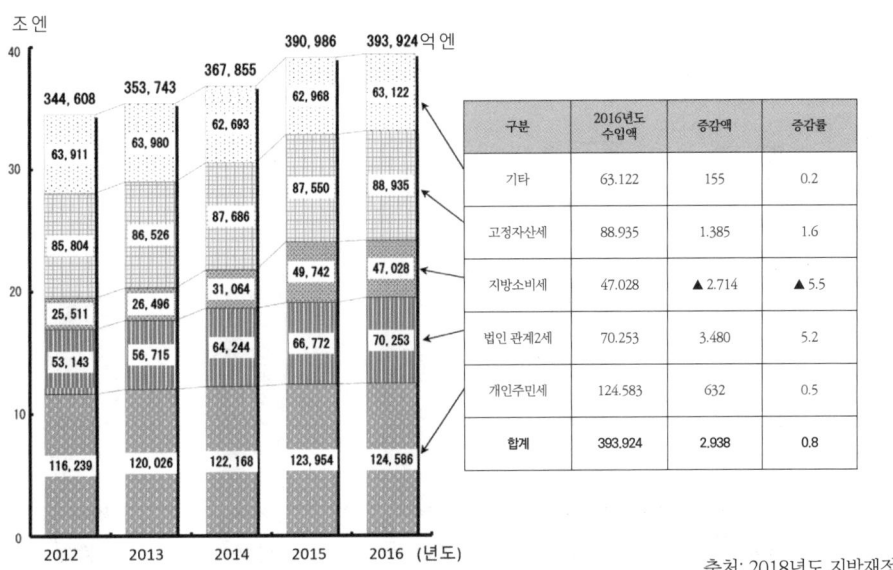

출처: 2018년도 지방재정백서

[도표5-3] 세출결산 액의 목적별 내역 추이

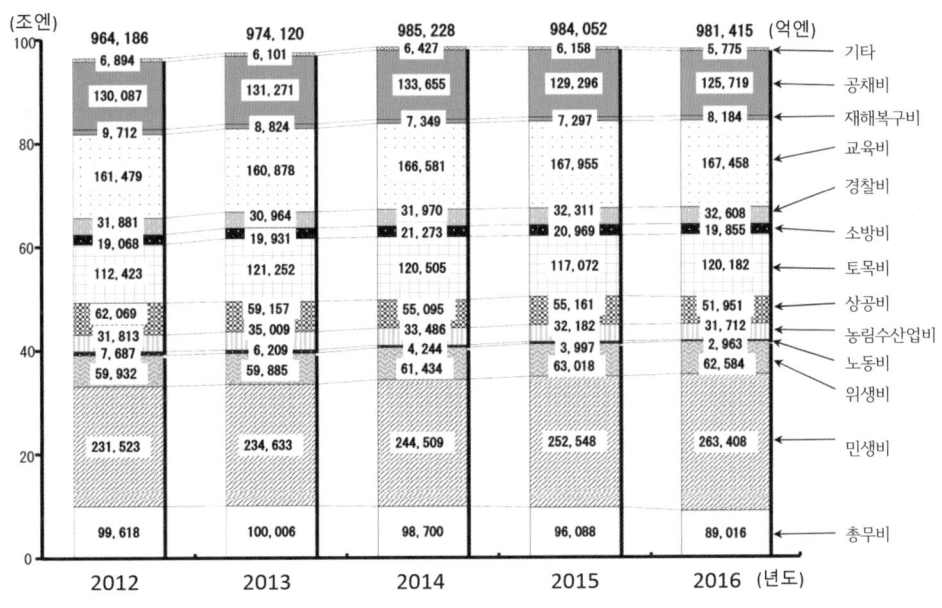

출처: 2018년도 지방재정백서

제5장_ 총무성·지자체의 지자체병원 정책 해석

[도표5-4] 지방채 현(現)재고, 채무부담행위 및 적립금 현(現)재고 추이

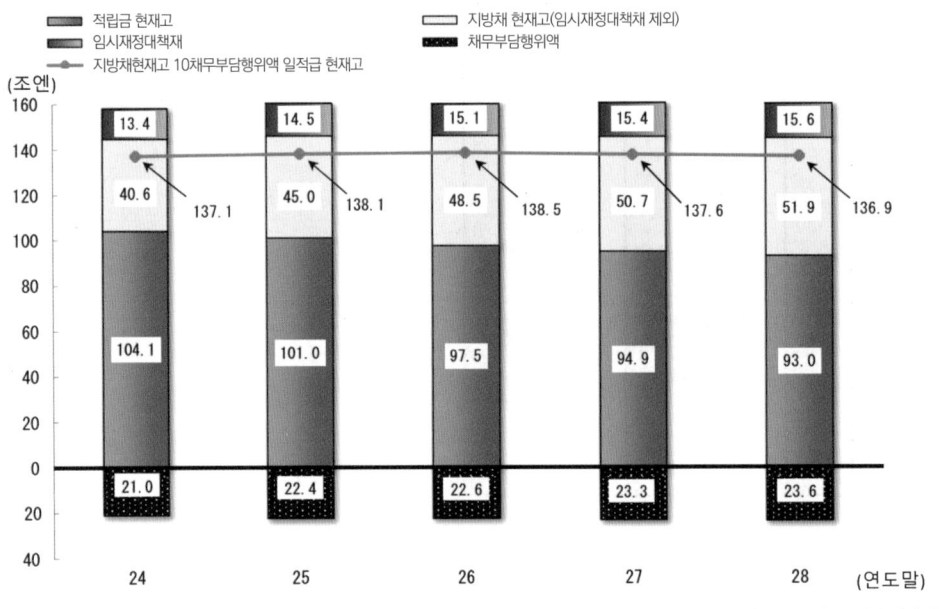

출처: 2018년도 지방재정백서

개별 지방자치단체의 재정 상황은 어떨까? 어려운 환경에 처해 있는 지자체도 있지만, 시정촌 합병을 실시해 합병특례 채(債)(원리상환금의 7할을 지방교부세 조치) 등의 유리한 재정 지원책을 사용한 지자체 중심으로 재정 상황이 건전한 지자체가 적지 않다. [도표 5-5]는 사이타마현 지치부시의 중기 재정계획에 의한 지방채 및 기금잔고 추이 그래프이다. 지치부시는 2005년 4월 (구) 지치부시(市), 요시다정, 아라카와촌, 오타키촌과 신설 합병을 실시한 지자체이다. 2015년도 말 지방채 잔고는 309.9억 엔이지만, 합병특례 채(債)나 임시 재정대책 채(債) 등에 의해 262.1억 엔이 지방교부세로 조치 돼, 실질적인 채무부담은 47.8억 엔에 지나지 않는다. 지치부시의 2015년도 말 기금잔고는 140.2억 엔에 달해, 재정적으로 비교적 여유가 있다. 헤이세이(平成) 시기 시·정·촌 합병을 실행한 지자체는 앞으로 합병산정대체특례(지방교부세 산정의 기초를 합병해서 합리화한 수치가 아니라, 합병 전의 지자체의 합계 수치로 산정한다) 기간이 끝나, 향후의 재정 상황은 어려워질 것으로 예상한다. 그러나 방만 재정으로

재정 파탄 상태에 직면하고 있는 지자체는 제쳐두고, 지자체의 미래를 생각해 한정된 예산을 모아 의료·돌봄에 대한 인력 투자를 실행할(그만큼의 가치는 있다고 생각하고 있음) 정도의 재원을 가진 지자체는 많다고 생각한다.

[도표5-5] 사이타마현 지치부시의 지방채 및 기금 잔고 추이

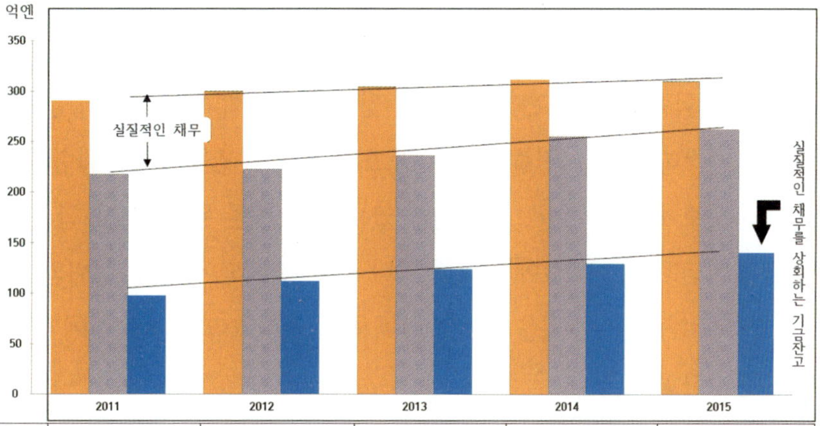

	2011	2012	2013	2014	2015
지방채 잔고	290.7	299.8	304.0	311.6	309.9
교부세 산입액	217.8	222.8	236.2	254.7	262.1
기금잔고	97.3	111.8	123.3	128.7	140.2

사이타마현 지치부시 중기재정계획 2017년 3월

2. 지자체병원을 둘러싼 재원 관계

일본에서 지자체병원 사업은 원칙상 '지방공영기업법'이 적용된다(다만, 지방 독립 행정법인은 지방 독립 행정법인법이 적용된다). 지방공영기업법 제17조의 2 제2항은 지방공영기업의 경비는 '해당 지방 공기업의 경영에 따른 수입을 모아 충당하여야 한다'고 독립채산의 원칙으로 정하고 있다. 독립채산 원칙의 예외로 같은 법 제17조의 2 제1항은 '1.그 성격상, 해당 지방 공기업의 경영에 수반하는 수입으로써 충당하는 것이 적당치 않은 경비(1호 경비)' 및 '2.해당 지방공기업의 성격상, 능률적인 경영을 행하여도 여전히 그 경영에 수반하는 수입

만으로 충당하는 것이 객관적으로 곤란하다고 인정되는 경비(2호 경비)'의 2가지 경비에 대해서 일반회계 등에서 부담해야 한다고 규정한다.

1호 경비는 본래 행정이 스스로 해야 할 일반 행정사무 경비로, 수익자 부담이 아니라 전출금으로 처리해야 할 경비이다. 2호 경비는 효율적인 경영을 했더라도 수익자로부터의 수입만으로는 충당할 수 없어 수지타산이 나지 않으므로 일반회계에 의한 경비 부담이 타당한 경비이다.

총무성은 지방공영기업법 등이 정하는 경영에 관한 기본 원칙을 견지하면서 지방공기업의 경영 건전화를 촉진해 그 경영 기반을 강화하기 위해, 매년 지방재정 계획에서 공영기업 전출금을 계상하고 있다. 전출 항목은 [도표 5-6]처럼 '병원의 리모델링에 필요한 경비', '벽지의료의 확보에 드는 경비', '채산성이 없는 지역 병원 운영에 필요한 경비', '결핵 의료에 필요한 경비', '주산기 의료에 필요한 경비' 등이 제시되어 있다. 경비의 대부분이 '그 경비에서 경영에 수반되는 수입을 가지고는 메울 수 없다고 인정되는 것에 상당하는 금액'을 전출해야 한다고 되어 있다.

구체적인 전출금 산정 관련, 과거 총무성은 전출 기준의 예로서 '지방재정 계획의 합산을 참고로 하는 사례', '지방교부세의 산정기준을 참고로 하는 사례', '각 단체의 세입·세출 실태를 근거로 시범적인 비채산 경비를 합산하는 예'를 제시해 오다가(병원 사업에 관계된 일반회계로부터의 전출금액 합산기준 사례) 현재는 각 지자체의 판단에 맡겨짐으로써 통일적인 기준은 존재하지 않는다.

[도표5-6] 지방교부세 조치 대상이 되는 전출 항목(2018년도)

전출 근거	전출 항목	지방교부세 보통	지방교부세 특별
17의 2-1-2	1. 병원 건축물 개량 비용	○	
	2. 벽지의료의 확보에 필요한 비용	○	
	3. 비채산지역 병원 운영에 드는 비용		◎
	4. 결핵의료에 필요한 비용		◎
	5. 정신의료에 필요한 비용		◎
	6. 감염증 의료에 필요한 비용		◎
	7. 재활의료에 필요한 비용		◎
	8. 주산기 의료에 필요한 비용		◎
	9. 소아의료에 필요한 비용		◎
17의-2-1-1	10. 구급의료 확보에 필요한 비용		◎
17의-2-1-2	11. 고도의료에 필요한 비용	○	
17의-2-1-1	12. 공립병원 부속 간호양성소 운영에 필요한 비용	○	
17의 3	13. 병원 내 어린이집 운영에 필요한 비용		○
17의 2-1-2	14. 공립병원 부속 진료소의 운영에 필요한 비용	○	
17의 2-1-1	15. 보건위생 행정사무에 필요한 비용	○	
17의 3	16. 경영기반 강화 대책에 필요한 비용		
	(1) 의사 및 간호사 등의 연구연수에 필요한 비용	○	
	(2) 보건·의료·복지의 공동 연수 등에 필요한 비용	○	
	(3) 병원 사업회계에 관계된 공제 추가 비용 부담에 소요되는 비용		○
	(4) 공립병원 개혁 추진에 필요한 비용		○
	(5) 의사 확보 대책에 필요한 비용	○	
	17. 기초연금거출금과 관련된 공적 부담에 필요한 비용	○	
	18. 아동 수당에 필요한 비용		○

출처: 총무성 자료

필자는 실제로 지자체병원에는 어떤 경비가 소요되고 있는지에 대해 사실적으로 파악하기 위해 시범적인 비채산 경비를 합산할 것을 권하고 있다. [도표 5-7]은 제3장에서 소개한 공립 오치병원의 어느 해 전입 기준의 일부이다. 이런 경비의 누적 합계액 1억 1,026만 엔에서 지방교부세로 조치되는 4,987만 엔의 차액 6,039만 엔이 해당 지자체 부담분이 된다.

원래 지방의 지자체병원이 응급 체계를 유지하려면 돈이 들어간다. 응급의료를 유지하자면 약사나 임상검사 기사, 방사선사 등의 당직 체제를 꾸릴 필요가 있다. 이를 위해 직원을 고용해야 한다. 지방병원의 의사나 간호사 등의 의료진 연령은 높아서 급여 수준은 높을 수밖에 없다. 지역에 의료를 제공하기 위해서는 세금 투입은 당연한 일이다.

총무성은 전출금의 기준에 관한 기본적인 사고방식에 따라 일반회계에서 공영기업회계로 전출할 때는 그 일부에 대해 지방교부세 조치를 실시하는 것으로 하고 있다. 지방교부세는 국가가 지방자치단체의 재원 편재를 조정할 목적으로 한 재정의 조정제도이다. 현재, 지방교부세는 소득세의 33.1%, 주세의 50%, 법인세의 33.1%, 소비세의 22.3%, 지방법인세의 100%에서 충당되고 있다. 지방교부세 중 '보통교부세'는 각 공공단체의 표준적인 재정수요인 '기준 재정수요액'과 표준적인 재정수입인 '기준 재정수입액'의 차액을 '재원 부족액(교부 기준액)'으로 교부받는다. '특별교부세'는 보통교부세의 기준 재정수요에 포착되지 않는 특별 재정수요나 재해 등을 위한 특별재정 수요가 있는 경우 등에 교부된다.

2018년도 병원 사업에 들어가는 보통교부세는 병상 1개당 75만 엔×(가동) 병상 수, 응급고시병원 1개소당 1,697,000엔×응급병상 수+32,900,000엔, 후술하는 병원사업채 원리상환금의 일정비율, 간호사 양성 운영비 등이 기준 재정수요액으로 산정되어 있다.

[도표 5-8]은 2018년도 특별교부세(병원 분)의 산정단가이다. 비채산 지역병원 병상(제1종·제2종), 주산기 의료병상(제1종에서 제4종)에 대해서는 전년부터 단가가 증액됐다. 특별교부세는 [도표 5-9]와 같이, 지자체가 지자체병원뿐 아니라, 일본 적십자사·제생회 등의 공적 병원이나 사회의료법인이 조성한 경우에도 교부세로 조치하고 있다. 총무성은 지자체병원에만 재정조치를 하고 있는 것은 아니다.

[도표5-7] 공립 요지병원의 출연 기준

항목	제출기준	2015년도 산출방법	2015년도 기준액	교부세 조치액	차액	투입의 필요성
(제1호 기준) 응급의료 확보에 필요한 경비(10)	응급 고시병원에 의사 등이 대기에 필요한 경비	[보조금-(인건비+임직 수당+대기 수당)]	35,729,659		35,729,659	응급고시 병원을 유지하기 위해서는 진료 방사선사 등의 지원이 필요하며 인건비도 상정. 또한 대기 업무 부문을 고려하면 병원 규모 유무는 기사의 고용도 불가피하다.
	응급 고시병원의 병상 확보 등 구급의료 활동에 필요한 경비	인건비+감가상각비 (병동분)+전기 수도비 (병동분)	51,178,837	49,870,000	1,308,837	차로 50분 권 내에 응급고시병원이 없어서 지역 응급의료 부문을 준비하고 있다. 10개 병상을 확보.
	응급 고시병원이 제체시 구급의료를 위한 실험용 약품 및 생물제를 비축하는 경비	의약품+진료용구 수식	1,612,488		1,612,488	시마네현 지역 재해협력 병원.
(제2호 기준) 주산기 의료 공급에 필요한 병상 확보 및 이에 따른 수입으로 충당할 수 없다고 인정되는 것에 상당하는 금액		[주산기 의료 수입-(인건비+보조금+인건비+병상 확보에 필요한 비+감가상각비)]	10,690,056		10,690,056	차로 50분 내에 산부 의료기관이 없다. 마을 경제인 경영 지주에서는 안 될 진료과.
(제3호 기준) 소아 의료에 필요한 경비(9)	소아의료용으로 제공하는 병상 확보에 필요한 경비 이에 따른 수입으로 충당할 수 없다고 인정되는 금액	[소아의료 수입-(인건비+병상생활+진료 용비+의료용소모비+감가상각비+전기 수도비)]	11,049,815		11,049,815	차로 50분 내에 소아 의료기관이 없다. 마을 경제에 있어 육아 환경에는 꼭 없어서는 안 될 진료과.
			110,260,855	49,870,000	60,390,855	상기 3개 진료과는 마을 조성의 기본(안심 생활)으로 없어서는 안 되는 진료과지만, 과소지역에서 채산성 없는 제공으로 진료과가 존재한다는 것에서 안정된 마치, 민간이 감당할 수 없는 분야를 지자체병원이 유지하려면 교부세 조치가 없는 분은 일반지역 전출 기준에 따라 필요한 경비를 산정하고 있다.

출처: 총무성 자료

[도표 5-8] 2018년도 특별교부세 (병원 분) 산정단가

	2018년도	2017년도
비채산 지역 병원 병상(제1종)	1,408	1,349
비채산 지역 병원 병상(제2종)	939	899
결핵병원	1,633	1,633
정신병원	1,523	1,523
감염증병원	4,251	4,251
주산기 의료병상(제1종)	5,305	5,111
주산기 의료병상(제2종)	4,245	4,090
주산기 의료병상(제3종)	2,805	2,702
주산기 의료병상(제4종)	2,243	2,161
소아의료병상	1,267	1,267
재활전문병원병상	310	357

※ 1. 「비채산 지역병원」 가운데 제1종은 150병상 미만에 바로 근처 일반 병원까지 15km 이상, 제2종은 150병상 미만에 최근 인구조사에 기초하여 해당 병원 근처 반경 5km 이내의 인구가 3만 미만인 일반 병원을 말한다.
※ 2. 「주산기 의료 병상」 가운데 제1종은 신생아집중치료실 등, 제2종은 신생아집중치료실 등에 준한 병실, 제3종은 신생아집중치료실 등의 후방병실, 제4종은 신생아 특정 집중치료실 등에 준한 후방병실을 가지고 있는 병실을 각각 말한다.

출처: 총무성 자료

[도표 5-9] 지자체병원·공적병원 등에 대한 특별교부세 조치 내용

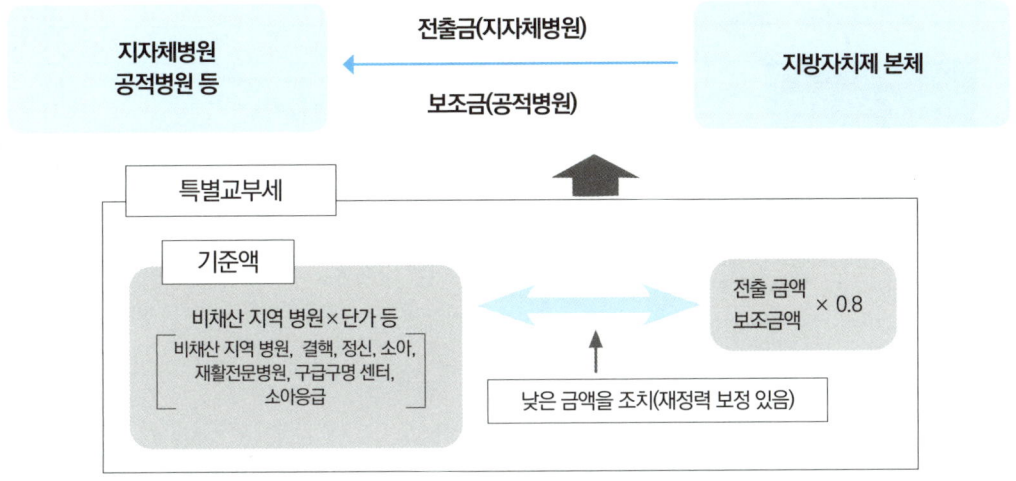

(후)총무성 자료 등을 바탕으로 원저자가 작성

병원 건축에 대한 재원은 어떻게 조달하는가? 지자체병원의 건축에는 병원 사업채 발행이 가능하다. 그리고 [도표 5-10]과 같이 병원 사업채의 원리상환금 절반에 대해 일반회계에서 전출한 경우, 그 50%가 보통교부세로서 재정 조치되고 있다.

또 과소지역 자립촉진 특별조치법에 따라 법으로 정해진 인구가 적은 지역에 해당하는 시정촌은 과소채(債) 발행이 허용되고 있다. 지방공영기업인 병원에 대한 과소채는 병원사업채 등을 포함해 전체의 50%까지 공채 모집이 가능하며, 이 중 70%가 보통교부세로 조치된다. 또 헤이세이(平成) 시기의 대 합병을 실시한 지자체로서, 합병사업계획에 병원 건축을 포함하고 있는 경우는 합병특례채(債) 대상이 된다.

[도표 5-10] 지자체병원 정비재원(2015년도 이후)

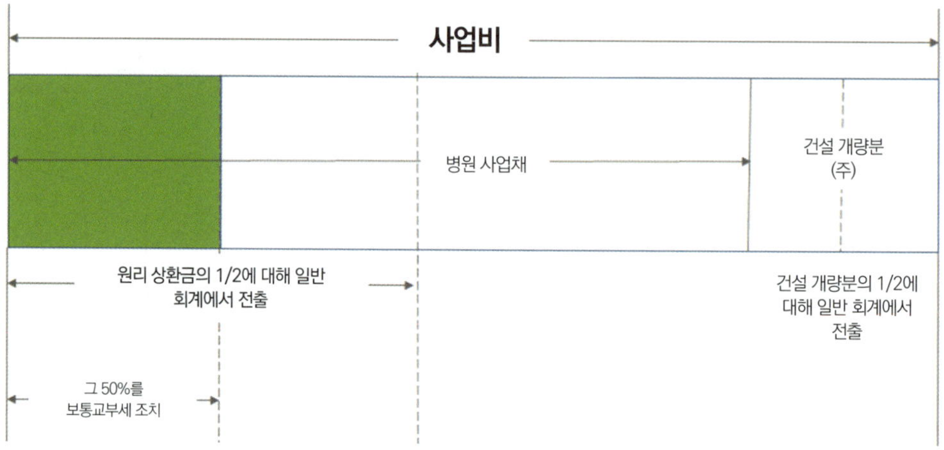

사업비

- 원리 상환금의 1/2에 대해 일반 회계에서 전출
  - 그 50%를 보통교부세 조치
- 병원 사업채
- 건설 개량분 (주)
  - 건설 개량분의 1/2에 대해 일반 회계에서 전출

출처: 지자체병원 경영연구회 편 「지자체병원 경영 핸드북 제25차 개정판」 15쪽 일부를 개편

병원 건축 관련 재정 조치를 믿고 필요 이상의 호화 건축을 하여 병원경영에 영향을 주는 지자체병원도 적지 않다. 가능한 한 실속 있는(compact) 저비용 병원 건축을 목표로 해야 한다. 저비용 병원 건축에 대해서는 제6장에서 다시 간단히 논의한다.

3. 지자체병원에 전입금을 폐지해야 한다는 의견이 갖는 의미

지방교부세를 전제로 한 지자체병원의 전입금은 연간 8,000억 엔에 이른다. 이것은 민간병원과의 관계에서 보면 불공평하다. 지자체병원을 모두 폐지하고 지자체병원 전입금을 진료 보수에 이전해야 한다는 주장이 있다. 그러나 재정 제도를 생각하면 간단하지 않다. [도표 5-11]은 병원에 대한 재원을 국가재원과 지방재원으로 나눈 다음, 각 병원, 지자체병원에 대한 진료보수, 지방자치단체 부담·보조금의 움직임을 그려 본 것이다.

[도표 5-11] 지자체병원 재정지출의 의미

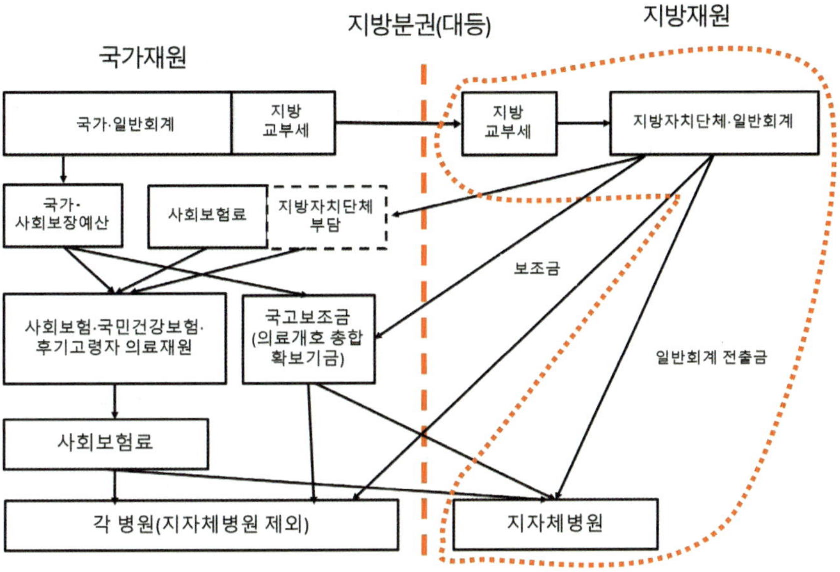

지자체병원을 폐지하고, 일반회계 전출금을 진료보수 등에 옮기는 것은 곤란함.
의료 전체 재원이 축소되어, 의료 붕괴를 초래할 위험성이 있음.

*출처: 필자 작성

지방교부세는 국가의 일반회계 예산으로 기록되는 지출이지만, 오랜 기간 국가와 지자체의 재원 조정 속에서 확립되어 온 지방자치단체 독자적 재원이다. 국가와 지방의 재원 관계를 감안하지 않고, 총무성 소관의 지자체병원에 대한 지방교부세 조치를 후생노동성 소관의 사회보장관계 비용(진료보수)으로 옮긴다는 의견에 대해서는 장애물이 매우 높을 것으로 생각한다. 1999년의 지방분권 개혁 이후 중앙정부와 지방은 대등한 관계에 있으며, 지방자치체의 지자체병원 예산지출에 대해 중앙정부가 폐지하라고 하는 것은 가능하지 않다는 점을 지적해 두고 싶다(지방행정을 소관하는 총무성이 할 수 있는 것은 기술적 조언에 불과하다. 후생노동성이 지자체병원의 의료 제공에 대해서는 관여할 수 있지만, 지방자치체의 재정지출 방식에 대해 관여하는 것은 권한 밖이다).

또한, 2018년도의 국가 의료비는 대략 42.6조 엔이며 지자체병원의 전입금 8,000억 엔은 개략적으로 추산한 의료비 범위 밖에 있다. 금액으로는 어림잡아 의료비의 1.9% 정도밖에 안 된다.

지자체병원을 모두 폐지하여, 총무성 소관의 지방교부세 조치를 포함한 일반회계 전출금을 제로로 해도, 후생노동성 소관의 사회보장관계 비용(진료보수)을 늘리는 것은 이론적으로 어렵다. 오히려 지자체병원이 없어지면 의료 현장에 투입되는 재원의 총액이 줄어들어 의료를 붕괴시킬 위험성이 있다는 것을 지적해 두고 싶다. 민간병원 관계자는 이 같은 재무제도를 이해하지 못한 채 발언하고 있다.

게다가 제6장에서 논의하는 지자체병원이나 공적병원을 통합 재편할 경우, 노후된 병원의 재건축 재원 등을 모두 사회보장 재원으로 대응하는 것은 재원 면에서도 무리이다. 통합 재편한 시설을 지자체병원으로 하고, 수백억 엔이 드는 신축정비 비용에 기업채 등의 지방재원을 조합해 사용하는 것이 사회보장(진료보수) 재원의 부담을 경감하는 방안으로서 합리적이라고 생각한다.

4. 총무성의 지자체병원 정책 변화 과정

본격적인 저출산 고령화·지역소멸의 시대를 바탕으로 총무성의 정책은 변화하고 있다. 최근 총무성의 지자체병원 정책을 살펴보면 다음과 같다.

① 구 공립병원 개혁 가이드라인

국가 정책에 있어 신자유주의적 사고가 강했던 2007년 6월, 제1차 아베 내각은 '경제 재정 개혁 기본방침 2007 관련 사항'을 각의를 통해 결정한다. 이 기본방침에는 사회보장 개혁의 일환으로서 '총무성은 2007년 내 각 지자체에 대해 가이드라인을 제시해, 경영지표에 관한 목표 수지를 설정한 개혁 플랜을 책정하도록 촉구한다'라고 되어 있다.

총무성은 2007년 7월, '공립병원 개혁 간담회'를 설치, 같은 해 11월 열린 간담회에서 '공립병원 개혁안(가이드라인)'을 정리한 다음, 그 안을 근거로 같은 해 12월 24일에 전국 지자체병원 관계자에게 '공립병원 가이드라인'을 통지하였다.

구 가이드라인에는 지자체병원이 '앞으로도 지역에 필요한 의료를 안정적이고 지속적으로 제공하기 위해'서는 '근본적인 개혁의 실시가 피할 수 없는 과제가 되고 있다'며, 지자체병원을 시작으로 공적 의료기관이 해야 할 역할로는 '지역에서 제공해야 할 필수 의료 중 채산성 면에서 민간의료기관이 제공하기 곤란한 의료를 제공하는 데 있다'면서, 지자체병원에 기대하는 주된 기능으로 ①산간벽지·낙도 등 민간 의료기관이 입지하기 어려운 오·벽지 등에서 일반 의료의 제공, ②응급·소아·구급 의료에 관한 재정 조치의 충실·재해 시 및 정신과 등의 비채산·특수 부문에 관한 의료 제공, ③현립 암센터, 순환기 센터 등 지역의 민간의료기관에서는 한계가 있는 고도·선진의료의 제공, ④연수의 실시 등을 포함한 광역적인 의사 파견의 거점으로서의 기능 등을 예시하였다.

그런 다음 2008년도 내에 경영효율화로 3년, 재편에는 5년간을 목표로 하는 공립병원 개혁 플랜'을 수립할 것을 요구했다. 개혁 플랜의 작성에 있어서는 ①목표 수치를 제시하여 '경영효율화'를 도모하며 ②의사 배치나 병상 수의 재검토를 포함한 '재편·네트워크화' ③민영화를 포함한 '경영형태의 재검토'의 3가지 관점에 입각한 개혁을 한 덩어리로 추진할 것을 요구했다. 목표 수치로는 '경상수지 비율', '직원 급여비 대 의업 수익 비율', '병상 이용률' 3가지 지표에 대해서는 반드시 목표를 설정하도록 하였다.

'특히 민간 의료기관이 많이 존재하는 도시지역 공립병원에 대해서는 완수해야 할 역할에 비추어 현실에서 이행하고 있는 기능을 엄격히 정밀 조사한 다음, 필요성이 낮아지고 있는 것에 대해서는 폐지·통합을 검토해 나가야 한다'라는 등 지자체병원에 대해 매우 엄격한 태도를 취하고 있었다.

당시 구 가이드라인에 대해 지자체병원 관계자들로부터 재무적 측면에 너무 치우쳤다는 비판이 일었다. 예를 들면, 전국 지자체병원 협의회의 "창립 60주년 기념회"에서 부회장인 나카가와 마사히사(시마네현 병원 사업관리자)는 당시를 회상하며, '공립병원의 일을 제대로 알지 못하는 사람들이 숫자로만 들여다보고 공립병원의 적자는 마땅치 않으므로 그것을 어떻게든 하라는 것' '지역성도 전혀 고려하지 않고, 단지 숫자상으로 개혁플랜을 수립하라는 의미의 가이드라인이라서 당시 저 자신도 매우 화가 났다고 할까, 왜 이딴 가이드라인이있는가라고 생각한 적이 있습니다'라고 발언하고 있다.

② 공립병원에 관한 재정조치의 기본방향 검토회

2008년 7월, 총무성은 '공립병원에 관한 재정 조치의 기본방향검토회'를 설치한다. 검토회는 구 가이드라인이 공표된 반년 후 설치된 위원회였지만, 좌장을 시작으로 대폭 교체되었다. 필자도 인연이 닿아 위원이 됐다. 위원에는 전국 지자체병원협의회 나카가와 부회장 등 구 가이드라인에 비판적인 사람도 선출되었다. 실제 회의에서는 잇따른 지역의료·지자체병원의 붕괴에 따라 지역의료를 지키려면 필요한 재정지원을 해야 한다는 의견이 많이 나왔다. 같은 해 11월 나온 보고서는 '필요한 의료를 효율적으로 제공하기 위해 공립병원 개혁추진의 시점도 필요'하다는 의견에 덧붙여, '향후 재정조치의 기본방향'으로 '지역의료 확보 관점에서 과소지에서의 의료, 산과·소아과·응급의료에 관한 재정 조치는 충실한 방향으로 대처해야 한다', '각 지방 공공단체에서는 소정의 경비 부담 구분 규칙에 따라 일반회계 등에서 적절한 전입이 필요하다'는 충실한 재정지원의 의견을 포함시켰다.

보고에 대해, 2008년 12월 일본지자체 노동조합 총연합서기장은 「경영 주체의 통합」이나 「재편·네트워크화」의 평가를 비롯해 몇 가지 점에서 우리와 견해를 달리하는 부분'은 있다는 점을 지적하면서도, '지역의료·지자체병원 관계자들의 요구사항을 일정 반영한 것'이라는 담화를 발표한 바 있다.

검토회의 보고를 바탕으로 총무성은 같은 해 12월에 '공립병원에 관한 재정조치의 개정요강'을 개정하고, 2009년도 이후 지자체병원에 대한 지방교부세 조치총액을 2008년도의 2,930억 엔에서 700억 엔 정도 증액하는 것을 제시하였다.

구체적으로는 '과소지에 관한 재정조치의 충실'로서 '비채산지역병원'의 특별교부세 조치의 요건을 완화할 것(교부세 80억 엔 정도 증액). '산과·소아과·응급의료에 관한 재정 조치의 충실'로서 의사확보대책, 구급의료의 충실화 등을 위해 보통교부세 조치를 600억 엔 정도 충실히 할 것. 주산기 의료병상, 소아의료 병상, 응급의료 시설에 대한 특별교부세를 내실화하는 것으로 나타났다. 지방교부세의 증액으로 지자체병원에 대한 지방교부세 전입금도 2007년 6,960억 엔에서 2008년에는 7,508억 엔, 2009년 7,710억 엔으로 증가했다.

결과적으로 경영 효율화를 엄격하게 요구한 구 가이드라인 통지 이래 1년 후에는 지자체병원에 대한 재정 조치를 확충하기로 하였다. 총무성의 지자체병원에 대한 정책이 변경되었다고 볼 수도 있다.

과소지·산과·소아과·응급의료에 대한 지자체병원의 재정 조치 확충이 도모된 요인으로서 당시 지자체병원이 처한 상황이 있었다. 2004년 신 의사임상연수제도 도입 이후 의사 고용이 요동치면서, 지방의 중소병원을 중심으로 심각한 의사 부족이 일어나 의료 붕괴를 맞게 된 지자체병원이 잇따랐다. 의사 부족에 의한 경영악화가 명확한 가운데, 수지균형을 통한 급격한 경영개선을 요구하는 것은 감기 걸린 환자에게 운동하라고 압박하는 것과 같은 면이 있었다. 전국 지자체병원 협의회를 비롯한 지자체병원 관계자들의 평판도 나빠서, 지자체병원에 무리한 경영개혁을 요구하기는 어려웠다.

정치 상황의 변화도 크다. 2007년 7월 29일 제21회 참의원(통상의) 선거에서 자민당이 패배하고 참의원 의회 주도권을 뺏기면서 아베 제1차 내각이 퇴진에 몰렸다. 그 후에도 자민당에 대한 국민의 지지가 부진해, 2009년 8월 제45회 중의원 의원 총선거에서 민주당이 승리해 정권교체가 이루어졌다. 자민당 퇴조의 요인 중 하나로 고이즈미 의료구조 개혁의 추진에 의한 의료구조 붕괴가 있었다. 급격한 수익균형을 요구로 지자체병원의 파탄이 잇따르는 사태는 정부로서도 피하고 싶은 면이 있었다.

③ 새로운 공립병원 개혁 가이드라인

2014년 6월 24일 아베 내각이 결정한 '경제재정 운영과 개혁의 기본방침 2014'는 "『공립병원개혁 플랜(5개년 계획)』을 바탕으로 대응한 성과를 총무성·후생노동성이 함께 평가한 후 지역의료 구상 수립에 맞추어 올해 안에 새로운 공립병원개혁 가이드라인을 수립한다"는 방침으로 자리 잡았다.

2015년 3월 31일, 후생노동성의 '지역의료 구상 책정 가이드라인' 발표일에, 총무성 자치재정국장은 전국 공립병원 관계자에게 '새로운 공립병원 개혁 가이드라인(이하 새로운 가이드라인으로 한다)을 통지했다. 새로운 가이드라인 수립에 있어서는 총무성은 지난 회의와 같은 간담회 형식을 취하지 않고 전문가 공청회를 실시했다. 필자도 공청회에서 의견을 밝혔다.

새로운 가이드라인은 지자체병원 개혁의 목적에 대한 구 지침을 답습하여, "민간과 공공이 적절한 역할 분담으로 지역에서 필요한 의료제공체제를 확보하도록 도모하고, 그 안에서 공립병원이 안정된 경영을 바탕으로, 벽지·비채산의료나 고도·선진 의료 등을 제공하는 역할을 지속해 나가는 일"이라며, "이를 위해 의사를 비롯한 필요한 의료진을 적절히 배치할 수 있도록 필요한 의료 기능을 갖춘 체제를 정비함과 동시에, 경영 효율화를 꾀하고 지속가능한 병원경영을 지향한다"라고 되어 있다. 이어, 병원 사업을 설치하는 자치단체에 대해 2015년 또는 2016년 중에 새로운 공립병원 개혁 플랜을 마련해 종합적으로 개혁에 임할 것을 요구하고 있다.

새로운 가이드라인은 기본적으로 구 가이드라인을 답습한 형태를 취하고 있어, 큰 폭의 변경은 없었다. 그래도 구 가이드라인 기간 지자체병원 개혁의 성과를 토대로 변경한 부분도 적지 않다. 특히 옛 가이드라인이 병원재무 시점에 편향된 점을 수정해, 의료 제공의 질 향상을 도모하고, 수익 개선을 도모한다는 관점이 포함된 것은 큰 변화라고 생각한다. 필자가 분석한 새로운 가이드라인의 요점은 아래와 같다.

ⅰ) 지역의료 구상에 입각한 역할의 명확화

2014년 6월에 성립된 '의료·돌봄 종합 확보추진법'에 따라 2015년 3월에 후생노동성이 '지역의료 구상 수립 가이드라인'을 공표한 것을 바탕으로 구 공립병원 가이드라인의 3가지 개혁 시점에 '지역의료 구상을 감안한 역할의 명확화'가 추가되었다.

앞으로 확실히 도래하는 후기고령자의 급증(의료수요의 증대·의료비의 증가)에 대응해 나가기 위해서는 효율적인 의료제공체제를 확립하는 것이 필요하다. '지역의료 구상에 입각한 역할의 명확화'는 지자체병원에서도 당연히 요구된다. 제4장에서도 기술한 바와 같이 지역의료 구상을 설계하면서, 지자체병원이 일방적으로 의료비 삭감의 목적(그 목적 자체가 틀린 것임을 제4장에서 논의하였다)으로 병원이나 병상 수 삭감을 요구받는 것은 아닌가 하는 의구심이 존재한다. 데이터를 기반으로 한 이성적 논의가 요구된다.

ⅱ) 지방교부세의 산정기초를 "허가병상"에서 "가동병상" 수로

지자체병원 운영비와 연계된 지방교부세조치(병상 당 단가: 2014년에는 707천 엔)와 관련하여 산정기초를 종래의 '허가병상 수'에서 '가동병상 수'로 재검토한다. 완화 조치에 의해, 감소분 가운데 1년 차 0.9, 2년 차 0.6, 3년 차 0.3을 복원하여 4년 차에 0이 된다. 지자체병원에는 의사 부족으로 활용하지 못한 일부 병상이 적지 않지만, 이런 병원에는 교부세가 큰 폭으로 줄어들 가능성이 높다. 조치액의 감소를 완화할 방안이 강구되겠지만, 비채산지역의 특별교부세 대상의 확대, 교부 금액의 증가 등 입지 조건이 나쁜 지자체병원의 교부세 조치가 줄어드는 일이 없도록 배려가 필요하다.

iii) 특별교부세 조치의 중점화

재정 조치의 중점화를 도모하는 차원에서 지자체병원에 대한 특별교부세 조치를 보자면, 병상 수 등에 단가를 곱해 정산하는 방식에서 실제 전출액에 일정 비율을 곱한 것과 비교하는 방식으로 재검토한다고 하였다. 새로운 가이드라인을 받아 2016년도 특별교부세의 '병원에 필요한 경비' 및 '비채산지역 공적병원 등 조성에 필요한 경비'는 [도표 5-9]와 같이 산정 대상이 되는 항목의 전출액(전출금 등 예상액의 합산액)에 조치율 0.8을 곱한 금액과 기준액(단가 방식으로 산정한 금액의 합산액)을 비교하는 방식으로 재검토되었다. 지금까지는 전출하지 않아도 특별교부세를 교부받을 수 있었으나, 새 제도에서는 실제로 전출금을 내지 않으면 특별교부세가 교부되지 않는다. 지자체병원 현장에서 지적하고 있던 '과소전입' 문제에 대응한 것도 있다(초과반입 지자체들에만 눈길이 쏠리는데, 필요한 전출을 하지 않는 지자체도 적지 않다). 총무성이 비채산 지역의료나 응급, 소아, 결핵, 정신 등 지역에 있어서 채산성이 없지만 필요한 의료를 행하는 지자체병원을 지원한다는 생각을 나타낸 중요한 제도 변경이었다고 할 수 있다.

iv) '재편·네트워크화'의 지원

[도표 5-12]와 같이 병원의 신설·재건축 관련 현행으로는 원리상환금의 30%를 지방교부세로 조치하고 있었지만, '재편·네트워크화'에 수반하는 체계를 갖춘 경우에는 40%로 인상하고, 그 외의 노후화에 의한 재건축 등의 경우는 원리상환금의 25%로 인하되었다. 지자체병원의 재편·통합에 관해서는 지금까지 '지역의료재생기금'에 의한 지원과 병원 건축에 지방교부세 조치가 있었다. 앞으로는 병원사업채(특별분)에 의한 원리상환금의 40% 교부세 조치와 지역의료 구상추진을 위해 정비한 '지역의료돌봄 종합 확보기금'이 재정적으로 뒷받침된다.

[도표 5-12] 재편·네트워크화에 대한 지방교부세 조치

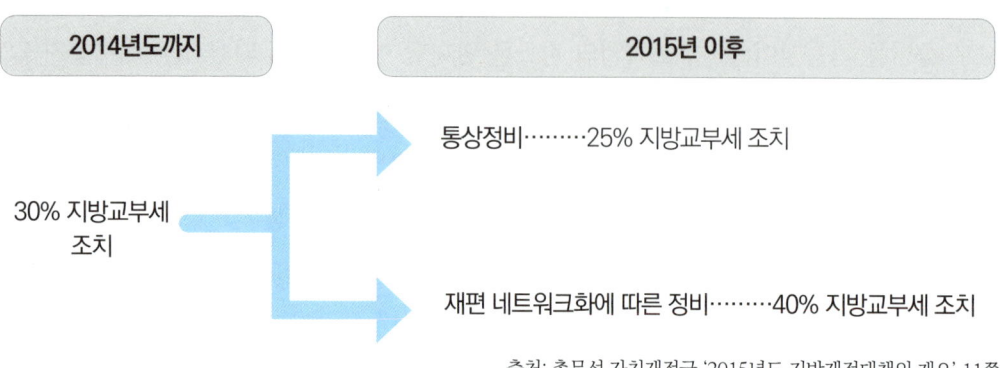

출처: 총무성 자치재정국 '2015년도 지방재정대책의 개요' 11쪽

구 가이드라인 기간에 지역의료재생기금의 뒷받침도 있어 확실히 진행된 것이 병원의 통합재편이었다. 통합재편에 의해 의사나 직원 수가 증가해 경영의 안정화를 이룬 병원도 많았으므로, 총무성에서는 더 한층 촉진을 목표로 하였다고 생각한다.

v) 병원 재무에 치우친 목표치에서 의료 제공 질 향상을 목표로 하는 지표 설정

해당 지자체병원이 해야 할 역할에 따른 의료기능을 충분히 발휘하고 있는지를 검증한다는 관점에서 응급환자 수, 수술 건수, 임상 연수의 수용 건수, 환자 의뢰율, 환자 역 의뢰율, 재택 복귀율 등 의료기능과 품질 관련 목표치를 설정하는 것이 포함되었다.

또 구 가이드라인에서는 목표 수치로 제시하도록 요구한 '직원급여비 대 의업수익 비율'이 삭제되는 한편, 목표 달성을 향한 구체적 대응 사례로서 '직원 채용의 유연화, 근무 환경 정비, 연수환경의 충실 등, 의사 외에 의료진을 확보하기 위한 대응을 강화해야 한다'는 것이 포함되었다.

vi) 직원 채용 탄력화 등의 대처 강화

경영지표의 목표 달성을 향한 구체적 조직의 대응 사례로서 '직원 채용의 유연화, 근무 환경의 정비, 연수 기능의 충실 외에, 의사를 비롯한 의료진을 확보하기 위한 대응을 강화해야 한다'는 내용이 포함되었다.

vii) 사무직원 능력 향상의 필요성

새로운 가이드라인에서 특별히 기술한 점으로 사무직원 관련 외부 인재의 활용, 홍보 전문 직원의 채용, 전문적인 기능을 보유한 직원을 계획적으로 육성하는 시스템 구축 등의 필요성이 포함되었다. 이것은 2013년 11월 제22회 경제재정자문회의에서 의장인 아베 총리가 '지자체병원의 사무장이 의료 경영 전문가가 아닌 경우도 많은데 의료 경영 전문가로 충원, 획기적으로 지자체병원 경영개선을 하고 있는 곳도 있다고 들었다'고 발언한 데 따른 것이었다. 지방자치단체 내에서도 경시되기 쉬운 병원 사무직원의 전문성이지만, 급격히 변화하는 병원 경영 환경하에서는 사무직원의 능력이 병원의 존폐를 결정하는 중요한 요소가 된다.

④ 지역의료의 확보와 공립병원의 개혁추진에 관한 조사연구회

2016년 9월 총무성에서 '지역의료의 확보와 공립병원 개혁 추진에 관한 조사연구'가 설치되어 첫 회의가 개최되었다. 연구회는 '공립병원을 둘러싼 경영환경이나 의료제공체제의 개혁 동향 등을 근거로, 지역에 의료제공체제의 확보나 공립병원 경영개혁을 추진하는 관점'에서 '공립병원에 대한 시책의 기본 방향 등에 대해 검토함'을 목적으로 하고 있다. 위원은 대학교수 등 학식이 풍부한 사람 7명, 병원장·단체장 등 공립병원 경영에 종사하는 사람 5명으로 구성돼 있다. 위원에는 전국 지방자치단체 병원협의회 나카가와 부회장(당시)이 공립병원에 관한 재정조치의 기본방향 검토회에 이어서 취임했으며, 필자도 위원을 맡고 있다. 연구회는 격월로 개최되어 2017년 9월에 보고서가 정리되었다.

이번 연구회의 특징으로 연구회 명칭의 맨 처음에 '지역의료의 확보'가 내걸렸다. 지자체병원의 개혁은 병원의 재무 개선 관점도 필요하지만, 어디까지나 지역에서 필요한 의료가 계속 제공되는 것이 전제다. 총무성이 명칭으로 '지역의료 확보'의 중요성을 처음으로 보여준 것은 대단한 일이다.

[도표 5-13]은 보고서 개요이다. '1. 지역의료를 둘러싼 환경변화 및 공립병원 현황'에서 '지역의료의 확보를 위해 중요 역할을 하는 공립병원에서는 중소 규모 병원을 중심으로 의료 수요를 감안해도 여전히 의사 부족 지역이 있는 등 어려운 환경이 지속되고 있으며, 지속 가능한 경영을 확보하지 못한 곳도 많이 볼 수 있다'라고 지방 중소규모 지자체병원의 존속

에 우려를 나타내고 있다.

[도표 5-13] 지역의료 확보와 공립병원 개혁 추진에 관한 조사연구회 보고서(개요)

1. 지역의료를 둘러싼 환경의 변화 및 공립병원의 현황
- 인구 감소와 고령화가 급속히 진전되는 가운데 국가가 진행하는 의료제도 개혁과 연계해서 인구 변화에 따르는 장래의 의료수요를 내다보는 적절한 의료 제공 체제 구축에 대비하는 것이 요구되고 있다.
- 이런 가운데 지역의료를 확보를 위해서 중요한 역할을 하는 공립병원에서는, 중소 규모 병원을 중심으로 하는 의료수요를 고려하더라도 여전히 의사가 부족한 지역이 있는 등 어려운 환경이 계속되고 있어, 지속 가능한 경영을 확보하지 못한 곳도 많다.

2. 지역의료에서의 향후 역할을 염두에 둔 공립병원의 위치 설정
(1) 벽지 등의 지역에서 공립병원 위치설정
- 지역에서 필요로 하는 의료에 더해, 보건과 복지 사업에도 관여하고 지역생활 자체를 지원하는 등의 역할
(2) 벽지 지역 이외에서 공립병원 위치설정
- 지역의료의 중추적 역할을 담당하는 현청 소재지 공립병원은 의사 파견 기능과 인재 육성 기능도 새로운 역할로서 자리매김하는 것이 중요
- 그 외 공립병원에 대해서는 재해와 신종 감염증 등의 돌발적인 사태 대응과 외국인 관광객에 대한 대응 등, 지역 실정과 특성에 응하는 다양한 역할
(3) 지역의료 구상을 고려한 기능분화, 재편, 네트워크화의 필요성
- 각 공립병원은, 지역의료 구상과 정합성을 가지면서, 구체적인 미래상을 나타낼 필요가 있는데 더하여 신설, 개축 등이 예정되어 있는 병원과 병상이용률이 낮은 병원 등은 재편, 네트워크화 필요성을 검토

3. 지역의료 확보와 공립병원개혁을 추진하는 4개가지 관점에서 본 과제
(1) 지역의료 구상을 고려한 역할의 명확화
- 지역의료 구상조정회의서 공립병원으로서의 미션(사명, 임무, 목표)과 위치 설정을 고려한 역할의 명확화가 과제
(2) 경영효율화
- 사업관리자와 사무국에는 의료제도, 실무 등 전문지식과 경영능력이 요구되는데, 단기간에 인사 이동 사이클 등으로 지식, 능력의 축적이 과제. 또한 공적 자금에 의한 지원을 받으면서 의료서비스의 질과 채산성의 향상이라고 하는 개혁 의욕을 보다 향상시키기 위해 전 직원의 의식개혁이 과제
(3) 재편, 네트워크화
- 상대편 의료기관과의 합의 형성과 지역 주민 등의 관계자 이해 촉진이 과제
(4) 경영 형태의 재검토
- 경영 형태를 재검토하는 것 자체가 목적이 아니라 그 이전에 무엇을 지향할 지가 과제
- 지방공영기업과 지방독립행정법인 사이에서 퇴직급부충당금의 계상방법의 차이나 사업 폐지 등의 경우에 생기는 고액의 재정 부채가 과제

4. 병원매니지먼트 관점에서 경영수단의 충실
(1) 공립병원 사무국의 강화, 경영 인재의 확보, 육성
- 사업관리자, 사무국 직원은 경영인식, 실무능력을 육성하는 자를 선정
- 그 위에, 인사 이동 사이클의 재검토와 병원 경영 등 연수 계획을 통해, 인사 배치, 이동 사이클, 연수체계가 서로 효과적으로 기능하는 구조를 구축
- 전문적인 지식, 기술, 경험이 있는 외부 인재를 영입하여 경영 감각이나 개혁 의식이 풍부한 인재의 사무국 등용 등 검토
(2) 공립병원의 경영지표 '가시화'와 지역의 경영 전망 이해 촉진
- 경영지표의 경과 년도 비교와 유사 단체비교가 가능하게 '경영비교분석표' 도입
- 각 병원에 적합한 분석과 주민 눈높이에서 이해하기 쉽게 설명
(3) 경영지표의 분석에 기초한 대책, PDCA사이클의 전개
- '경영비교분석표'등에 따른 분석, 목표설정, 대응책 실행, 결과의 분석, 평가로써 PDCA사이클의 확립 및 목표와 대응책을 일상 업무에 연결시키는 과정 정비

5. 공립병원에 대한 재정적, 제도적 지원
(1) 지역의료 확보를 위한 재정적 지원
- 비채산 지구 병원에 대한 재정지원의 충실한 검토 (의사 확보 대책을 포함)
- 건축 단가의 실세를 고려한 공립병원의 시설 정비에 관계된 지방교부세조치의 정기적인 재검토 시스템 검토
(2) 지역의료 구상을 고려한 다양한 형태의 재편, 네트워크화 추진
- 재편, 네트워크를 위한 수단이 있는 병원 사업채(특별분) 등의 주지, 정주 자립권 구상과 제휴 등 관점을 고려한 대책 추진
- 병원 사업채(특별분)의 복수 병원과 요양시설 등의 재편, 네트워크의 대책에 관련된 대상사업화 검토
(3) 경영 형태의 재검토를 지원하는 제도 운용상의 대응
- 지방독립행정법인의 퇴직급여충당금의 계상 방법 재검토, 사업 폐지 등의 경우에 발생하는 고액의 재정부담(불량채무의 처리 등)에 대한 조치 검토 (공영기업체의 과제로서 검토)

출처: 총무성 자료

'2. 지역의료에 있어서 향후의 역할을 염두에 둔 공립병원의 위치 설정'에는 벽지의 지자체병원과 그 외의 지자체병원에 대해서 맡고 있는 역할을 확인한 다음, 지역의료 구상을 토대로 한 기능분화, 재편·네트워크화의 필요성을 지적한다.

'3. 지역의료의 확보와 공립병원 개혁을 추진하는 데 있어서의 4개 관점에서 본 과제'에

서는 경영 효율화에 관해 '사업관리자나 사무국에는 의료제도·실무 등의 전문 지식이나 경영 능력이 요구되지만, 단기 인사이동 주기 문제로 지식 및 능력 축적이 과제', 재편·네트워크화 관련, '상대편 의료기관과의 합의 형성이나 지역주민 등 관계자의 이해 촉진이 과제', 경영형태의 재검토와 관련해 '경영형태 재검토 자체가 목적이 아니라, 그 이전에 무엇을 목표로 할지가 과제' 등이 지적되고 있다.

'4. 병원 매니지먼트의 관점에서 경영 수단의 충실'은 총무성 관계자도 중요성을 강조하는 항목이다. 그중에서도 지자체병원 사무국 강화, 경영 인재 확보·육성은 지자체병원 경영 개혁의 가장 중요한 항목으로서 '사업관리자·사무직 직원은 경영의식·실무능력을 지닌 사람을 선정' '인사이동 주기의 재검토나 병원경영 등의 연수를 통해 인사 배치·이동주기·수련체제가 상호 효과적으로 작동하는 조직을 구축', '전문적인 지식, 기술, 경험이 있는 외부 인재나 의료 직원으로 경영 감각이나 개혁 의욕이 가득한 인재의 사무국 등용 등의 검토' 등이 제시되고 있다. 게다가 지자체병원의 경영지표의 '가시화'와 지역에 있어서 경영 전망의 이해 촉진, 경영지표의 분석에 근거한 대처, PDCA cycle의 전개도 지적되고 있다.

'5. 공립병원에 대한 재정적·제도적 지원'으로서 비채산지역 병원에 대한 재정지원의 충실한 검토 등 지역의료 확보를 위한 재정적 지원, 지역의료 구상을 감안한 다양한 형태의 재편·네트워크화의 추진, 경영형태의 재검토를 지원하는 제도 운영상의 대응 등이 기술되어 있다

전체적으로 지역에 필요한 자체 병원은 존속시킨다. 그러기 위해서는 병원 운영개혁을 적극적으로 추진하자는 톤으로 쓰여있다. 실제로 2018년도의 지방재정 계획에서는 지자체의 요망에 따라 지자체병원에 일반회계 전출금으로 전년도와 비교해 2.9% 증가한 7,598억 엔이 계상되어 지방교부세 조치가 이루어지고 있다.

신자유주의적 사고가 강했던 구 가이드라인의 시대에서 흐름이 바뀌고 있는 것이 현재의 지자체병원 정책을 둘러싼 환경이라고 생각한다.

제6장

지자체·공적병원 등의 통합재편

1. 병원의 통합재편 필요성

제4장에서도 기술한 바와 같이, 필자는 국가(후생노동성)가 추진하는 의료비 감축을 중시한 일방적인 데이터에 의한 지자체병원이나 공적병원의 통합재편 논의는 문제가 많다고 생각한다. 하지만 지역의료를 보존해 가기 위해 상황에 따라 지자체병원이나 공적병원의 통합재편이나 병상감축을 추진할 필요가 있다고도 보고 있다.

의료가 고도·전문화되어 가는 가운데 중소규모의 병원에는 젊은 중견 의사가 근무하지 않는다. 의과대학 의국도 병증 사례 수가 적은 것 등을 들어 의사를 파견하지 않는 시대가 되고 있다. 젊은 간호사 채용이 어렵고 인정 간호사나 특정 행위 관련된 간호사 등의 자격자도 확충하기 어렵다. 환자도 의료제공체제가 충실한 대형 병원으로 흘러간다. 이런 상태로는 환자가 감소하고 병원경영도 어려워진다.

게다가 제7장에서 논의하는 '의사의 근무 방식 개혁'이 과제가 되고 있는 가운데, 병원 규모를 키워서 많은 의사가 모이게 되면 당직 등의 부담이 줄고, 응급 대응에도 여유가 생긴다. 도시지역 등에서 거리가 가까운 병원을 재편·통합(거리가 먼 지방병원의 무리한 통합재편은 의문이다)하는 것은 지역의료를 보존하기 위한 하나의 선택지다.

[도표 6-1] 지자체병원·공적병원의 통합재편이나 병원 이전, version-up 관여 사례

번호	도도부현	의료기관 명·통합재편 명	『병원』 논문화	관여내용
1	홋카이도	유바리 의료센터	2017년 11월호	39억 엔의 일시차입금을 안고 재정 파탄한 유바리 시립종합병원(171병상)을 19병상의 진료소와 40병상의 노인 보건시설로 구성된 유바리 의료센터로 탈바꿈. 무라카미 토모히코 의사가 이사장에 취임해, 유바리 방식이라 불리는 지역 포괄케어모델로 추진.
2	미야기현	미야기현 미나미지역 지자체 설립 2개 병원의 통합재편		강연에서 미야기현 미나미지역 지자체 설립 2병원의 통합재편을 호소해도 전혀 움직이지 않음.
3	이바라기현	지쿠세이·사쿠라가와 시병원 통합재편	2018년 5월호	지쿠세이 시민병원과 현서종합병원의 통합이 검토되지만, 5년간 진행되지 않음. 지역재생기금 교부 기한을 크게 넘긴 상태에서 민간병원을 합친 3개 병원에 대한 재편·통합을 결정. 현 서부 메디칼센터 개설. 신 중핵병원 건설 추진 위원과 저비용 병원 건축까지 지원
4	이바라기현	이바라기현 가노유키 지역 병원 재편		가시마 산재병원과 가미스 제생회 병원의 경영을 통합해 1병원, 1진료소로 개편, 향후 기본 방향 검토위원회의 위원을 맡음
5	도치기현	도치기 시내 3개 병원의 경영 통합재편		시내의 후생련 병원, 의사회병원, 의료법인 병원을 통합재편해 2병원체제로 개편. 도치키 지구병원 통합재편 협의회 위원과 저비용 병원 건축까지 지원
6	가나가와현	요코스카시 3 거점병원의 운영 방향	2019년 9월호	시의회 두 개 정당으로부터 요코스카 시내 3개 병원(공제병원, 시립 우와마치 병원, 시립시민병원)의 운영 방향 관련 정무활동비로 조사위탁을 받음. 시립 우와마치 병원의 남부 지역으로의 이전을 제언. 시청은 남부 지역으로 이전을 결정
7	기후현	토오노추부 2개 병원의 통합재편		토키 시의회 의원연수회에서 강연
8	이시가와현	가가시 2개 병원의 통합	2017년 3월호	가가시민병원과 야마나카 온천 의료센터의 통합에 대해 주민 반대운동이 일어나 현직 시장이 낙선. 검증위원회의 논의 결과, 가가시 의료센터 건설을 지속
9	도야마현	町立 아사히 종합병원 버전 업	2018년 9월호	'고령자 의료의 선진모델'을 목표로 병원의 버전-업을 추진. 199개 병상에서 109병상으로 줄이고, 폐지하는 병동은 직원이 일하기 편하고 공부하기 쉽도록 개보수. 또 지역의료 추진센터를 정비
10	시즈오카현	중동원 종합의료센터		카케가와시·후쿠로이시 병원기업단 운영회의의 위원을 맡음
11	미에현	시마시민병원 경영재생 지원	2018년 11월호	다이오마치 고쿠보병원과 고쿠보 마에지마병원을 통합해 시마 시민병원을 설치. 그러나 의사 확보 실패 등으로 재직 의사 7명에서 1명으로 감소. 경영 재건을 지원

12	미에현	마쓰자카시 공적 3개 병원 통합재편		통합재편에 반대하는 주민 모임에 초청되어 강연 함.
13	시가현	히가시오미시 국공립 3개 병원 재편	2016년 5월호	국립병원기구 시가 병원, 시립 노토가와 병원, 시립 가모 병원의 3개 병원을 2병원 1진료소로. 시립 1병원은 지정관리자제도를 도입. 강연에서 재편의 필요성을 호소.
14	효고현	가코가와 시민병원기구의 병원 통합	2015년 5월호	가코가와 시민병원의 상근 내과의사가 1명이 되어 의료붕괴 발생. 신고 가코가와 병원과 경영 통합해, 가코가와 중앙 시민병원을 개설. 주민의 반대 운동이 일어나는 가운데 강연 등으로 통합재편의 필요성을 호소
15	효고현	다카사고 시민병원 경영 재건		가코가와 중앙 시민병원 개설로 환자가 유출. 경영위기에 직면. 경영 재건 지원을 실시.
16	효고현	단바 시내 2개 병원 통합재편	2017년 7월호	효고현립 가시와바라 병원과 가시와라 적십자병원을 통합해, 효고현립 단바 의료센터로 정비. 통합 논의가 진척이 없을 즈음 강연에서 통합재편의 필요성을 호소
17	효고현	아마가사키 시내 2개 현립 병원의 통합재편		현지 의사회의 현립 아마카사키·현립 쓰가구치 병원의 통합에 관한 심포지엄에서 강연. 통합의 필요성과 공개 논의 필요성을 호소
18	효고현	미타시민병원 통합재편		미타시민병원이 주변 병원과의 통합재편을 모색. 시민병원 사업계획 책정위원회 위원을 맡음
19	나라현	나라현 마나미와 지역 3개 병원 통합재편		마나미와 지역 3개 병원을 재편하여, 미나미 나라종합의료센터를 개설. 3개 병원의 재편을 제언.
20	도쿠시마현	아난시 2병원의 통합재편		아난 의사회중앙병원과 JA아난 공영병원을 통합해 JA아난 의료센터로. 아난시의회에서 강연
21	가가와현	미토요 시립 에이코우(永康) 병원 버전 업		199병상의 병원을 122개로 줄임. 지역포괄케어병상을 도입. 병원을 모두 1인실로 재건축. ECI방식을 도입해, 지자체병원으로는 최고 수준의 저비용 건축을 목표로 설정.
22	야마구치현	시모노세키시의 국립·공적 4개 병원의 통합재편		지역의료의 확보에 관한 외부 전문가 검토회의 좌장을 맡음. 병원의 통합재편은 진행되지 않고 있음
23	오키나와현	오키나와현립 6개 병원의 의료재생	2015년 1월호	오키나와현립 나하병원과 현 남부병원을 통합한 현립 남부 의료센터·어린이 의료센터의 실패를 계기로 오키나와 현립 병원 사업이 100억 엔에 달하는 차입금을 안고 경영위기에 직면. 경영 재건에 협력

이 외에 물밑으로 상담한 사례, 신문이나 매스컴 취재에 응한 사례들이 다수 있음.

2. 쉽지 않은 병원의 통합재편

병원의 통합재편이 필요하지만 현실은 간단하지 않다. [도표 6-1]은 필자가 어떤 형태로든 지자체병원·공적병원의 통합재편이나 병원 이전, 통합재편 후의 혼란수습, 병원혁신(version-up, 병상축소와 함께 기능향상 도모)에 관여한 사례일람표이다. 2019년 6월 7일 '제1회 의료정책 연수회 및 제1회 지역의료 구상 자문회의'에서 필자가 '병원의 통합이나 재편을 생각하다'라는 제목으로 강연한 것으로 구체적 사례와 함께 강연 자료로 제시한 것이다(필자의 강연은 비공개 부분이라 안타깝게도 후생노동성 홈페이지에 공개되지 않았음). 통합재편에 관한 것부터 단순 초청 강연까지 실제로 다양하다. 실제 사례에 대해서는 의학서원 『병원』에서 격월로 연재하고 있는 '사례로 찾는 지역의료 재생의 열쇠'에서 논문으로 싣고 있다. 일본에서 지자체병원의 통합재편 등의 사례에 관한 선도 연구자임을 자부하고 있다.

사례를 체험하면서 느낀 점은 어쨌든 병원의 통합재편은 힘든 일이라는 사실이다. 통합재편을 통해 의료 제공 능력이나 의사 수련 체제를 향상시켜 젊은 의사가 모이는 병원이 된 사례는 많다. 예를 들어 나중에 소개할 가가시 의료센터(사례 8) 등이 전형이다. 그러나 가가시 의료센터도 개원에 이르기까지는 혼란이 극에 달했다.

게다가 통합재편으로 모든 문제가 해결되는 것은 아니다. 성공 사례도 많지만 내부 직원 간에 회복 불가능한 갈등을 빚기도 한다. 찬성파·반대파 쌍방으로부터 비방 중상, 관공서의 행정 편의적 대응 등 불쾌한 일은 태산 같다. 그런 위험을 안고 통합재편에 관련된 호기심을 가진 연구자는 드물다.

민간병원의 양도는 자본 관계뿐 아니라 돈을 주고받으면 해결되는 부분이 많다. 반대도 자주 없는 편이고 물밑에서 조용히 진행한다. 그러나 지자체병원을 포함한 공적병원이나 국립 병원은 공공 성격을 갖고 있어, 지자체나 지역 주민(환자)의 뜻을 반영할 수밖에 없다. 지역에는 대립되는 다양한 이해를 조정하는 기관인 지방의회가 존재하며 그 동의도 얻어야 한다. 서로 다른 경영 주체의 경우는 병원의 통합재편 후 직원 신분도 고려해야 한다. 각 병원은 그 지역에 뿌리내려 지역의 자랑이 되는 경우도 많아 폐지나 축소는 그 지역의 역사나 자랑거리를 부정하는 것으로 이어진다. 과거에 토지나 노력을 제공해 왔다는 경위가 있는 경우도 많다. 실제 지자체병원뿐만 아니라 공적병원은 해당 지자체로부터 재정지원을 받는 곳도 많다. 병원의 통합재편이 원인이 되어 몇 명의 지자체장이 낙선하고 반대운동으로 지역이 혼란스러워진 곳을 필자도 보아 왔다.

3. 반대운동의 논리와 마주하기

일단, 통합재편 반대운동이 벌어지면 반대 논리가 구축된다. 반대 논리는 국가의 사회보장정책 오류에서 통합재편 절차의 문제(현지 의견을 수렴하지 않는 등), '통합재편을 해서 새로운 병원을 건설하는 것이 재정적으로 괜찮을까?', '통합재편하여 새 병원을 만들면 의사가 늘어난다는데 사실인가?', '근처에 병원이 없어지면 불편해진다', '고령자는 먼 병원에 다닐 수 없다', '현 상황을 바꿀 필요를 느끼지 않는다.' 등이 주요 이유가 된다. 반대 논리를 '지역 이기주의'라 치부해 버리는 것은 간단하다. 다만 반대하는 사람들에게는 반대하는 이유가 있다. 감정싸움에서 주민들 사이에 대립이 생겨 지역이 양분되기도 한다. 유감스럽게도 사실에 근거 없는 정보가 퍼지는 경우도 많다.

「정의」의 반대는 「악」이 아니라, 또 다른 「정의」라는 말이 있다. 반대파의 논리를 '지역이기주의'로 단정 짓고, 통합재편을 밀어붙이면 반대파의 '정의'로운 감정은 오히려 높아진다. 지역에 통합재편이 필요한 경우에도 반대파의 '정의'가 이길 수 있다. 실제로 가가시 사례에서는 관료 출신으로 당선 1기의 시장이 지역의 반대를 무릅쓰고 통합재편을 추진하는 바람에 2기 지자체장 선거에 낙선하는 결과를 낳았다.

필자가 대학 수업에서 학생들에게 말하는 것이 있는데, 행정 업무는 다양한 가치가 대립하는 것을 본질로 한다는 것이다. 이해관계를 조정하면서 보다 타당한 결론을 유도해 합의를 얻어 가는 것이 필요하다. 정보의 공개와 데이터에 근거한 현실적 논의가 보다 타당한 결과에 이르는 방법이다. 행정이 권력으로 일방적인 결론을 강제할 경우 다면적 논의가 이뤄지지 않음으로써 잘못된 결론에 이르는 경우도 많고 반대로 인한 합의의 지연, 문제해결이 미뤄질 가능성이 높다.

병원의 통합재편에는 폐지·축소되는 병원의 직원, 환자가 존재한다. 직원 신분이 바뀌고 집에서 가까운 병원이 없어지고, 규모가 축소되면서 불이익을 받는 사람들을 '의료 제공의 효율성'이라는 논리로 일축해 버리면 그것으로 끝나는 것일까? 슬픈 "신파조(浪花節)"라고* 생각할지도 모르지만, 불이익이 생기는 사람들을 생각해 눈물을 참으면서도 병원의 통합재편을 추진한다는 의식을 가질 필요가 있지 않을까? 민주주의에 있어서는 다수자가 다수이기 때문에 무엇을 해도 좋은 것은 아니다. 소수자의 의견도 배려하면서 합리적인 결론으로 이끄는 것이 필요하다. 민주주의는 수고와 시간이 많이 드는 제도이다.

4. 사례: 주민합의를 얻는 데 고심한 가가시 의료센터

사례 8의 가가시 의료센터(300병상)는 주민합의를 얻는 데 애를 먹은 사례다. 이 병원은 옛 가가시민 병원(226병상)과 옛 야마나카 온천 의료센터(199병상)를 통합한 병원이다. 국가 지역의료재생기금(14.7억 엔)과 내진화(耐震化)보조금(12.8억 엔)을 조성해 JR 가가 온천 역 앞에 새로 토지를 확보하여 새 병원을 건립하게 되었다.

그러나 통합재편 관련 지역 주민의 합의 없이 결정하고 통합작업을 진행하는 바람에 반대운동이 벌어져 현직 시장은 선거에서 낙선하였다. 새 시장이 된 미야모토 리쿠 씨는 2013년 12월에 '통합 새 병원 건설계획 검증위원회(당시 위원장: 와세다 대학 키타가와 마사야스 교수)를 설치, 필자는 부위원장이 되었다. 매회 50명이 넘는 방청객 속에서 6차례에 걸쳐 데이터에 근거한 논의를 하였다. [사진 6-1]처럼 시민이 3분간 자유롭게 발언할 수 있는 '시민 공청회'도 개최하였다. 공청회에서는 다양한 의견이 나왔다. 특히 장애자단체로부터 현재의 건물과 입지로는 장애인이 병원을 이용하기 불편해, 시 중심부에 Universal design을 고려한 새 병원 건축이 필요하다는 발언이 나왔다. 이는 지금까지 새 병원 건설을 둘러싼 논

---

* 浪花節(なにわぶし)는 일본의 전통적인 스토리텔링과 연극 스타일을 지칭하는 말로, 강한 감정 표현과 과장된 몸짓이 특징임. 본문에서는 병원 재편 과정에서 발생하는 부정적인 영향을 받는 사람들에 대한 깊은 공감과 감정적 접근을 강조하기 위해 사용된 듯함.

의에서 나오지 않았던 의견이었다. 시민 공청회에서 나온 의견은 검증위원회에서 그 실현 가능성에 대해 면밀히 검증하였다. 통합재편의 절차 문제였지만, 새 병원 건축은 진행할 필요가 있다고 보고서를 정리해 가가 시장에게 제출했다. 검증위원회의 보고서 제출로 반대운동은 종식되었다. 주민의 공개적인 의견 표명 기회 제공과 공개 장소에서의 논의가 반대하던 주민의 납득을 얻었던 것으로 생각하고 있다. 2016년 4월 1일에 통합 새 병원인 가가시 의료센터가 문을 열었다.

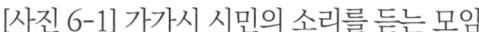

[사진 6-1] 가가시 시민의 소리를 듣는 모임

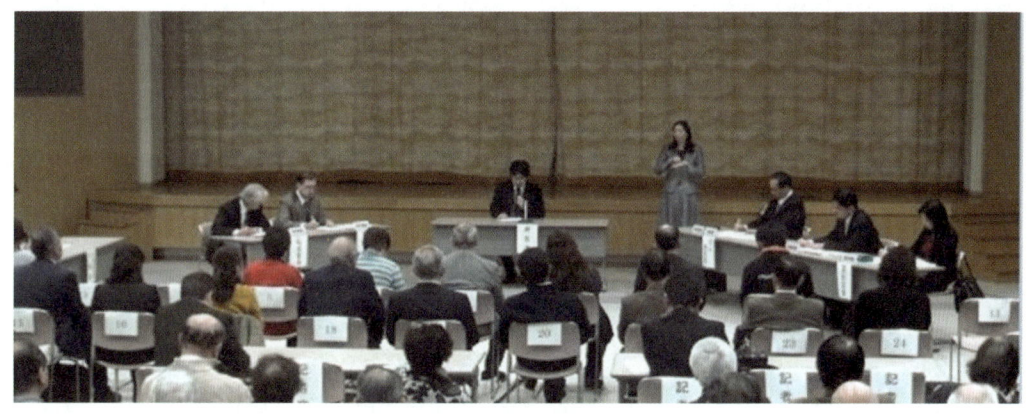

통합 전 최악의 상황에서, 2개 병원에 일하는 상근 의사는 가가 시민병원 23명(2006년도), 야마나카 온천 의료센터 9명(2008년도)까지 감소하였으나, 병원 통합으로 37명의 상근 의사(옛 가가 시민병원 31명, 옛 야마나카 3명, 신규 채용 3명)로 시작했다. 통합 3년이 지난 2019년 4월 현재 상근 의사 42명, 초기 연수의(基幹) 2명, 초기 연수의(파견, たすき掛け) 3명 등 47명이 되었다. 병원 규모가 커짐에 따라 의사 연수 기능이 충실해지고, 응급 수용 등의 사

** 일본에서는 한국의 인턴제도에 해당하는 초기 연수의제도가 2년제 프로그램임. 대학병원은 급여가 적고 너무 전문화되어 흔한 질환을 경험할 수 없는 반면, 시중 병원은 급여가 높고 다양한 케이스를 경험할 수 있어 대다수의 신규 의사들이 더 선호하는 경향이 있음. 기간(基幹)연수의란 대학병원이나 센터 자체에서 선발하는 의사, 파견(たすき掛け)연수의는 협력병원이 2년의 프로그램기간 중 1년을 위탁받아 수련하는 신규 의사를 말함. 'たすき掛け'는 일본 전통 옷차림에서 따온 표현으로 대각으로 교차하는 선의 형태처럼 초기 연수의 프로그램이 기간병원과 협력병원을 번갈아 근무하는 형태를 의미함.

례가 많아지면서 초기 연수의, 의대생에게 인기 있는 병원이 되었다. 2019년도 기간형 임상 수련병원이 되고 나서 초기 연수의를 모집하여 정원수에 이르고 있다. 연수의가 오게 되면서 원내 강좌, 연수강좌의 개최도 현격히 늘었다.

가가시 의료센터는 기본방침으로 '응급이송을 거절하지 않는 체제'를 목표로 하고 있다. 과거 가가시의 응급의료체제는 의사 부족으로 2010년 응급환자의 4분의 1은 시 밖으로 보내고 있었다. 현재 가가시 의료센터의 2017년도의 응급이송 수용 건수는 2,872명(1일 평균 7.9명), 이송 의뢰에 대한 수용률은 98%에 달하고 있다. 가가 시민의 응급의료에 대한 기대에 부응하는 병원이 되고 있다.

병원 통합으로 폐쇄된 2개의 병원 건물은 어떻게 되었을까? 옛 야마나카 온천 의료센터는 아동 주간 돌봄 및 온천을 활용한 재활 기능도 딸린 '야마나카 온천 온기 진료소(현재는 병상 없이 운영)', '아동 발달 지원 센터 **여기모여** 야마나카', '방문간호 스테이션 온기'로 개편되어 진료를 하고 있다. 또한 부지 내에 공모로 서비스가 포함된 고령자 용 주택이 설치되어 「ゆいふる山中(30호)」을 열었다.

옛 가가 시민병원 건물은 마을 내 활기찬 창조적 생활 거점으로 다시 정비하여 2017년 4월 '가가 교류 플라자 사쿠라'로 탈바꿈하였다. 새 시설에는 1층은 다목적으로 활용할 수 있는 Entrance Hall, 대성사 마을꾸리기 교류관, 시민 보건센터, 노인 일터 플라자, 육아 응원 스테이션 바구니 넷 등이 입주하였고, 2층은 각종 단체 활동을 위한 회의실이나 조리실, 공익사업을 하는 공공단체의 사무소가 설치되어 있다. 3층은 산업인재 육성 및 신사업창업과 신산업 출발을 위한 '가가시 혁신 센터'가 설치되었고, 4층에는 외국인 대상 전문학교인 일본어 학과가 개설돼 있다. 이런 정중하고 꾸준한 태도로 주민의 납득과 동의를 얻을 수 있었다. 의료비 절감 제일의 국가 통합재편 논의에는 이런 시각이 없다.

*** 마을에서 아이들이 한데 놀기 시작하기 전에 한 손가락을 높이 쳐들며 '놀 사람 여기 모여라~'라고 외치는 것에 착안하여 이용자들이 친근하게 느끼게 하고자 붙인 일종의 시설명이라고 보면 됨.

5. 통합재편 후에 일어난 문제 둘러보기

통합재편을 했다 해서 모든 병원이 잘 되는 것은 아니다. 오키나와 현립 병원사업(사례 23)은 현립 나하병원과 현립 남부병원을 통합하여 현립 남부 의료센터·어린이 의료센터를 개설하는 데 따른 비용이 늘어나서 100억 엔에 달하는 일시 차입금(단기 차입)이 발생해 병원사업이 존속 위기에 빠졌다. 시마시민병원(사례 11)은 다이오마치 국민보험공단 병원과 국민보험공단 마에시마 병원이 통합해 설치되었지만, 경영이 나아지지 않고 의사 충전 대응 실패 등으로 7명이었던 의사가 1명으로 감소하여 병원이 존속 위기에 직면했다. 필자는 통합재편은 했으나 경영이 좋아지지 않았던 이들 두 병원의 재건에 일부 관여했다.

통합으로 병원 재건에 성공한 가코가와 중앙시민병원(사례 14)의 경우에도, 가코가와 중앙시민병원은 의사들이 모이는 병원이 되어 환자들로 북적거리는 병원이 되었다. 그러나 인접한 다카사고 시민병원(사례 15)은 환자가 가코가와 중앙시민병원으로 유출되어 심각한 경영위기에 직면해 있다. 다카사고 시는 '다카사고 시민병원의 근본 방향 검토위원회'를 설치하고 경영 재건에 대해 검토를 실시하여 필자는 위원을 맡았다. 병원을 통합재편해서 거점병원을 만들고 나자, 그 주변 병원이 큰 영향을 받는 사례가 적지 않다. 병원을 통합재편해서 끝나는 것이 아니라, 그 후 주변 병원의 경영을 포함한 세심한 후속(보조) 과정이 필요하다.

6. 구체적인 통합재편 사례는 지방정책·지방자치의 문제

필자는 지역 의료를 존속 시키기 위해서는 국립병원(이번 통합재편의 논의 전면에 나서지 않을 것으로 보임), 지자체병원이나 공립병원의 통합재편을 진행시키는 것이 필요하다고 생각한다. 그러나 다면적인 시각에 근거하지 않은 일방적 데이터(정부가 추구하는 '정의'라고도 할 수 있음)를 통한 통합재편 논의는 또 다른 '정의'를 낳았고, 오히려 통합이 진행되지 않거나 통합재편 이후 문제가 불거질 가능성이 높다고 본다.

　지역의료 구상은 국가 의료 정책의 일환으로 진행되고 있다. 그러나 구체적인 지자체병원의 통합재편의 논의가 이루어진 시점에서, 지역 정책의 문제가 되고, 지방자치상의 과제가 된다(또한 지자체병원 설치는 지방자치단체의 자치 사무임). 지방자치상의 과제라는 시점에서는 지역의 이해관계를 조정하는 것이 필요하고, 지리적 조건이나 역사를 감안한 다면적인 데이터를 제시할 필요가 있다. 지역에서 의사결정 기관은 선거로 뽑은 단체장과 지방의회이다. 지역의료 구상 조정회의는 지방자치 제도상 어떤 정치적 결정권을 가진 것은 아니다. 조정회의에서 결정해도 단체장이나 지방의회가 거부하면 거기서 일은 진행되지 않는다. 지방자치단체는 이원대표제를 취하고 있으며 행정을 운영하는 단체장과 의결기관인 의회가 기본적으로 대등한 관계에서 본래의 지역 문제를 논의하고, 최종적으로 정책을 결정해 나간다. 통합재편은 단체장이나 지방의회가 포함되지 않으면 진행되지 않는 사안이다. 당연히 단체장이나 의회는 조정회의 논의나 의료현장의 실정을 잘 이해하고 존중해서 정책을 결정해 나갈 필요가 있다.

　원래 국가나 일부 언론(니혼게이자이 신문은 그런 경향이 강함)은 통합재편에 반대하는 단체장이나 지방의회 의원, 지역 주민, 병원 직원을 '저항세력', '지역 이기주의'로 생각하기 쉽다(필자에게는 그런 논조가 고이즈미 의료구조 개혁 시대와 같아 보임). 그러나 재정의 효율화나 잘못된 지자체병원의 의료 시각에서 일방적인 논리로 통합재편을 추진하게 되면 단체장, 지방의회, 주민, 병원 직원 사이에 자기주장과 갈등이 심화 될 뿐이다. 예를 들면 국가는 간단히 'Down Size'라는 말을 사용하지만, 과연 그에 관계되는 사람들이 납득할 수 있을까? 병상은 줄지만 의료 제공의 질이 높아지는 'Version-Up'의 단어를 쓰도록 해야 한다.

　제7장의 사례로 소개하는 도야마현의 아사히 종합병원(사례 11)은 병상 수를 대폭 줄이는 한편 폐지한 병동을 직원이 공부하고 일하기 쉽도록 개수해, 지역포괄 케어 추진을 위한 시설로 정비하는 등 근무 환경 개선을 도모하여 지역관계자들의 이해를 얻고 있다. 병원의 통합재편을 추진하기 위해서는 다양한 관점에서 정보가 제공되고 행정, 의료기관, 그리고 주민들 간에 정중한 논의가 이루어져 불가피한 최종 선택지로서 통합재편이 이루어져야 한다.

[도표 6-2] 의료 및 돌봄에 관한 각종 방침·계획 등의 관계

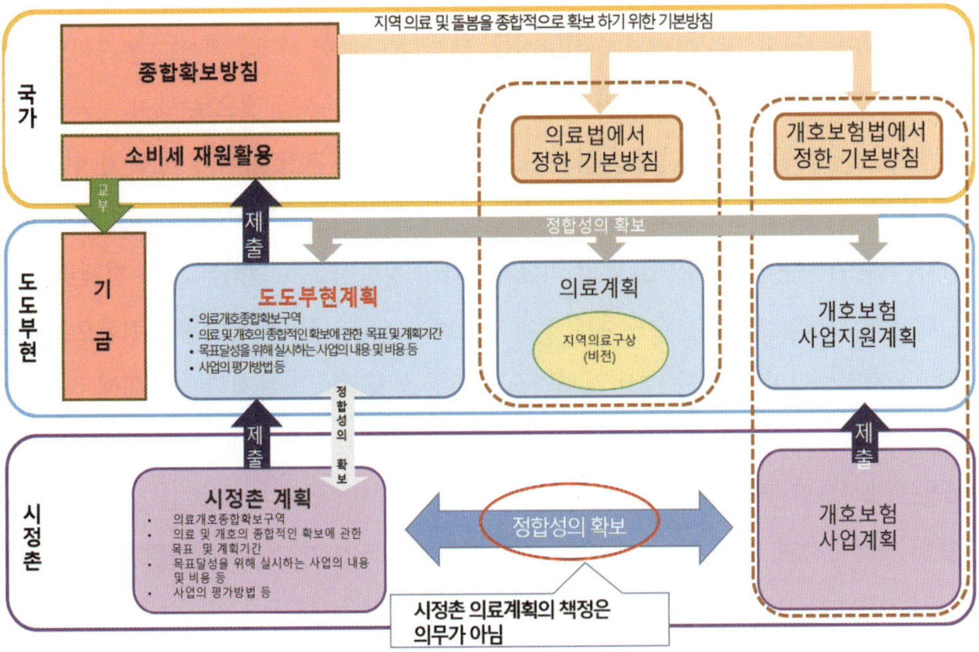

출처: 후생노동성 자료를 가필

7. 국가 의료 돌봄 계획의 제도적 문제점

왜 재편통합하는 병원이 입지한 지자체 단체장, 지방의회, 지역주민이 병원 재편의 '당사자'에서 제외되어 '저항세력'으로 여겨지는 것일까? 이것은 국가의 의료 계획에 있어서 시정촌의 법적 위치 때문에 빚어진 것으로 생각된다. [도표 6-2]는 의료 및 돌봄에 관한 각종 방침·계획 등의 관계에 대해 나타낸 그림이다. 국가 차원에서는 지역에서 의료 및 돌봄을 종합적으로 확보하기 위한 기본방침으로서 '종합 확보방침'이 제시되고 있다. 도도부현 차원에서는 의료법으로 정하는 기본방침을 근거로 도도부현 의료계획이, 개호보험법으로 정하는 기본방침을 감안해 개호보험사업 지원계획이 책정된다. 지역의료 구상은 도도부현 차원의 계획이다.

문제는 시정촌 차원이다. 시정촌에 대해서는 시정촌 의료계획 수립이 법률상 의무가 아니다. 시정촌 의료계획 수립이 의무가 아니므로, 시정촌의 의료정책도 전부 국가나 도도부현에 모두 '위임' 사항으로 떠넘기기 십상이다. 그러나 당연히 시정촌에서도 응급의료나 소아 주산기, 고령자 의료 등의 과제가 있다. 특히 앞으로도 부족할 것으로 보이는 의사나 간호사, 의료기술직 등의 의료인재 육성은 도도부현 차원에서뿐만 아니라 기초 자치단체 수준에서도 추진할 필요가 있다고 생각한다.

필자는 도도부현이나 2차 의료권의 의료계획과의 정합성을 고려하는 것을 전제로, 시정촌도 독자적으로 의료계획을 수립하는 것이 필요하다고 생각한다. 계획을 수립함으로써 시정촌이나 지역주민이 '당사자'로서 지역의 의료현황을 확인하고 문제해결을 위해 정책화를 추진할 수 있다. 행정계획의 관점에서 볼 때 체계적으로 의료에 대해 분석하지 않고, 단일 회계연도 예산으로 돈을 지출하는 것이 더 문제라고 생각한다.

좀 더 지적하자면, 중학교구[****] 차원에서 추진해야 한다고 여겨지는 지역포괄케어(의료와 돌봄의 제휴가 중요한 포인트라고 여겨짐)에 대해서 후생노동성은 [도표 6-3]처럼 시정촌에 의무화되어 있는 개호보험사업 지원계획으로 시책을 추진해야 한다.

반복하지만, 의료에 대한 시정촌의 계획은 없으며 시책화는 종합계획이나 단일 회계연도 예산에 근거하게 된다. 게다가 지역포괄 케어에 있어 필자가 가장 중요하다고 생각하는 돌봄 인력 육성은 도도부현이 주체가 되어 있다. 이러한 계획 틀로는 시정촌 담당자가 개호보험의 재정 운영(돈 꾸려가기)만을 생각할 수밖에 없다. 시정촌에 정책 수립을 의무화한 개호보험 사업계획만으로는 의료와 돌봄의 연계를 충분히 도모할 수 없다고 생각한다. 지역포괄 케어시스템(필자는 지역의 의료와 돌봄 네트워크 시스템이라고 생각함)의 확립을 위해서라도 시정촌 의료계획 책정을 의무화하고, 그 안에서 지역포괄 케어 실현 방안을 추진해야 한다.

[****] 중학교구(中学校区)란, 고령자의 자립생활 지원을 목적으로 지역포괄케어 시스템(의료, 돌봄, 예방, 생활지원, 거주 등)이 제대로 작동하려면 가능한 한 거주자가 친숙한 지역에서 필요한 서비스가 대략 2~30분 이내에 제공되어야 하는데, 이때 '일상생활권역'을 의미한다.

[도표 6-3] 시정촌 지역포괄케어 시스템 구축과정(개념도)

```
┌─────────────────┐    ┌─────────────────┐    ┌─────────────────┐
│  지역과제의 파악과  │ →  │  지역관계자에 의한  │ →  │     대응책       │
│   사회자원 발굴    │    │    대응책 검토    │    │   결정과 실행    │
└─────────────────┘    └─────────────────┘    └─────────────────┘
```

- 일상생활권역 Needs 조사 등
  개호보험사업계획의 책정을 위한 일상생활권역 Needs 조사를 실시하여 지역실태 파악

- 지역케어회의 실시
  지역포괄지원센터 등에서 개별 사례 검토를 통해 지역의 Needs 과제와 사회자원을 파악 ※ 지역포괄지원센터에서는 종합 상담도 실시

- 의료개호정보의 「가시화」
  (수시)
  다른 시정촌과 비교 검토

양적·질적 분석

과제
□ 고령자의 Needs
□ 주민·지역 과제
□ 사회지원 과제
 · 돌봄
 · 의료
 · 주거
 · 예방
 · 생활지원
□ 지원자 과제
 · 전문직의 수와 자질
 · 연계, 네트워크

사회자원
○ 지역 자원 발굴
○ 지역 지도자 발굴
○ 주민 상조(서로 도움) 발굴

사업화·시책화 협의

개호보험 사업 계획의 수립 등
■ 도도부현 연계
  (의료·거주 등)
■ 관련계획간 조정
 · 의료계획
 · 거주 안정 확보 계획
 · 시정촌 관련 계획 등
■ 주민 참여 계획
 · 주민회의
 · 세미나
 · 공개논평 등
■ 관련 시책과의 조정
 · 장해, 아동, 난치병 시책 등의 조정

지역 케어 회의 등
■ 지역과제의 공유
 · 보건, 의료, 복지, 지역관계자 등과 협동으로 개발시야 확충
 · 지역의 공통과제와 모범 사례의 공유
■ 연간 사용 계획에 반영

구체적 대책 검토

■ 돌봄 서비스
 · 지역 Needs에 부응하는 재택 서비스 및 시설의 정비 운영
 · 장래 고령화나 이용자 수 전망에 근거한 필요량
■ 의료·돌봄 연계
 · 지역포괄지원센터의 체제 정비
 · <재택의료·돌봄 연계>
 · 의료관련 단체 등과 연계
■ 주거
 · 서비스가 포함된 고령자용 주택 등의 정비
 · 주택 시책과 연계한 주거 확보
■ 생활지원 / 개호예방
 · 자조(민간·활력), 상조(자원봉사등)의 도움으로 실시
 · 사회 참가를 촉진하여 개호 예방
 · 지역실정에 맞는 사업 실시
■ 인재육성(도도부현이 주체)
 · 전문직 자질 향상
 · 돌보미 처우 개선

PDCA 사이클
돌봄 인재 육성은 도도부현 주체

출처: 후생노동성 자료를 가필

8. 지자체·공적병원 재편통합 등과 관련된 인재에 필요한 능력과 관점

전술한 바와 같이, 후생노동성은 2019년 6월 7일 '2019년도 제1회 의료정책연수회 및 제1회 지역의료 구상 자문가 회의'에서 공립·공적병원 등의 재편·통합 관련하여 국가가 '직접 지원'하는 중점지역을 데이터에 바탕하여 2019년 여름 발표하기로 하였다.

실제 통합재편은 해당 도도부현의 담당 직원과 각 지역의 지역의료 구상 자문 인력이 담당할 것으로 생각한다. 지역의료 구상 자문가는 지역의료 구상 조정회의 사무국을 보완하여 도도부현의 지역의료 구상 진행 방향에 대한 조언이나 실제로 지역의료 구상 조정회의에 출석해 논의가 활성화되도록 조언할 것으로 예상한다. 자문가 선정은 국가가 도도부현의 추천을 근거로 선정한다(애초 지방분권의 취지에는 의문이 남는 선정 방법임. 도도부현의 선정으로 해야 하지 않을까?). 도도부현은 선정 요건을 참고해 도도부현 의사회와 협의하면서 대학·병원 단체 등의 의견도 감안해 지역의 전문가를 추천한다. 선정 요건은 ①지역의료 구상,

의료계획 등의 제도를 이해하고 있을 것, ②의료정책, 병원경영에 관한 식견을 가질 것, ③ 각종 통계, 병상기능보고 등에 근거한 평가를 할 수 있도록 하고 있다(2018년 5월 16일 제13회 지역의료 구상에 관한 워킹그룹 자료2 '지역의료 구상조정회의 논의를 활성화하기 위한 방안에 대하여').

지금까지 이 책에서 논의해 온 것처럼 지자체병원은 지역에서 의료 제공 외에 다양한 역할을 하고 있다. 도도부현이나 지역의료 구상 자문가가 후생노동성 직원과 지자체병원이나 공적병원의 통합재편 추진 시, 국가가 제시하는 데이터에 의존해서 지역 주민의 납득을 얻어내기는 상당히 어렵다고 본다.

[도표 6-4]는 후생노동성 회의 강연으로 필자가 도도부현 담당자, 지역의료 구상 자문가에 제시한 '지자체병원 통합재편에 관련된 인재에 필요한 능력' 표이다. 전술한 ①~③에 관련된 항목뿐만 아니라 지방자치제도(지방분권)에 관한 지식, 지방재정제도(예산·기채) 관련 지식, 지역의 이해관계 조정 및 촉진 능력, 의료인이나 지방의회, 주민에게 공평하고, 객관적인 데이터를 제시할 수 있는 능력이 필요함을 제시했다. 덧붙이자면, 통합재편에 있어서는 병원설립의 역사적 경위에 대한 고려가 중요하다고 생각한다. 당연히 모두를 만족시키는 능력있는 인재를 확보하기란 매우 어려운 일이다. 도도부현에서 필요한 능력을 의식하고, 부족한 능력을 보완해 가면서 통합재편의 작업을 진행하는 것이 중요하다.

[도표 6-4] 지자체병원 통합재편에 관련된 인재에 필요한 능력

- 의료제도 관련 지식(역사 포함)
- 진료수가제도에 관한 지식
- 병원경영에 관한 지식
- 의사나 간호사 등 의료직 양성제도, 연수제도, 보수 등 처우 방식, 고용 방법에 관한 지식
- 지방자치제도(지방분권) 관련 지식
- 지방재정제도(예산·기채) 관련 지식
- 지역의 이해관계 조정 능력
- 의료인이나 지방의회, 주민에게 공평하고, 객관적인 데이터 제시 능력

출처: 2019년 7일 '2019년도 제1회 의료정책 연수회 및 제1회 지역의료 구상 자문가 회의' / 필자 강연 자료

9. 통합재편으로 발생하는 직원 처우 문제

그렇다면, 어떻게 해야 병원의 통합재편 합의가 쉽고 손실이 생기지 않을까? 통합재편 시 구체적으로 무엇을 염두에 두어야 할까? 필자는 첫째로 재편된 뒤에도 직원이 그만두지 않고 병원에 근무하는 것이 중요하다고 생각한다. 통합재편의 경우 통합이 의료기능이 충실한 병원이 만들어질 것이라고 상정하는 경우가 많다. 실제 통합재편 사례에서 의료 직원의 구조조정이 일어난 사례는 거의 없다. 반대로 의사와 간호사가 대량 퇴직하면 당초 기대했던 의료인 고용을 할 수 없게 된다. 그리고 입원환자를 받을 수 없게 되어 당초 예상을 뛰어넘는 적자가 발생한다.

통합재편을 생각하는 국가·지자체 사무직 공무원의 머릿속에는 병원 직원이 장기(將棋)판의 말처럼 통합재편해도 직원은 직장을 쉽게 옮길 수 없다고 생각할지 모르지만, 그리 간단한 것은 아니다. 의사나 간호사, 의료 직원은 기본적으로 인력이 부족한 직종이라 각오하면 그만두는 것은 어렵지 않다. 직장을 옮기기 어려운 사무직이나 교사와는 다르다. 나아가 지자체병원 근무자는 지방공무원으로서 신분보장이 확실하고, 직권 면직 처분을 받지 않는 한 직원을 계속 고용해야 한다.

2019년 니혼게이자이 신문은 효고현 K시가 시립K병원과 민간의료법인이 운영하는 병원을 통합재편하여, 3년 후 다른 장소에 새 병원을 개설 예정이라는 사실과 병원 통합에 앞서 같은 해 4월, 시립K병원에 지정관리자제도를 도입해 민간 의료법인으로 운영하고 있음을 보도한 바 있다. 해당 기사는 시립K병원 직원 처우에 문제가 발생하고 있는 부분을 보도한다. 민간 의료법인 직원이 되면 연 수입이 평균 153만 엔, 비율로는 30% 가까이 떨어지게 된다(당초 4년은 시에서 급여의 차액을 보충함). 그 결과 병원 재직자 절반의 직원이 시청 사무직으로 이동했다고 한다. '공무원이 아닌 것에 저항감이 강하다'라는 시립K병원 경영기획부 직원들의 댓글이 여럿 올라오고 있다.

문제는 '절반의 직원이 퇴직하고 시청 사무직으로 이동했다'는 점이다. 2017년도 지방공기업연감에 의하면 K병원의 상근직원 수는 의사 29명, 간호사 192명, 의료기술직 41명, 사무직 11명이었다. 시립 I병원과 직원 수가 비슷한 시립 K병원에서도 54명(조산사 6명, 간호사 38명, 의료기술직 10명)의 직원이 일반 행정직으로 시 본청으로 이동하였다(K시 자료에서). 인건비로 공제부담금을 합해 1인 800만 엔임을 감안하면 4.3억 엔 정도의 인건비가 더 늘어나 일반회계에 부담을 주게 된다. 병원 직원은 수익을 낼 수 있지만, 사무직은 수익을 낼 수 없다. K시는 신규 채용 억제로 당초 예산 기준으로 1.2억 엔 정도만 증가시켰지만, 많은 병원 직원이 본청 사무직으로 이동함으로써 시청의 본래 행정직 채용 계획에 차질이 발생하게 된다.

2017년도 총무성 결산카드에, K시의 현재 적립금(재정조달·감채·특정목적)은 33.9억 엔으로 현재 지방채는 676.9억 엔이다. 제5장에서 현금에 여유가 있는 지자체도 많다고 썼지만, K시의 재정은 어려운 상황에 있다. K시는 지정관리자제도 도입으로 지정관리 비용은 약 2.4억 엔 정도로 크게 절감되었지만, 시 본청 사무직 인건비가 늘어나게 되면, 경비 절감의 효과가 줄어들게 된다.

10. 합의가 용이하고 손실이 발생하지 않는 통합재편 방안

그렇다면, 어떤 통합재편이 합의를 얻기 쉽고 손실이 발생하지 않을까? 통합재편 시 병원 건물 신축을 전제로 하는 경우가 많다. 더욱이 현재 의료수가제도에서는 통합재편하는 병원이 수중 자금을 넉넉하게 갖고 있지 않는 것이 보통이다. 제5장에서 논의했지만, 재원론(財源論)에서 국가와 지방자치단체를 보더라도 지자체병원이나 공적병원의 통합재편을 추진할 경우, 병원 재건축 재원 등을 모두 사회보장 관계비로 대응하는 것은 재원에 무리가 있다. 통합재편되는 시설을 지자체병원으로 해서, 수백억 엔이 드는 병원 신축·정비비용에 기업채 등의 지방재원을 조합해 사용하는 것이 사회보장(진료보수)재원의 부담을 줄이는 합리적 방안이라고 생각한다. 통합재편 이후 불안정한 경영 기간에 지방재원의 지원이 있는 것은 큰 도움이 된다.

통합재편에서 가장 어려운 점은 경영 주체가 다른 병원 사이의 통합재편이다. 예를 들어 이바라키현의 현청 소재지인 미토시에는 공적병원으로 미토 적십자병원(483병상, 59명 상근 의사, 이하 단위 생략), 미토 제생회 종합병원(472, 109), 미토 협동병원(389, 132)이 입지하고, 인접한 지방자치체의 이바라키정에 국립병원기구 미토의료센터(500, 57), 이바라키시에 이바라키현립 중앙병원(500, 136)이 있다. 이는 일본의사회 지역 의료정보 시스템상의 규모인데, 고도 급성기 병원으로서는 충분한 숫자라고 할 수 없다(가급적 200명 정도 더 필요). 병원 통합을 통해 의사를 한데 모을 필요가 있다고 생각하지만, 각 병원의 경영 주체가 달라 통합 재편에는 너무 높은 장애물이다.

이렇게 경영형태가 다를 경우 필자가 제안하고 있는 것이 [도표 6-5]와 같이 현지 지자체가 새롭게 지방 독립행정법인을 설치하고, 각 법인이 직원을 파견하게 하는 방법이다. 동 법인은 2009년 4월 법인을 설립해 직원에 대해서는 고베시 직원인 채로 파견하는 형태를 취했다. 설치 후 직원 채용은 기본적으로 지방 독립행정법인이 채용했다. 상당수의 직원 다수가 간호사여서 10년이 지나면 상당수의 직원은 지방 독립행정법인 직원이 된다.

[도표 6-5] 시정촌 지역포괄케어 시스템 프로세스

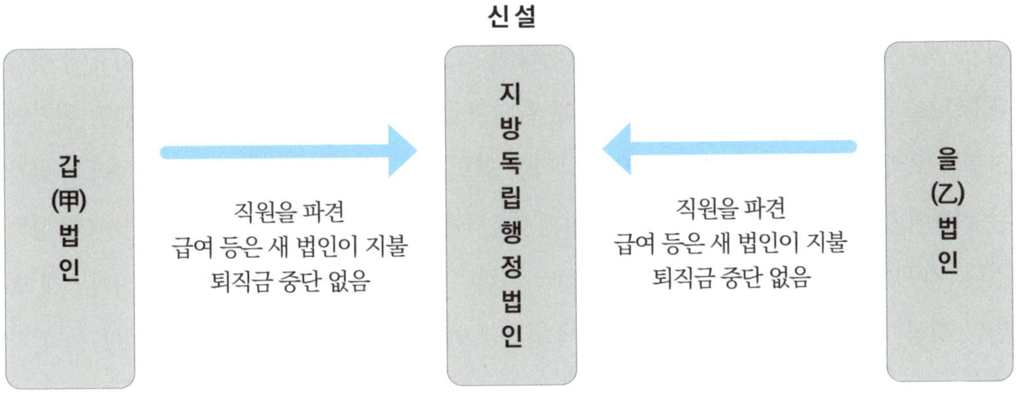

신설

갑(甲)법인 → 직원을 파견 / 급여 등은 새 법인이 지불 / 퇴직금 중단 없음 → 지방독립행정법인 ← 직원을 파견 / 급여 등은 새 법인이 지불 / 퇴직금 중단 없음 ← 을(乙)법인

설립 후 직원은 모두 신설 법인에서 채용

출처: 필자 작성

예를 들어, 갑 법인과 을 법인의 병원을 통합재편하기 위해 현지 지방자치단체(도도부현·시정촌)가 지방 독립행정법인을 설치한다. 갑 법인과 을 법인은 지방 독립행정법인에 직원을

파견한다. 직원 급여와 파견 후 퇴직금 부담 부분은 새 법인이 부담한다. 파견근무라면 직무발령으로 이동하므로 직원의 퇴직을 유발하지 않는다. 노동조합이나 주민 반대를 최소화할 수 있다. 현지 지자체는 지방교부세분의 재정 부담을 맡는다. 새 병원의 정비에 지방재원인 기업채를 사용할 수 있다. 현지 지자체의 각오가 필요한데, 의료관계자의 이해를 구하기 쉬운 합리적 방법이라고 생각한다.

11. 저비용 병원 건축의 필요성

병원을 통합재편해도 높은 비용으로 병원을 건축하면 새 병원 경영이 어려워져 최악의 경영 파탄이 난다. 가능한 한 저비용으로 병원을 건축할 필요가 있다. 예를 들어, 오키나와 남부의료센터·어린이 의료센터(사례 23)는 2006년도에 현립 나하병원·현립 남부병원을 폐지하여 새로운 곳에 병원을 개설하였다. 경영을 생각하지 않고 새 병원을 건축하여 병원 정비 비용은 248억 엔(건축비 약 186억, 의료기기 등 약 62억, 그중 약 205억 엔을 기채로 조달)에 달했고, 거기다 2개 병원의 폐지 비용도 발생하였다. 그 결과 오키나와현립 병원 회계에 심각한 영향을 주어, 2006년도에는 98억 엔의 일시차입금(단기차입)이 발생하였다. 경영 위기에 직면한 오키나와현은 2008년 8월에 바람직한 현립병원 개혁 방안 검토회를 설치하고 필자는 위원이 됐다. 2009년 6월에 '현립병원의 바람직한 개혁 방향에 대한 기본구상'이 책정되었다. 제9장에서 소개하지만, 남부의료센터·어린이 의료센터를 포함한 현이 설치한 6개 병원이 진심 어린 개혁을 진행하여 7년간에 100억 엔의 현금을 확보하는 경영개선을 실현하였다.

12. 사례: 이바라키현 서부메디컬 센터의 저비용건축

어떻게 하면 저비용 병원 건축을 실현할 것인가? 필자는 안정적인 지자체병원의 경영을 위해서는 저비용·고가치 병원을 건축하는 것이 중요하다고 생각하고, 여러 병원 건축에 관여해 왔다. 이 책에는 이바라키현 지쿠세이시의 '이바라키현 서부메디컬 센터'의 저비용 건축 사례를 간단히 소개한다.

이바라키현 지쿠세이시에 있는 지쿠세이 시민병원은 2011년 동일본 대지진으로 피해를 입었다. 기존 173 병상의 병동이 사용불능 상태가 되어 간이 철골 병동을 신축하여 50개 병상으로 병원을 운영하게 되었다. 이 지쿠세이 시민병원(시립)은 2009년·2011년에 이바라키현 지역의료재생 계획에서 국가의 지역의료재생기금 25억 엔을 받아, 인접한 사쿠라가와시에 있는 현 니시 종합병원(조합설립)과 재편통합을 추진하기로 하였다. 병원의 건축 장소나 두 시의 의견 차이 등으로 통합 작업은 크게 늦어졌다. 최종적으로 민간 의료기관인 산노병원(사쿠라가와 시)을 더해, 신 중핵병원 250병상(지쿠세이 시민병원·현 니시 종합병원의 재편통합), 사쿠라가와 시립 128병상(사쿠라가와시의 지정관리)의 3개 병원의 재편통합 계획이 되었다. 필자는 '지쿠세이·사쿠라가와 지역공립병원 등 재편정비 추진협의회'에 위원으로 참여했다.

병원 신축의 핵심은 어쨌든 현금을 잘 관리하는 것 즉, 기업채의 차입을 최소한으로 하는 것이다. 새 병원의 건축은 저비용으로 할 것을 제안했다. 지쿠세이 시의 요청으로 통합병원의 건축에 협력하기로 하였다(또한 사쿠라가와 시립병원 의뢰를 받지 않아 무관함).

새 병원 건축에 있어 가장 먼저 Construction Management(CM) 방식의 도입을 제안했다. CM 방식은 건축 매니저가 발주자 입장으로 설계·발주·시공의 각 단계에서 설계의 검토나 공사발주의 방식 검토, 공정관리, 품질관리, 비용관리 등 운영업무의 전부 또는 일부를 실시하는 것이다. CM 방식에 의해, 저비용 병원 건축의 노하우를 도입하는 것이 가능해졌다.

기본설계 및 실시설계 공모형 proposal에 목표 규모(74㎡/병상)로 기능 전체가 담길 수 있을지를 검증한 간이 space program(타설대)을 제시하는 것으로, 적정 규모의 병원 건축 제안이 이뤄지도록 했다. 2016년 1월 25일 설계회사의 공개 proposal에 6개 사가 참가했

***** 중핵병원(中核病院); 여러 진료과와 고도 의료기기기를 갖춘 병원으로 지역의료의 거점 역할을 하며 상급 기관 의뢰 및 1차 의료기관과 환자를 소개 및 소통하는 역할, 우리나라의 지역 책임 의료기관 또는 지역거점 병원을 말함

고, 심사위원 채점을 심사위원회에 자문하여 당일 우선 교섭권자를 결정했다.

건설회사에 대한 공사 발주에 대해서는 건설비용 절감을 위해, ECI(Early Contractor Involvement) 방식으로 건설할 것을 제안했다. ECI 방식은 [도표 6-6]처럼 기본설계가 끝난 시점에서 병원 건설공사비 대략을 산출하여 개산금액을 바탕으로 병원을 건축할 시공예정자를 결정한다. 실시설계에 시공 예정자도 참가함으로써 시공 예정자의 저비용 병원 건축 노하우를 병원설계에 포함시키려는 것이 기본적인 생각이다.

[도표 6-6] ECI 방식

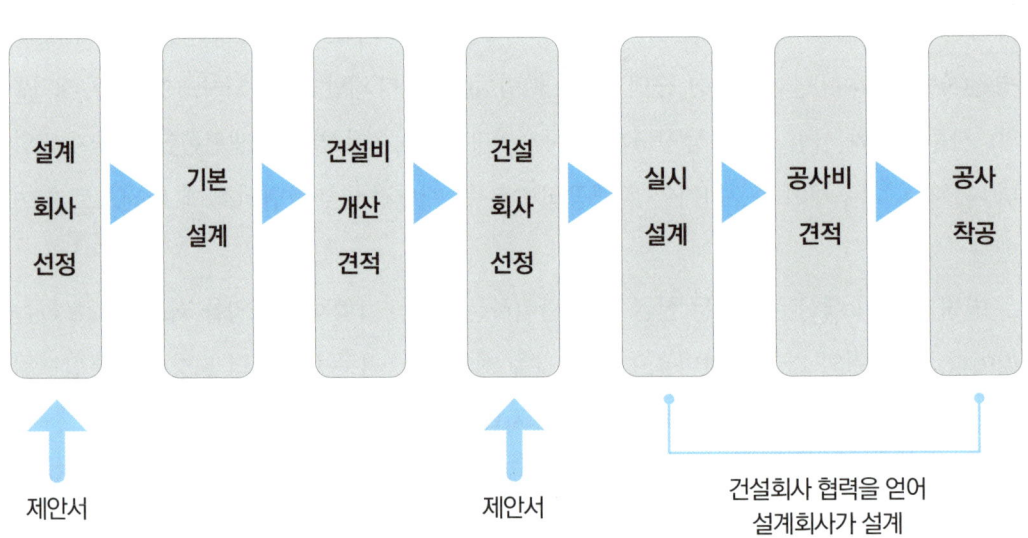

출처: 필자 작성

2016년 4월 ECI 방식에 의한 시공 예정자의 공개 proposal 공모를 시작했다. 제안 조건은 일반병상 250병상, 지하 없이 지상 6층, 병동: 철골조·면진구조, 정보플라자(단층); 철골조·내진구조, 연면적:18,503㎡, 건설공사비(건축 본체 공사, 전기설비 공사, 기계설비 공사, 전기·기계 옥외 부대공사)에 대해 70.6억 엔 이내 (소비세 별도)로 건설하는 것이었다. 또 해당 지역에 대한 기여 사항에 대해서도 제안을 받기로 했다.

2016년 5월 proposal에 응모해 제안한 1개 사업체에 대해 공개 전형을 실시했다. 응모했던 건설회사는 사양서대로 건설에 77.2억 엔(소비세 별도)이 될 것으로 추산하였다. VE 제안(성능이나 기능을 저하시키지 않고 다른 방법이나 수단을 제안하여 비용을 줄이는 방법)이 인정을 받으면 약 7억 엔의 감축이 가능하다고 했다. 현지 기여 사항으로는 시내 사업소에 건설 공사·자재 등을 약 33억 엔 발주하는 동시에 지역주민의 친근감 갖기 활동 추진을 제안했다. 심사 결과 응모회사가 우선권자가 되었다.

최종적으로는 250병상에 70.5억 엔(소비세 포함 76.1억 엔), 1병상당 3,046만 엔(소비세 포함)으로 건설할 수 있었다. 1병상에 4,000~5,000만 엔이라는 건축이 잇따르는 지자체병원 건축(예를 들어 같은 시기에 발주한 지자체병원에서는 300병상에 약 132억 엔이 소요된 사례가 있음) 중에서는 최고 수준에 가까운 저비용 건축을 실현했다. 공사는 계획대로 진행되어 2018년 10월에 새 병원을 개원하였다(사진 6-2).

저비용 건축에 대해서는 지방재무협회 『공영기업 2019년 5월호』에 '어떻게 하면 저비용 병원 건축을 할 수 있을까?'라는 논문을 발표한 바 있다. 또 저비용 병원 건축 관련 별도의 서적 출판을 하고 싶다.

[사진 6-2] 이바라키현 서부 메디컬 센터

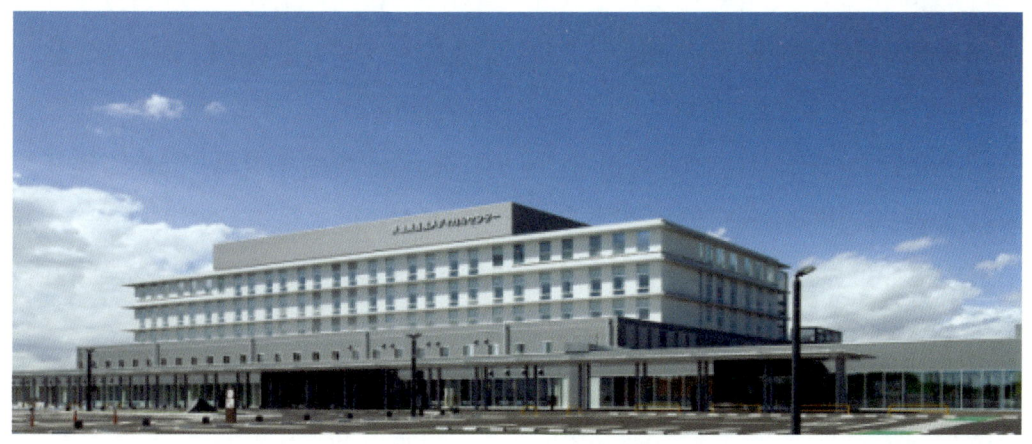

출처: 지방 독립행정법인 이바라키현 서부 메디컬 센터 제공

긴급 칼럼

후생노동성의 지역의료 구상 관련 재검증 요청 의료기관 실명발표

재검증 요청 424개 병원의 실명을 발표

2019년 9월 26일, 후생노동성의 '지역의료 구상에 관한 워킹그룹' 제24차 회의가 개최되었다. 회의 중에 후생노동성은 재편통합 등 '2025년 지역의료 구상'을 토대로 한 구체적 대응 방침에 따라 재검증 요청 대상이 되는 424개 병원의 실명을 발표했다. 424개 병원은 다음 기준으로 선정되었다.

① 구상지역에 대해 5개 인구 규모 (인구 100만 명 이상, 50만~100만 명 미만, 20만~50만 명 미만, 10만~20만 명 미만, 10만 미만)로 구분한다.

② 이어, A 항목으로 암, 심질환, 뇌졸증, 응급, 소아, 주산기, 재해, 벽지, 연수파견 기능이라는 9가지 영역 관련 진료 실적이 특별히 저조한 지 확인한다. 인구 구분별 9개 항목의 진료 실적에 대해, 일률적으로 하위 33.3%에 해당하는 경우를 특히 진료 실적이 저조한 기관으로 분류하였다.

③ 또한 B 항목으로, 가까운 구상지역에 소재한 의료기관을 하나의 그룹으로 파악하여, 암, 심질환, 뇌졸중, 응급, 소아, 주산기 등 6개 영역의 진료 실적을 비교한다. 근접은 소재지 상호간에 차량으로 이동시간 20분 이내가 기준이 되었다. 단, 인구 100만 명 이상의 구상지역은 대상에서 제외되었다.

④ A 항목에 해당하는 병원은 277개, B 항목에 해당하는 병원은 307개, A·B 항목에 양쪽에 해당하는 병원이 160개 병원으로, 총 424개 병원이 선정되었다.

⑤ 재검증 대상 의료기관은 1년 후인 2020년 9월 말을 기한으로 의료의 효율화 관점에서 규모 축소, 기능의 분화·연계, 집약화, 부족하지 않은 의료제공의 관점에서 기능전환·연계 등을 검토하도록 요구한다.

⑥ 분석결과를 근거로, 지역의사회나 병원 관계자 등을 위원으로 하는 '지역의료 구상 조정회의'에서 검증한다고 되어 있다.

병원 현장의 불안과 동요, NHK 뉴스워치9에서의 언급

424개 병원명이 발표된 날, NHK 뉴스워치9 녹화 방송에 출연해 논평하기로 되었다. 필자는 지역의료 구상 관련 워킹그룹에 관여하지 않았기 때문에 발표된 병원의 수도, 대상 병원명도 전혀 몰랐다. 병원명 발표로 느낀 점은 우선 그 수가 많다는 것이었다. 필자가 적극적으로 응원하고 있는 교통이 불편한 지방의 병원도 무더기로 리스트에 들어있었다. 녹화를 위해 시부야 NHK방송센터에 들어가기 전에, 명단에 포함된 여러 병원 관계자로부터 현장의 불안 또는 동요상황을 전하는 연락이 왔다. 병원 현장 관계자들의 걱정을 조금이라도 덜어줄 만한 언급을 하지 않을 수 없었다. 그동안의 경험으로 TV 출연은 다소 익숙했지만, 오랜만에 긴장한 채 임하게 되었다.

실제 뉴스에서는 '(대상 병원의) 수가 너무 많다. 사전 예고 없는 발표로 각 병원 근무자들이나 환자들에게 불안을 줄 가능성이 높다, '저 병원은 위험해'라는 뜬소문으로 인한 피해도 발생할 수 있다. 병원 통합재편 논의는 지역주민 참여하에 할 필요가 있다. 통합이나 재편 필요성이 높은 지역도 있기 때문에 그런 곳은 제대로 진행한다. 신중한 논의가 필요하다. 아직 실행하지는 않았지만, 결단이 있어서 좋다. 지역이 주체적으로 생각할 수밖에'라는 필자의 코멘트가 방송됐다.

재검증 요청 424개 병원 실명 발표의 문제점

이번 재검증요청 병원 발표의 문제점은 무엇인가. 뉴스워치9에서도 언급했지만, 재검증 요청 대상으로 424개 병원이 발표된 것은 그 수가 너무 많다는 점이다. 전국의 병원 진료 실적을 바탕으로 일률적으로 선을 긋는 바람에, 교통이 열악한 중소병원이 대거 포함되었다. 필자도 방문하여 실상을 알고 있는 터라, '이 병원이 대상이 된 것은 뭔가 잘못됐다'고 느끼는 병원이 다수 명단에 올랐다.

거리 문제도 있다. 전국을 똑같이 차량 이동 시 20분 거리 조건을 적용하였는데, 눈이 오거나 산간지 등의 사정을 고려하지 않았다. 이번에 대상이 된 지역 중 가장 많은 곳이 홋카이도 54개 병원(대상의 48%), 니카타현 22개 병원(대상의 53%)으로 모두 겨울에 눈이 많이 내리는 지역이다. 날씨 등의 입지 조건을 고려하지 않은 일률적 기준으로 인해 명단에 오른 병원이 있는 것은 쉽게 납득이 가지 않는다.

지방에 꼭 필요하다고 생각한 병원이 명단에 오른 반면, 필자가 통합·재편 논의 대상으로 판단했던 다수의 도시지역 병원이 누락되었다. (인구수가 많은) 도시지역에 입지하고 있는 탓에 진료 실적이 일정 수 이상이라 리스트에서 제외되었다고 생각한다. 이런 식으로는 오히려 도시지역 지자체병원·공적병원 등의 통합·재편은 추진되지 못할 것이라고 본다.

병원에 아무런 예고도 없이 발표한 것도 문제다. 실제로 병원 직원, 주민·환자에게 불안감을 주고 있다. 명단에 오른 병원은 '경영이 위험하다'고 여겨져서 젊은 의료진이 취직을 주저할 위험성도 있다. 또 직원들의 동기부여가 떨어지면서 대량 퇴직이 발생할 수 있다. 나아가 의사를 파견하고 있는 대학병원 의국이 그를 문제 삼아 파견 의사를 불러들이고 새 의사 파견이 이뤄지지 않을 가능성도 있다. 뉴스워치9에서도 말했던 '뜬소문에 의한 피해'가 일어날 위험성이 충분히 있다.

재검증 기간이 1년으로 짧은 것도 문제다. 이 장에서도 기술하지만, 지역병원 통합 재편에는 공개적으로 신중한 대화가 필요하다. 덧붙여 말하자면 지방자치, 지방행정의 문제로 수장이나 지방의회 의원의 관여는 당연히 필요하다.

필자가 후생노동성 입장이라면 재편통합 추진의 모델 사례로서 각 도도부현에 주체적으로 2~3 사례를 선택하여 중점적으로 대처할 것이다(지방 스스로가 선택하는 것은 지방분권의 이념에서도 당연한 방식이다). 당연히 정책 유도를 위해 정성스런 지역의료 돌봄 종합 확보기금의 지원은 필요하다. 각 도도부현별로 모델 2가지 사례씩만 해도 94개의 사례가 된다. 실제 대상병원 수는 94개 병원을 훨씬 넘을 것이다. 각각 통합·재편 성공체험을 바탕으로, 차기 통합·재편을 꾸려 진행한다. 이 방식은 일찍부터 지역의료 재생기금으로 시행되고 있어, 실제 성공 사례가 다수 존재한다. 왜 후생노동성은 과거 성공 사례를 무시하고, 이 같은 재검증요청 424개 병원의 실명을 발표한 것일까?

재검증 요청병원의 실명 발표에 대한 지방 자치단체의 반발로, 2019년 10월 4일, 전국 지사회의·전국 시장회의, 전국 정촌회의(지방 3단체)와 총무성, 후생노동성간 협의의 장이 열렸다. 전국지사회에서 사회보장 담당 히라이 신지 돗토리현 지사는 '지역의료기관이 없어지면 생명과 건강은 누가 지킬 것인가? 지역주민들은 매우 불안해하고 있다'는 등 후생노동성의 대응을 비판했다(2019년 10월 4일, 교토통신).

전국 병원의 비판을 계기로 후생노동성은 지역 블록마다 지자체, 병원 관계자와 의견 교환 회의를 개최하였다. 2019년 10월 17일에는 후쿠오카 시내에서 큐슈지역의 의견 교환 회의를 개최했다. 회의 참석자들로부터 '의사 확보에 걸림돌이 됐다', '철회해야 한다' 등의 불만이 터져 나왔다(2019년 10월 24일, 시사통신). 모임 시작에 앞서, 하시모토 가쿠 부(副)대신은 병원 이름을 발표한 부분에 대해 '여러분 모두에게 불안과 걱정을 끼쳐드렸다. 반성합니다'고 진심으로 사과했다. 이어, 후생노동성 담당자가 향후 의료체제를 재검토할 때 '반드시 의료기관의 통폐합을 결정하는 것은 아니다. 방향성을 기계적으로 결정하는 것도 아니다'라고 이해를 구했다고 한다(2019년 10월 17일, 시사통신). 필자는 부대신 스스로 진심 어린 사죄의 자세를 보인 것은 일정 부분 높이 평가한다.

원래 지역의료 구상을 진행하고 있는 후생노동성 담당 직원은 실제로 병원의 통합·재편 작업에 관여한 적이 거의 없다. 필자는 지금까지 많은 병원의 통합·재편 작업을 해왔지만, 후생노동성 담당자의 도움을 경험한 적이 전혀 없다. 관여를 느낀 때가 지역의료 재생기금의 보조금을 냈을 때 뿐이다. 어쩌면 후생노동성의 지역의료 구상 담당직원은 지방의 지자체병원이나 공적병원 현장을 거의 방문한 적이 없을 것이다. 적어도 내가 방문한 병원에서는 전혀 들어본 적이 없다.

후생노동성이 지방 병원의 통합재편을 정말로 추진할 생각이라면, 이번 정책 대응에 대한 반성과 지방분권의 이념·지방자치제도·지방재정 제도에 대한 철저한 공부, 지자체병원·공적병원 현장을 많이 방문하고, 현장의 관점에서 바라본 진정한 정책수행을 기대한다.

병원의 통합재편은 '권력'으로 이룰 수 없다. 지역의료를 지키고자 하는 '공감대'를 넓히는 것이 중요하다. 담당 직원의 병원 현장에 대한 경의와 진심 어린 대응이 '공감'으로 이어진다고 본다.

필자는 일본의 지역의료를 보다 좋게 만들어 가기 위한 병원의 통합재편이라면 아낌없이 협력할 작정이다.

제7장

의료 돌봄 인력 부족

제7장에서는 의사나 간호사 등 의료 인력 고용을 중심으로 논의한다. 지금까지의 논의와 같이 병원은 의사, 간호사 등의 인력을 고용해 의료를 제공함으로써 수익을 내는 조직이다. 얼마나 의사와 간호사 등의 의료 인력을 모으느냐가 경영에 큰 영향을 미친다. 하지만 병원의 양극화로 지방 병원이나 중소 병원을 중심으로 의사나 간호사 등 의료 인력 고용에 어려움을 겪는 지자체가 많다. 도시지역 대형 병원에서도 구명구급센터가 있는 병원에서는 의사의 장시간 근무가 문제 되고 있다. 후술하는 바와 같이 2024년에는 '의사의 업무 방식 개혁'으로 노동시간 상한선이 정해지게 된다. 과거 새 의사 임상연수제도 도입에 따른 의사 부족을 넘어서는 혼란 발생 가능성도 높다. 지속 가능한 지자체병원 경영 유지를 위한 인재 고용의 근본 방식에 대해 생각해 보자.

1. 의사 고용 방안

지자체병원의 가장 큰 수지 개선책은 의사 고용이다('확보'라는 단어는 의사를 물건 취급한다는 비판이 있음). 의사 수가 증가함으로써 의료제공 능력이 향상된다. 환자도 몰려들고 수익이 오른다. 반대로 의사 수가 감소하면 의사 1인당 진료하는 입원 환자 수도 한계가 있기 때문에 병상을 채우지 못해 수익이 악화된다. 필자가 지자체병원 경영재생 현장에 들어갈 때

가장 중요시 하는 과제가 '의사를 어떻게 고용할까?'이다. 의사의 고용에는 병원이 도도부현(의사를 파견하는 의대의 파견 능력은 차이가 큼)의 현청 소재지인지 또는 교통이 불편한 지방인지, 병상 규모 그리고 경합하는 병원의 상황 등에 따라 크게 다르다. 병원마다 각기 처한 환경을 고려한 대책이 필요하다. 우선 일본 의사 양성제도에 대해 살펴본 후 의사를 어떻게 하면 고용할 수 있을지 필자의 경험을 토대로 몇 개의 방안을 제시하고자 한다.

2. 일본의 의사양성 제도(새로운 전문의 제도의 영향)

[도표 7-1]은 일본의 의사 양성 제도를 그린 도표다. 고등학교 졸업 후 의과대학 (6년제)에 입학하게 된다. 입학 후 임상 전 의학교육을 거쳐 공용시험(OSCE: 임상 실습을 행하는 임상 능력을 익혔는지를 시험하는 실기시험, CBT: 컴퓨터를 활용한 학력 시험)에 합격하면 정식으로 진료 참가형 임상 실습을 수행하게 된다(저학년 차부터 지역에서 실습을 시행하는 대학·학생도 있음). 6년 차 종료 예정 상태에서 의사 국가시험을 치러 합격 시 의사면허를 취득한다. 그 후 의사법에 따라 초기 임상연수(2년간)를 의무적으로 받아야 한다. 초기 연수가 예전에는 임의였지만, 2004년 제도 변경에 따라 필수가 되었다. 새로운 초기 임상연수의 도입이 계기가 되어 의사가 근무지를 자주 옮기는 현상이 일어나 도시 지향, 대형 병원 지향이 가속화되었다. 그 결과 지방의 중소병원을 중심으로 심각한 의사 부족이 잇따른 기억이 새롭다.

초기 임상연수 후에는 후기연수의(전공의)로서 전문의 자격 취득을 목표로 하는 것이 보통이다(초기 연수의처럼 필수가 아님). 지금까지 전문의 제도는 각 학회가 독자적으로 인정 프로그램을 운용하고 있었지만, 전문의의 질을 확보한다는 관점에서 중립적인 제3의 기관인 '일본 전문의기구'에서 제도를 운용하게 되었다.

[도표 7-2]는 기본 진료영역의 19개 전문의 자격이다. 종합진료과가 19번째의 기본 진료영역으로 인정받았다. 후기 연수의는 기본 3년 이상의 양성 기간을 거쳐 기본 진료영역의 전문의 자격을 취득하게 된다. [도표 7-3]은 세부 분과 영역의 전문의 자격이다. 기본영역에서 분화된 전문영역으로 기본영역 전문의 자격 취득 후에 수련을 거쳐 자격을 획득할 수 있

다. 2018년도부터 새로운 전문의 제도가 도입되었는데 어떤 결과를 낳았을까? [도표 7-4]는 제도 첫해인 2018년도의 영역별 전공의 인원 표이다. 도쿄, 오사카, 가나가와현 등 도시 지역 지자체에 전공의가 집중해, 지방 현에서 후기 연수를 받는 전공의가 적게 지원하는 현상이 일어났다. 예를 들어 미야자키현의 전공의는 내과 9명, 외과 3명, 소아과 3명, 산부인과 1명 등 총 37명밖에 되지 않는다. 2019년도부터 도쿄 등 5개 지자체에 상한선이 도입되었지만, 효과는 제한적일 것으로 생각한다.

[도표 7-1] 일본의 의사양성 제도

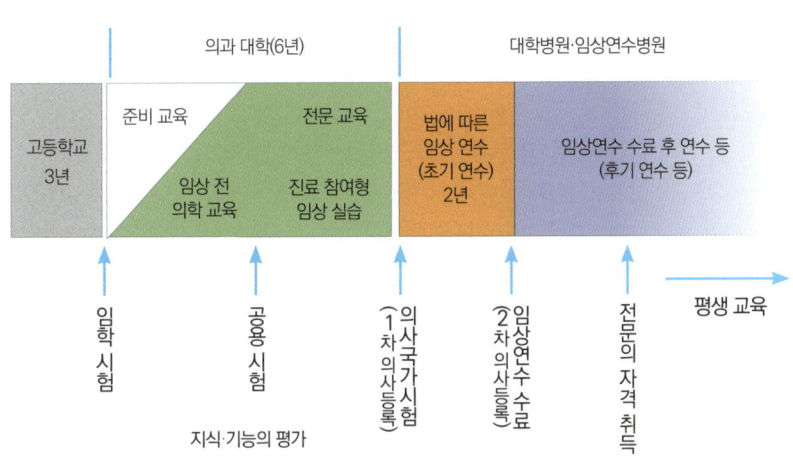

[도표 7-2] 기본진료 영역(19전문의)

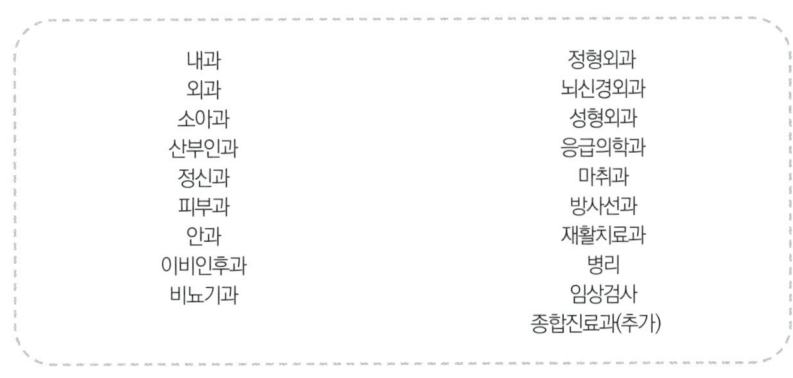

출처: 후생노동성 HP 『의사 임상연수제도의 재검토에 대해』를 참고하여 작성

[도표 7-3] 세부 분과 전문 영역(29개 분과 전문의)

(1) 내과계(13영역) (준 기본 진료과)

> 소화기, 순환기, 호흡기, 신경, 혈액, 신장, 내분비대사, 당뇨병, 간장, 알레르기, 감염증, 노년병, 류마티스

(2) 외과계(4영역), (준 기본 진료과)

> 소화기외과, 호흡기외과, 심장혈관외과, 소아외과

(3) 기타(12영역) (세분화 진료영역)

> 소아순환기, 소아신경, 소아혈액, 주산기, 부인과종양, 생식의료, 수(手) 외과, 척추척수외과, 두경부 암, 집중치료, 방사선진단, 방사선치료

출처:요시무라 히로쿠니 『전문의 제도의 현황과 과제』(새 전문의 제도에 관한 설명회)

[도표 7-4] 2018년도 등록 영역별 전공의 수

도도부현	내과	외과	소아과	산부인과	종합진료과	합계
홋카이도	90	34	20	9	12	296
아오모리	18	6	4	3	3	61
이와테	21	8	1	1	0	62
미야기	52	20	13	8	1	159
아키타	16	10	5	3	0	60
야마가타	21	5	1	4	0	55
후쿠시마	21	11	7	3	1	86
이바라키	41	11	10	9	6	130
토치기	35	15	11	6	1	120
군마	26	1	4	4	4	79
사이타마	70	17	19	15	9	228
치바	84	26	20	6	7	267
도쿄	535	176	141	102	13	1,824
카나가와	176	42	24	28	6	497

니가타	44	8	4	7	3	100
토야마	19	6	1	4	2	54
이시카와	39	6	4	8	1	109
후쿠이	13	2	3	1	0	39
야마나시	19	1	1	3	0	37
나가노	35	14	5	5	7	112
기후	30	16	12	3	3	98
시즈오카	44	7	8	6	2	114
아이치	135	51	30	28	12	450
미에	40	7	5	5	3	102
시가	28	9	7	4	6	90
교토	85	23	8	11	3	284
오사카	217	71	46	34	7	649
효고	113	30	32	14	6	338
나라	32	3	6	6	7	103
와카야마	23	6	4	4	0	72
톳토리	15	7	7	1	0	45
시마네	12	3	2	3	0	37
오카야마	66	25	7	11	4	215
히로시마	47	18	6	10	4	148
야마구치	14	4	4	2	2	45
도쿠시마	19	5	0	1	3	60
카가와	13	4	3	2	1	48
에히메	21	5	5	7	6	88
고치	8	1	2	3	5	50
후쿠오카	157	39	29	26	8	450
사가	19	3	0	5	0	58
나가사키	34	6	9	2	2	84
구마모토	28	12	9	5	8	104
오이타	25	8	7	2	2	64
미야자키	9	3	3	1	1	37
가고시마	30	11	8	10	7	94
오키나와	31	9	16	6	6	108
합계	2,670	805	573	441	184	8,410

*출처: 일반 사단법인 일본전문의 기구 HP에서

더욱 문제가 되는 것은 병원 의료의 핵심인 내과 전공의 인원이 감소 추세에 있다는 점이다. 2018년 1월 4일의 인터넷 매체 m3는 2018년도 전공의 1차 등록 마감 시점에 내과 전공의 채용 인원이 '2014년 의사·치과의사·약사 조사'에서 파악할 수 있는 졸업 후 3~5년차 영역별 의사 인원(2014년 12월 31일 현재 수)과 비교하여 4.6% 감소(2,650에서 2,527명)하고 있다는 보고를 하고 있다(하시모토 요시코 『내과 15.2% 감소, 외과 10.7% 감소』, 전공의 영역별 비율'). 내과 전공의 감소 요인으로는 여러 가지가 있다고 생각하지만, 그 하나로 [도표 7-5]와 같이 세부 분과 전문의 영역을 포함한 내과계 전문의 취득을 위한 기간이 연장된 점이라고 생각한다. 구(舊) 제도에서는 1년간 인정내과의사의 자격을 취득할 수 있고, 3년간 내과계 분과 전문의 취득을 할 수 있었지만, 새로운 제도에서는 3년간 내과 전문의에 또 3년간 더 근무해야 내과계 분과 전문의 취득을 하는게 원칙으로 정해졌다. 내과 전문의의 질적 향상을 위해 필요한 제도 변경이겠지만, 의료 현장에서 미치는 영향은 적지 않은 게 현실이다. 의사 고용 시에 대비하기 위해서는 이런 제도 변경에 입각한 대책 강구가 필요하다.

[도표 7-5] 내과계 전문의 제도 변경

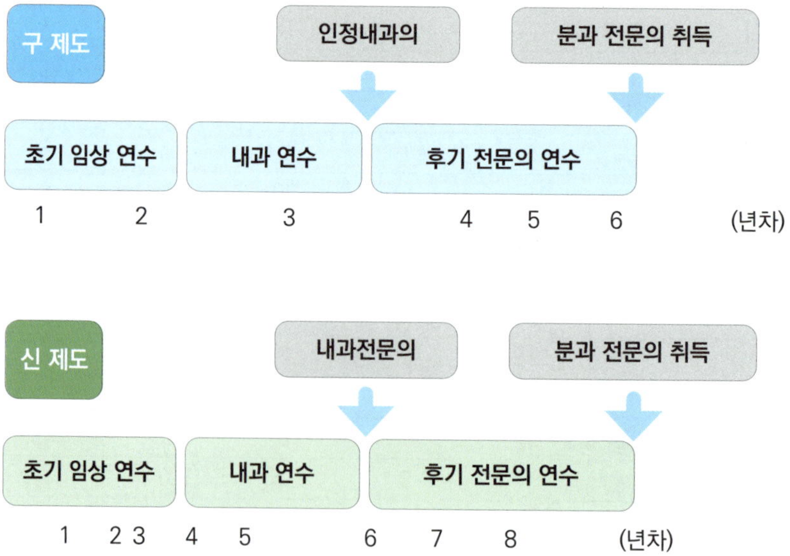

출처: 이케다 야스오 「새로운 전문의 제도의 구조」

또한 이번 새 전문의 제도에서 19번째 기본 진료영역 전문의인 종합진료과가 있는데, 2019년도의 전공의 1차 등록 마감 시점에 종합 진료영역은 155명(작년 대비 3명 감소)에 불과하다. 종합 진료 의사 양성의 406개 전 프로그램 중 한 명이라도 전공의 등록이 있었던 곳은 92개 프로그램(22.7%)이다. 의사 부족에 시달리는 지방병원으로서는 종합 진료 의사에 대한 기대는 높은 반면 현실은 혹독하다. 종합 진료과 의사를 포함한 지방의 의사 부족 대책으로는 무엇보다도 내실 있는 의사연수기능이 필요하다고 생각한다. 충실한 의사연수기능에 대해서는 뒷부분에서 살펴보자.

3. 의사의 근무 방식 개혁

지자체병원도 포함해, 앞으로 병원 현장에 매우 큰 영향을 줄 수 있는 것이 '의사의 근무 방식 개혁'이다. 2018년 7월 6일, '근무 방식 개혁을 추진하기 위한 관계 법률의 정비에 관한 법률'이 공포되었다. 이것은 저출생 진행으로 노동인구가 감소하는 가운데, 고령자·여성·외국인 등 다양한 노동 인재가 활약할 수 있는 사회를 만든다는 의도로 다양성 경영(diversity management)을 도모하는 것이다. 장시간 근로 등 일본 특유의 노동 관행은 비효율적이어서 생산성을 높이는 것을 목적으로 근로기준법 관련 법률 개정이 이뤄졌다.

[도표 7-6]과 같이 2019년 4월부터 초과근무 시간 상한이 법률로 규제되게 된다. 초과근무 시간의 상한은 원칙상 월 45시간, 연 360시간이 된다. 특별한 사정이 있어 임시로 노사가 합의할 경우에도 연 720시간 이내, 복수 월평균 80시간 이내 (휴일근로를 포함), 월 100시간 미만 (휴일근로를 포함)을 초과할 수 없다. 원칙상 월 45시간을 초과할 수 있는 기간은 6개월까지이다.

하지만 의사 근무 현황은 [도표 7-7]과 같이 연 1,920시간(주 80~90시간)의 시간 외 근무를 하는 의사가 전체의 10.5%에 이른다. 특히 [도표 7-8]처럼 의사의 주 근무시간이 80시간을 넘는 병원의 비율은 대학병원이 88%, 구명구급기능을 가진 병원은 82%로 나타났다. 기계적으로 의사에게 근로기준법을 적용하면 의료 현장이 돌아가지 않게 된다. 이 때문에 의사의 근로 시간에 대해서는 5년간의 유예가 이뤄졌다.

[도표 7-6] 시간 외 근무 상한 규제

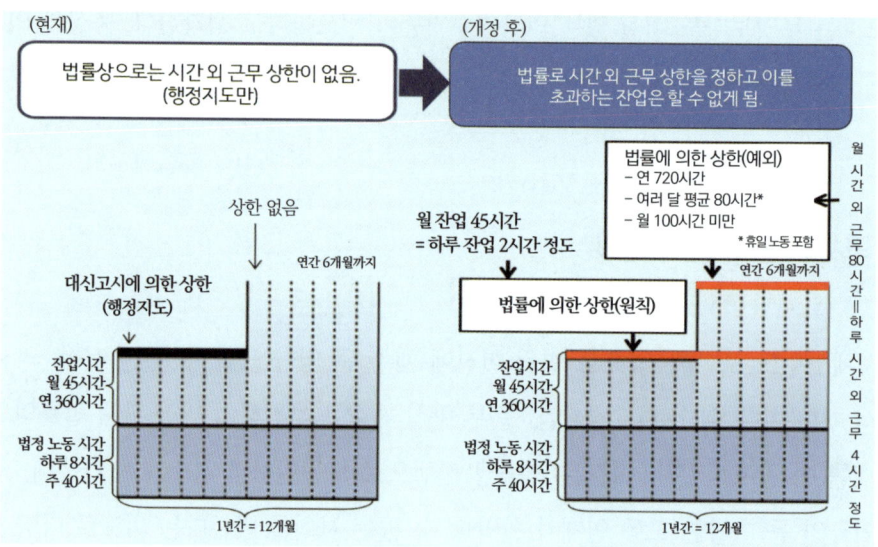

*출처: 일반 사단법인 일본전문의 기구 HP에서

지역의료 관점에서 필수기능 수행을 위해 불가피하게 장시간 노동을 하는 의료기관에 대해서는 잠정적인 특례 수준(지역의료 확보 잠정 특례 수준)으로 1,860시간을 제시하고 있다(2019년 3월 28일 의사의 업무 방식 개혁에 관한 검토회 보고서). 1,860시간은 달로 환산하면 155시간이 되어 이른바 '과로사 라인'이라 불리는 복수 월평균 80시간의 2배 가까이 되는 시간이며, 응급 등의 의료 현장을 유지하기 위한 불가피한 선택이 되고 있다. 특례 수준이 적용되지 않는 일반 병원 근무 의사의 상한은 일반 노동자와 동일한 수준인 연 960시간이 된다. [도표 7-9]는 2024년 4월 근로기준법의 상한 시간이 도입됐을 때 근무 상황과 그 이후를 그린 개혁 이미지이다. 어찌 됐건 5년 뒤인 2024년을 대비해서 의사의 근로 시간을 대폭 줄여야 한다.

[도표 7-7] 병원 근무 의사 주 근무시간 구분별 비율

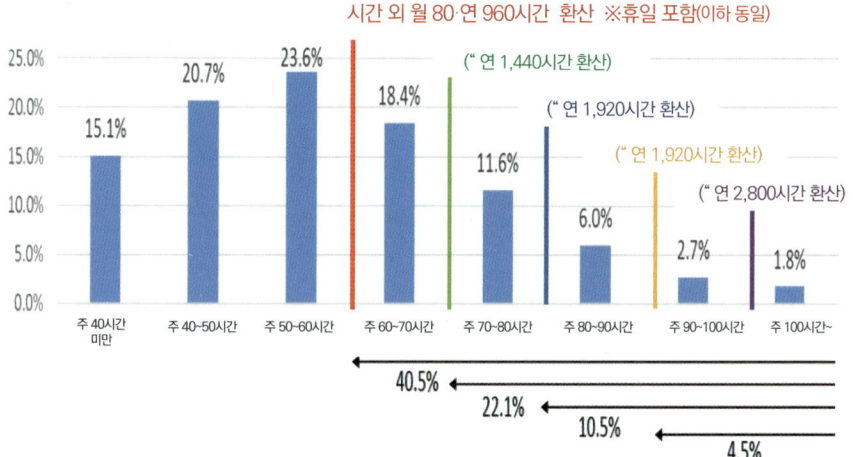

출처: 의사 수급에 관한 검토회 의사수급분과회 제 28회 자료

[도표 7-8] 주 근무시간 80시간 초과하는 의사가 있는 병원 별 비율

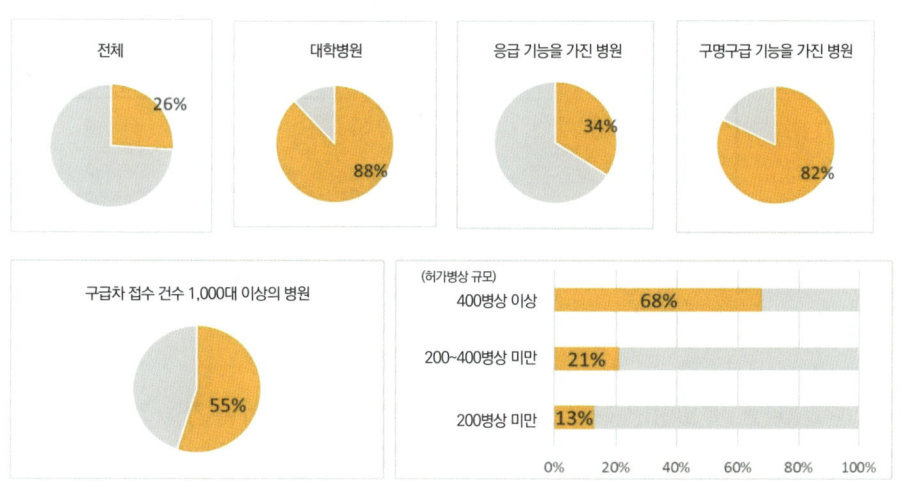

출처: 의사 수급에 관한 검토회 의사수급분과회 제28회 자료

의사의 근로 시간 상한선이 도입되었을 때 지자체병원 현장의 충격은 너무 커서 솔직히 말하기가 어렵다. 장시간 근무하는 의사가 대다수인 대학병원에서 기존대로 진료한다면 의

사 수가 더 필요하다. 이 때문에 지자체병원을 포함한 파견 의사를 끌어오려는 움직임이 일어날 가능성이 높다. 게다가 이른바 본원 밖의 병원에서 비상근으로 일하는 '외근'도 근로시간으로 계산되기 때문에 평일 외래, 평일 야간이나 토, 일요일 숙직을 하는 비상근 의사를 끌어들일 가능성도 있다.

[도표 7-9] 2024년 4월 이후 개혁 안

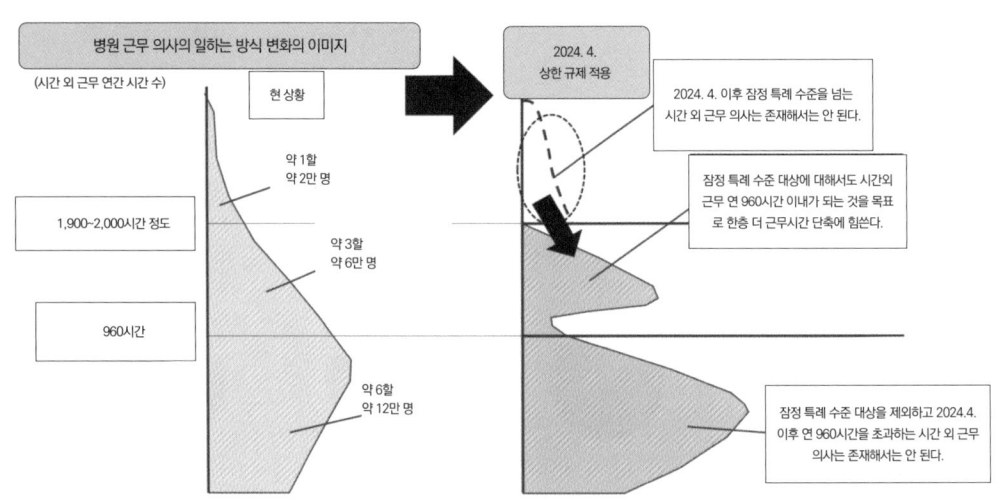

출처: 의사 수급에 관한 검토회 의사수급분과회 제 28회 자료

필자는 2004년 새 임상연수제도의 도입 이상의 영향이 일어날 가능성이 있으며, 그 경우 지역 거점 병원보다도 지방의 중소병원에 영향이 클 것으로 생각한다. 의사의 근로 방식 개혁에 대한 대응으로서 병원의 통합재편에 의한 효율화, 의사 근무 체제의 재검토, 업무 이관(타 직종에 업무 이관), 업무 공유(타 직종과 함께 업무), 주민·환자의 적절한 수진 등 다양한 대응을 생각할 수 있다. 장래 도입이 확실한 제도 변경이므로 지자체병원 생존을 위해 대책을 마련해 둘 필요가 있다.

4. 도도부현 별 인구 당 의사 수

의사가 도시지역에 몰리는 경향이 강해지고 있다고 알려져 있다. 전국 지자체병원 현장에 들어가서 또 구체적으로 데이터 분석을 해 보면, 지방의 도도부현에서도 의사 인원이 증가하는 지자체가 있는 반면, 전혀 증가하지 않는 지자체도 있어 차이가 있음을 알 수 있다.

[도표 7-10]은 지금까지 일반적으로 사용된 도도부현별로 본 인구 10만 명당 의사 수 그래프이다. 서일본의 의사 수가 많고 동일본의 의사 수가 적음을 알 수 있다. 그러나 이 그래프에서는 의사 수의 증가 경향이 최근 어떻게 나타나고 있는지 읽을 수가 없다. [도표 7-11]은 필자가 작성한 새 의사 임상연수제도 도입 전인 2002년부터 최근인 2016년까지의 인구 10만당 의사 수의 증가 수이다. 가장 증가하고 있는 곳이 오키나와현이고 다음으로 사가현, 와카야마현, 나라현, 나가사키현, 오카야마현 순이다. 오키나와현은 현지 류큐대학 의학부가 의사 양성 기능을 충실히 해 왔다. 여기에 더해 역사가 있는 현립 중부병원이나 최근의 현립 남부 의료센터, 어린이의료센터, 나하 시립병원 등의 의사연수 체제 내실화 그리고 민간병원이 중심이 된 임상연수 병원 그룹 프로젝트인 '군성(群星) 오키나와' 연수체제 도입* 등을 통해 젊은 의사의 연수체제가 정비되어 의사가 몰리는 것이 큰 요인이라고 생각한다. 나가사키현도 1970년에 전국에서 선도적으로 '나가사키현 의학연수 장학금대여제도'를 창설해, 1972년 창설한 자치의과대학 양성제도와 함께 2개의 의사양성제도를 운영해 온 것이 낙도가 많은 현임에도 불구하고 인구 당 의사 수를 증가시키고 있는 요인이라고 생각한다. 필자가 주목하고 있는 것은 와카야마현, 나라 현이다. 이 2개 지자체는 현립 의과대학을 운영하고 있다. 현과 현립 의과대학이 연계해서 대학 졸업생의 현 내 근무를 추진해 온 성과라고 보고 있다.

---

* 일본 의사 자격 조건으로 2004년 의과대학 졸업 후 2년 연수 필수화를 계기로, 내일의 임상의를 꿈꾸는 현지 의과대학생은 물론 전국 의과대학생에게 '의사로서 제1보를 오키나와에서 내딛였으면 좋겠다'는 메시지를 홍보하기 시작하였다. 그와 더불어 지도 의사 자신도 '좋은 의사를 키운다'는 강한 책임감을 느끼며, 기간병원과 협력병원의 시설도 서로 보완해 오키나와현 연수병원들이 충실한 연수 교육을 지속적으로 발전시켜 나가자는 꿈을 담은 프로젝트. 오키나와 사투리로 밤하늘에 찬연히 빛나는 군성을 "무리부시(むりぶし)"라고 한다. 더 자세한 설명은 인용 부분을 참고 바람. https://muribushi-okinawa.com

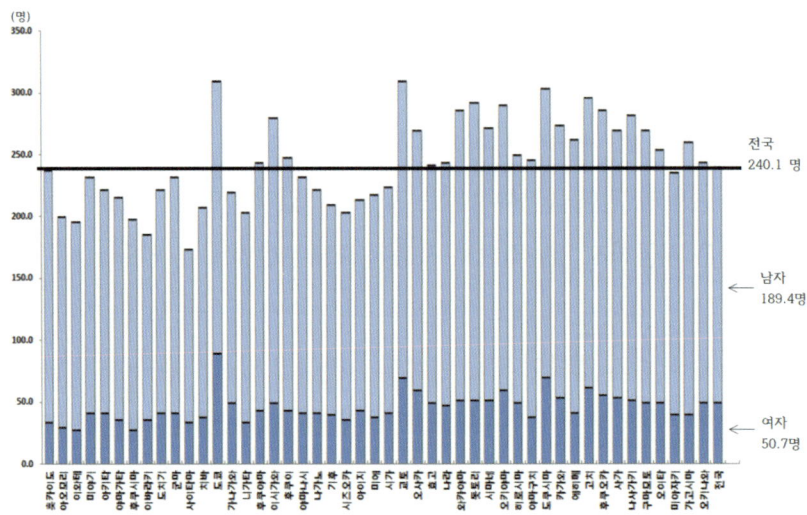

[도표 7-10] 도도부현(근무지) 별로 본 인구 10만 명당 의사 수

출처: 후생노동성 『2016년 의사·치과의사·약제사 조사』

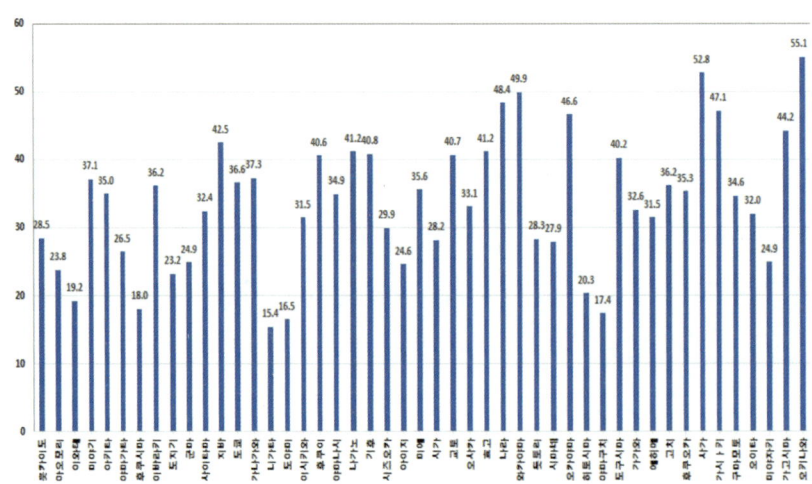

[도표 7-11] 2002~2016년 인구 10만 명당 의사수의 증가 수

출처: 후생노동성 『2016년 의사·치과의사·약사 조사』

한편, 증가 수가 적은 곳이 니가타현, 도야마현, 야마구치현, 후쿠시마현, 이와테현 등이다. 현에 따라 사정이 다르지만, 인구 당 현지 의과대학의 의사 공급이 적은 것이 큰 요인이라고 생각한다. 후생노동성은 2019년 2월 18일 제28회 의사수급 분과회의에서 3차 의료권별(47개 도도부현 별), 355개의 2차 의료권 별 '의사편재 지표(정밀 조사 중)'를 공표했다. 의사 편재 지표는 2036년을 겨냥해서 의사 편재 해소를 목표로 한 지표이다. 인구 10만 명당 의사 수에 더해 '의료수요 및 장래(2036년)의 인구·인구구성 변화', '환자의 유출입', '벽지의 지리적 조건', '의사의 성별·연령분포', '의사 편재의 단위 (구역, 진료과, 입원/외래)'의 5가지 수치를 지표로 나타내고 있다. 지표항목이나 내용에 대해서는 추후 정보가 공개되어 논의될 것이어서 세밀하고 정교화될 것으로 생각한다. 2019년부터 의사 편재 지표를 바탕으로 도도부현에서 '의사 확보 계획'을 책정한다고 한다. [도표 7-12]는 도도부현(3차 의료권)에서의 의사 편재 지표이다. 하위 3분의 1인 도도부현은 원래 인구 당 의사 수가 적은 지자체와 인구 당 의사 증가 수가 적어 순위가 떨어지고 있는 지자체가 섞여 있다.

5. 의사 보수, 연수체제 등 직무환경과 대우

실제로 의사가 근무하기 위해서는 각 지자체병원이 의사가 납득할 수 있는 근무 조건을 갖추고 있어야 한다. 의사 부족으로 어려움을 겪고 있는 지자체병원 의사들의 근무 여건 실태를 보면 사무 소홀로 의사에 대한 배려가 없는 병원이 적지 않은 게 현실이다.

근무 환경 및 대우에서 가장 중요한 것이 의사 보수다. 의사는 돈만으로 움직이는 것은 아니지만, 시세에 비해 낮으면 자신의 의술을 얕잡아 본다고도 느낀다. 지자체병원 의사 보수는 지방공영기업 연감에 공개돼 있다. [도표 7-13]은 호쿠리쿠 지방에 있는 현의 지자체병원 의사들 월평균 보수의 비교 그래프이다. 상여금은 총 지급액을 월평균으로 나누었다. 전체적으로 젊은 의사가 근무하는 도시지역 중핵병원은 보수가 낮고 지방 병원은 젊은 의사가 근무하지 않고, 나이 많은 의사가 근무하여 높은 경향이 있다. 다만, 도시지역 중핵병원에서는 응급의료를 적극적으로 행할 경우 시간 외 근무 수당 지급으로 총보수가 높은 경우도 있다. A 병원은 지역의 중핵병원으로 시간 외 근무수당을 포함하여 의사 보수를 지급하고 있다. 한편, N 병원은 필자도 방문한 적이 있지만, 의사 부족에 시달리고 있는데도 행

[도표 7-12] 후생노동성 「의사 편재 지표」

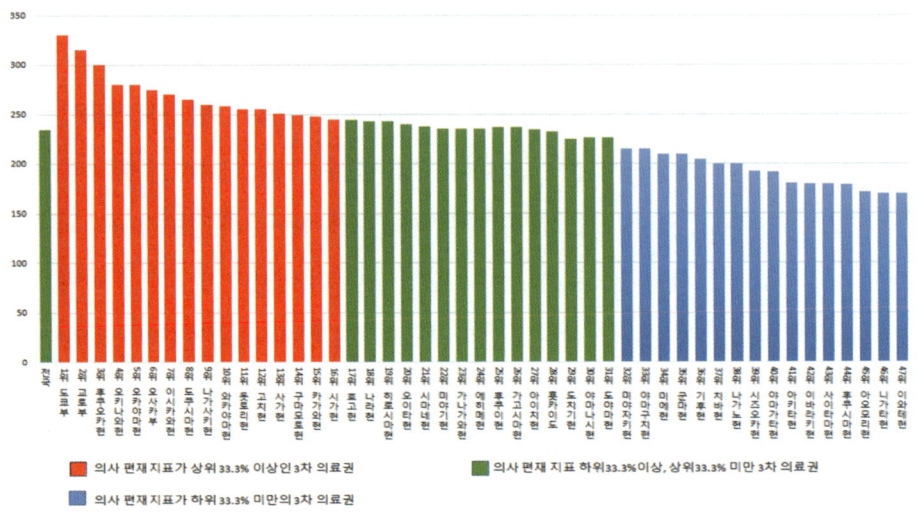

출처: 후생노동성 의료 종사자 수급에 관한 검토회 의사수급분과회 제28회 자료

정사무 쪽에서 신경을 쓰지 않아 의사 보수가 낮다. 사무장에게 확인한 결과, 민간병원과의 급여 차이를 없애기 위해 지급되고 있는 의사의 초임 급여 조정 수당에 대해 지출억제 관점으로 지급비율을 감액하고 있었다. 이런 지자체병원에서 의사가 근무하지 않는 것은 당연하다. 의사 부족으로 병원 수입도 대폭 줄게 된다. 의사의 초임 조정 수당은 사무에 소홀한 지자체병원에서 수당 지급 조례가 애초 존재하지 않는 병원도 적지 않다. 필자가 관여된 지자체병원에서는 30세 전후의 의사 보수가 초임 조정 수당이 없어서, 같은 현 내 지자체병원과 비교하니 300만 엔 가까이 낮았다. 이런 상태에서 병원에 근무하는 것은 젊은 의사에게 주어지는 페널티 이외의 아무것도 아니다.

또 의사에게 근로기준법이 적용되지만, 의사를 관리직으로 분류하여 시간 외 근무 수당을 지급하지 않는 지자체도 적지 않다. 근로기준 감독관이 병원에 들어가서 '이름뿐인 관리직'이라며, 시간 외 근무 수당을 2년간 거슬러 올라가 지급할 것을 요구하기도 한다.

연수체제의 내실화는 의사 고용을 도모하는 데 가장 중요한 사항이다. 후술하는 바와 같이, 교통 조건이 나쁜 지방의 지자체병원도 좋은 지도자와 수련 프로그램을 갖춰 젊은 의사들이 모여 있는 병원도 있다. 하지만 일상의 진료에 쫓겨 새내기 의사나 의학생의 연수에 신경을 써줄 여유가 없는 병원이 많은 것도 현실이다. 현재의 초기 연수제도에서는 지자체병원 관계자의 근무 압박도 있어 2년 차에 1달간 지역 의료실습이 필수화되어 있다. 도시지역 병원의 초기 연수의가 지방병원에서 의료를 경험할 좋은 기회이므로 힘들지만 적극적으로 수용하는 것이 중요하다. 또 많은 대학에서 지역 연고 학생을 포함해 의과대학생의 지역의료 실습을 하고 있다. 이러한 학생의 수용도 적극적으로 실시해야 한다. 새내기 의사나 의대생의 수용으로 직원들이 긴장감을 갖고 직장이 활성화되는 효과가 있다. 최근에는 대학 의학부나 부속병원 등에 기부강좌를 설치해, 교원인 의사의 파견을 받는 일이 많아지고 있다. 이것은 교원의 정수나 예산의 제약이 있는 대학에서 특임교수, 특임 준 교수 등의 자리와 급여의 재원을 만들 수 있어, 대학, 지자체병원에 모두 이익이 되는 면이 존재하는 제도이다. 지자체병원에 보낼 의사가 없는 등의 대학·부속병원 측의 사정도 있지만, 타이밍이 맞으면 효과적인 제도라고 말할 수 있다.

[도표 7-13] 한 현의 지자체병원 의사 월평균 급여비교

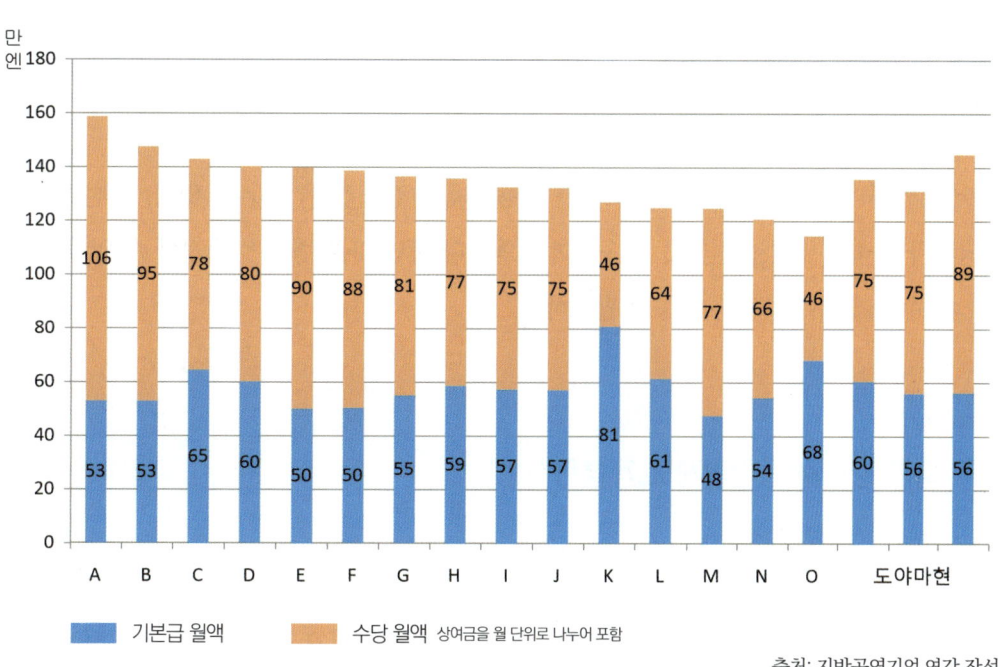

출처: 지방공영기업 연감 작성

6. 도도부현·입지·파견대학 의학부 등의 환경을 고려한 의사 고용 방안

지금껏 의사 근무를 둘러싼 환경에 관해 기술해 왔지만 의사 채용은 도도부현, 입지, 나아가 의사를 파견하는 대학 의국의 초년·중견 의사의 소속 상황에 따라 크게 차이가 있다. 특히 의사를 파견하는 대학 의학부·부속병원은 설립 역사가 각기 다르고, 기본적으로는 역사가 길수록 의과대학 브랜드의 힘, 의국원을 모으는 유력 교원의 수, 관련 병원의 수와 병상 규모가 충실하다. 무엇보다 40~50년 전에 설립한 신설 의과대학 중에도 의국원을 모으고 있는 대학도 있어 일률적이지 않다. 그런 한편 도쿄대학이나 교토대학처럼 옛 제국대학 시절부터 역사를 가진 대학은 의국원도 많이 모이고 관련 병원도 많기 때문에 병상 수·의사 수가 많은 거점병원에는 의사를 파견하지만, 지방의 중소병원에는 의사를 보내지 않는(의국원을 끌어 올리는) 경향이 강해지고 있다. 의사를 파견하고 있는 대학 의국은 대학마다 역사가 다르다. 역사적 경위, 현재 대학의국의 기세, 성격을 파악하고 의사 고용 방안을 마련하는 것이 필요하다. 또 졸저 『지자체병원의 역사』(미와서점)에는 사립의과대학을 포함해 전국 의과대학의 설립 상황에 대해 개관하고 있어 참고가 될 것으로 생각한다.

게다가, 대학의국으로부터 의사를 파견받아, 초년·중견 의사가 근무하고 싶어지는 병원을 만들기 위해 제6장에서 논의한 병원의 통합재편을 실시하는 것은 효과적인 선택지 가운데 하나이다.

어떤 의미에서, 의사의 대우를 포함한 고용대책은 정보전이라 할 수 있다. 평범한 사무 담당자가 노력하지 않고 전례를 답습하여 시행하다 보면 다른 병원에 대적할 수 없다. 철저한 정보수집과 시대를 읽는 대응이 필요하다.

7. 젊은 간호사는 어떻게 고용할까?

교통이 열악한 지방 중소병원 가운데는 의사 부족만큼이나 간호사 부족에 시달리는 곳이 적지 않다. 새로 영입되는 젊은 간호사가 적어 나이 든 간호사로 병동을 운영하는 병원이 대부분이고 이런 간호사가 정년퇴직하면 병동을 유지할 수 없게 되어 결국 진료소로 바뀌는 지자체병원도 있다. 어떻게 하면 젊은 간호사가 지방 병원에서 근무할 수 있게 할 것인가? 기본적으로는 젊은 의사의 근무와 마찬가지다. 시대 변화에 대응한 간호체계가 갖춰져 있어야 안심하고 일할 수 있다. 연수체제가 충실하고 장래의 경력설계(Carrier Design)를 그릴 수 있어야 한다. 일에 따른 보수를 받을 수 있고 일할 환경이 갖추어져 있는 것 등이 중요하다. 하지만 젊은 의사 고용의 경우와 마찬가지로 사무 담당자의 능력이 낮고 사고도 경직되어 시대 변화에 대응하지 못하는 지자체병원이 많다.

지방 병원에서도 간호체제에 관해서는 간호부장이 다부지게 꿰고 있어 일정 수준의 대응이 되는 병원도 많지만, 옛날 구습을 답습한 간호 관리를 실시하는 병원도 있다. 이런 병원에서는 시설에서 최신 간호 관리를 배운 젊은 간호사가 근무하지 않는다. 교육도 간호사 수의 부족외에 교통이 불편한 곳에는 연수파견이 어려운 탓에 연수를 충분히 실시하지 못하는 경우도 많다. 필자는 교통 여건이 나쁜 지방 병원이야말로 간호사를 비롯한 의료인 육성에 힘써, 젊은 간호사가 근무하고 싶어지는 지역·병원을 만들어야 한다고 생각한다. 필요하다면 간호부장이나 간부, 주사 등의 직책을 개방해 대학 부속병원이나 도시 지역의 주요 병원 등에서 인재고용을 꾀해야 한다. 현 근무 직원도 적극적으로 연수를 보내 최신 정보를 배우게 해야 한다. 간호의 전문성을 높이기 위해 '특정 간호 분야에서 숙련된 간호기술과 지식을 이용해 수준 높은 간호실천'을 할 수 있는 인정간호사 자격을 취득하게 한다. 인정간호사는 진료수가 가산을 취득할 수 있는 경우도 많기 때문에 수익개선의 관점에서도 취득을 촉진하는 것이 중요하다. 나아가 2015년 10월부터 도입된 특정 행위와 관련된 간호사(의사 또는 치과의사의 판단을 기다리지 않고 절차에 따라 일정한 진료를 보조하는 간호사)를 양성하는 것도 필요하다고 생각한다. 손이 많이 가지만 간호학생 연수를 적극적으로 받는 것도 중요하다. 체제가 갖추어져 있지 않다고 해서 연수를 수락하지 않는 지자체병원도 있지만, 간호학생은 실제로 연수한 병원에 근무하려는 경향이 강하다. 간호학생을 받음으로써 병원 직원도 긴장감을 갖고 일하는 면도 있다.

무엇보다 소통이 잘되고, 일하기 편한 직장 만들기를 추진하는 것이 필요하다. 급여 등 대우도 중요한 요소이다. 현재 간호사 부족으로 민간 의료기관을 포함한 신입 간호직 급여는 높아지고 있다. 지자체병원의 경우, 지방자치단체에 준한 연공서열의 급여 체제를 취하고 있는 곳이 많아, 신입직원 급여가 낮은 곳이 많다. 전문직으로서 이직 가능성도 높은 간호사들로서는 장래의 급여보다는 현재 급여를 우선시하는 사람도 적지 않다. 이 때문에 필자가 의료재생에 관여하고 있는 도야마현 아사히町의 아사히 종합병원에서는 [도표 7-14]와 같이 간호사 초임수당을 만들어 간호사 면허 취득으로부터 10년간 최저급료의 인상을 실시했다. 또 이 병원에는 간호학생의 장학금 대상 거주지를 町 주변의 지자체에서 전국으로 확대해 금액을 대폭 늘리고 있다.

또 휴게실이나 탈의실, 도서실, 식당 등 편의시설도 근무지 선택의 한 요소가 된다. 지자체병원의 경우 직원은 '사용인'이다 보니 휴게실 등의 직장 환경 조성에 소홀한 곳도 많다. 사람의 생명을 살리고 힘든 일을 하는 의료 직원을 위한 쾌적한 직장환경 조성은 당연히 필요하다.

[도표 7-14] 아사히 종합병원 간호사 초임 조정수당

자격면허 취득 경과 기간	월액
1년 미만	20,000엔
1년 이상 ~ 2년 미만	18,000엔
2년 이상 ~ 3년 미만	16,000엔
3년 이상 ~ 4년 미만	14,000엔
4년 이상 ~ 5년 미만	12,000엔
5년 이상 ~ 6년 미만	10,000엔
6년 이상 ~ 7년 미만	8,000엔
7년 이상 ~ 8년 미만	6,000엔
8년 이상 ~ 9년 미만	4,000엔
9년 이상 ~ 10년 미만	2,000엔

출처: 아사히 종합병원

8. 사례: 도야마현 아사히町 아사히 종합병원의 대처

의사·간호사 등의 고용 사례로서 필자가 관여한 도야마현 아사히 종합병원의 대처에 대해 소개하고 싶다(제6장 도표 6-1의 사례 9). 아사히 종합병원은 도야마현 동쪽 끝에 위치한 인구 약 1만 1천 명의 아사히 쵸(町)가 설치한 병원이다. 과거에는 경영 실적이 좋은 병원이었는데, 2005년 11월에 약 80억 엔의 비용을 들여 병원을 신축 이전하면서 심각한 경영 위기에 직면한다.

[도표 7-15] 아사히 종합병원 의사·간호사 수

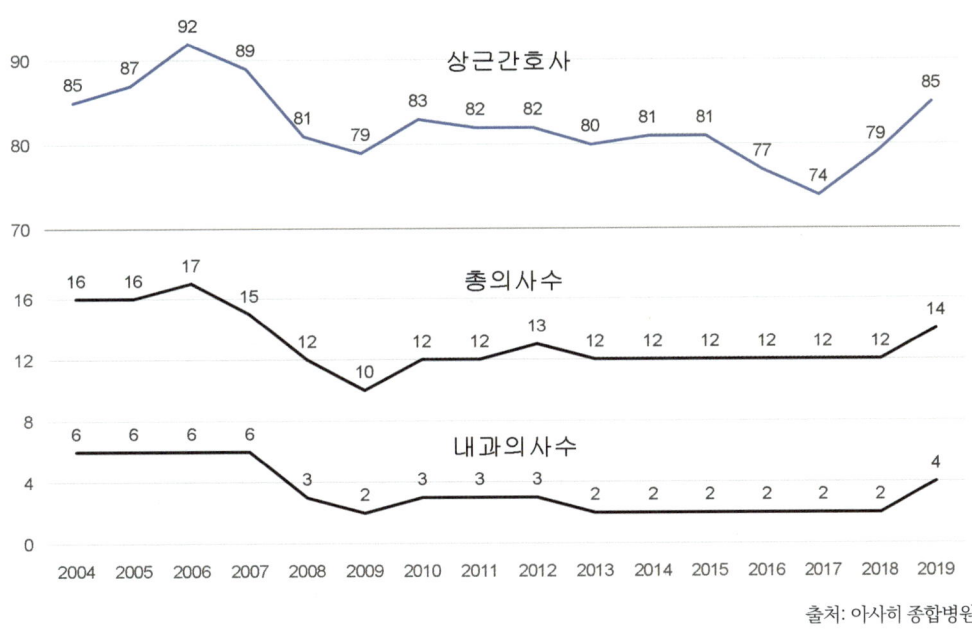

출처: 아사히 종합병원

[도표 7-15]와 같이 새 의사 임상연수제도의 도입에 의한 의사 부족의 영향을 받아 2005년에 16명이 근무했던 상근 의사가 2008년에 12명으로 감소, 특히 병원의 허리 격인 내과 의사는 2005년 6명이 2008년에는 3명으로 감소했다. 의사 인원 감소로 2008년 4월에 5층 병동 49개를 놀리게 되었다. 게다가 간호사 부족도 심각해, 2006년 92명이 근무했던 상근

간호사가 2017년에 74명까지 감소했다. 간호사의 평균 연령은 상승추세여서, 근무하는 간호사가 정년퇴직을 하게 되면 병동 운영을 유지할 수 없는 상태에 빠질 것이 확실한 상황이었다.

필자는 2012년부터 아사히 종합병원의 의료재생을 돕고 있다. 진료수가 가산 취득, 의약품, 진료 재료의 경비 절감 등 할 수 있는 것부터 대처해 일정 성과를 낼 수 있었다(실제 가산 취득의 상황 등에 대해서는 9장에서 소개한다). 그러나 의사·간호사 등 의료인력 부족은 구조적인 것이라서 쉽게 해결할 수 없어 시행착오를 겪으며 문제해결에 힘써왔다.

우선 의사 고용 관련, 지금까지 없었던 의사의 초봉 수당(수당이 없어서 젊은 의사의 급여가 매우 낮았다)을 만들고, 도야마 대학 의학부에 기부강좌 개설, 도야마 대학부속 병원 종합진료부 야마시로 세이지 교수의 협력을 얻어 건강 마을 조성 마이스터 양성 강좌 개최, 나아가 도야마 대학 의학부 학생의 지역의료 임상 실습 수용 등을 적극 추진하였다.

간호사 고용에 대해서는 앞에 기술한 바와 같이 간호사 초임 수당을 새로 만들고, 수학자금 대여조례에서 당시까지 주변 지자체에 한정되어 있던 거주지 요건을 전국으로 확대하며 금액도 대폭 늘렸다. 교토 간호대학과 제휴 협정을 체결하는 등 도시지역으로부터 간호사 고용도 목표로 했다. 원내 보육소나 환아·병후 아동 보육실(마을 주민용으로 직원도 이용 가능)을 새롭게 개설했다. 의사 주택은 단독주택을 신축하고 민간사업자에게 의료·복지 관계 종사자용 주택을 여러 채 신축시켜 임차를 했다. 또한, 병원 유니폼을 전면적으로 새로 고쳐 직원이 기능적이고 쾌적하게 일하기 쉽도록 했다.

이어서 2019년 4월에는 병원 경영개선과 의사·간호사 고용 전략이 하나로 어우러질 '아사히 종합병원의 버전-업'를 진행했다. '고령자 의료의 선진 모델'이 될 병원을 목표로 [도표 7-16]과 같이 병동 수를 현재 4병동에서 2병동(일반 병동 56병상, 지역포괄케어 병동 53병상)으로 재편해, 병상 수를 199병상에서 109병상으로 줄였다. 1병동당 간호직원의 배치를 넉넉히(일반병동 기준 수+6명, 지역포괄케어 병동 기준 수+3명)하여 근무에 여유를 갖게 했다. 결과적으로 병동 간호사의 평균 야근 횟수가 감소했다. 특히 지금까지 횟수가 많았던 간호사의 부담이 크게 줄고 있다.

[도표 7-16] 아사히 종합병원 버전-업

개선 전		개선 후	
3층 병동	일반병동 48병상	3층	회의실, 실습실, 탈의실, 도서실 직원식당, 휴게실, 수면실, 창고 등
4층 병동	일반병동 54병상 (결핵내과 5병상)	4층 병동	일반병동 56병상
5층 병동	일반병동 49병상 *병상 휴업 중	5층 병동	지역포괄케어병동 53병상
6층 병동	회복기병동 48병상	6층	재택돌봄지원센터 치매 원내 주간 돌봄 서비스 (양지) 치매 카페(생생 카페) 로코모센터 방문/통원 재활 지역의료 추진실 지역의료 연계실
합계 병상 수	199 병상	합계 병상 수	109병상
		기타	1층 외래접수(화학 요법실) 2층 진료정보관리실 선상지 넷 참가

출처: 아사히 종합병원

나아가 폐쇄한 3층 병동을 개보수하여 직원 근로환경을 개선하고 학습하기 쉽도록, 직원식당·탈의실·휴게실·수면실·회의실·연수실·도서실 등으로 내실화했다. [사진 7-1]은 새로운 직원 식당이다. 당시까지 직원이 식사할 장소가 없었다. [사진 7-2]는 여자 탈의실·휴게실이다. 호텔급 파우더 코너와 샤워실이 마련되어 있다.

마찬가지로 폐지된 6층 병동에 대해서는 지역의료 추진 차원에서 병원 밖에 있던 마을 재택돌봄 지원센터를 옮겨 와, 돌봄지원 사업소로서 재택돌봄 지원, 방문돌봄, 방문간호를 실시하기로 했다. 새로이 로코모 센터와 통원·방문재활 센터, 치매지원 센터가 설치됐다. 특기할 만한 것은 병원 내 치매 주간 서비스이다. 입원 중인 치매 환자를 대상으로 평일에 매일 주간 서비스를 실시해, 침상을 벗어나도록 유도하여 활동적인 생활과 함께 인지기능 저하를 방지하고 있다.

[사진 7-1] 개수 후 3층 직원식당

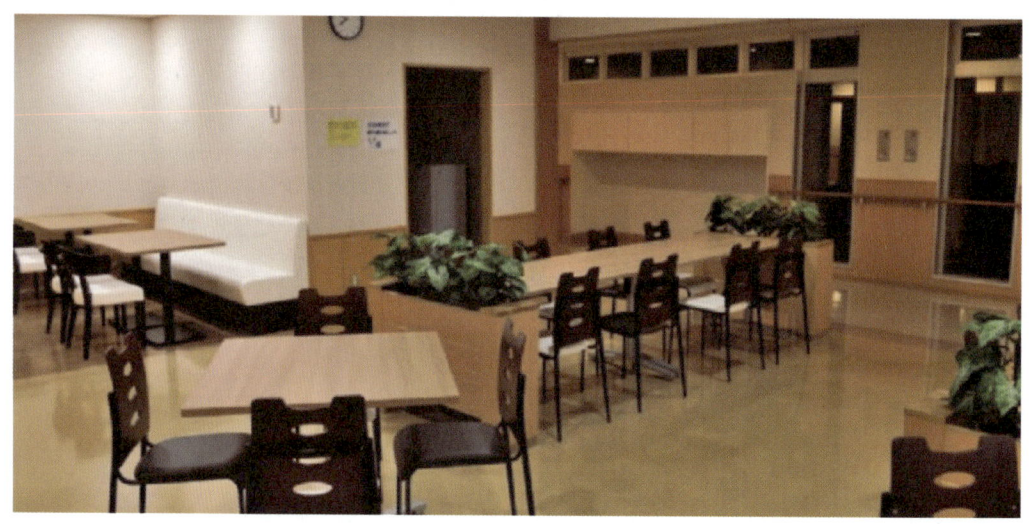

[사진 7-2] 개수 후 3층 여성 탈의·휴게실

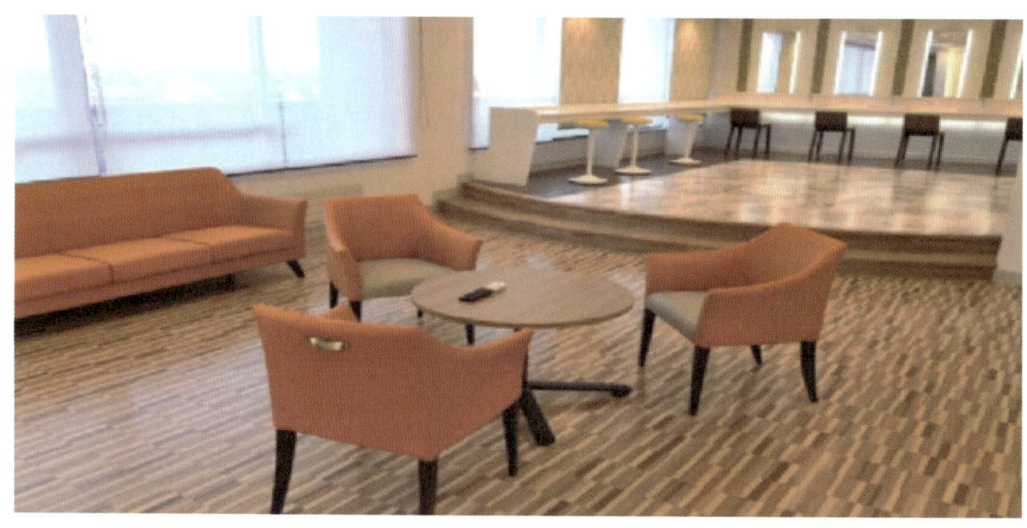

병원 내 치매 주간 서비스는 아사히 종합병원의 나카지마 이쿠미 간호부장의 제안으로 성사된 것인데 실제 운영은 인지증상 간호 인정간호사들이 담당하고 있다. 매일 병원 내 치매 주간 서비스를 실시하고 있는 지자체병원은 전국에서도 소수이다. 또한 지역의료 추진실이 설치되어 도야마 대학 부속병원과 연계 활동의 일환으로 교원, 젊은 중견 의사 및 의대생, 지역주민과의 연수, 교류의 장이 될 예정이다.

2019년 4월부터는 도야마 대학 부속 병원에서 새로운 기부 강좌가 설치되어 그동안 바라던 대로 내과 의사 2명이 상근으로 근무하고 있다. 간호사 고용 대책도 마련되어 상근 간호사 수는 2017년 74명에서 2019년 4월에는 85명이 되었다.

1일 입원 단가가 높은 지역포괄케어 병동 입원료 1을 도입함으로써, 병원의 수익도 크게 개선하였으며 2019년 4월부터 8월까지 5개월간 전년 대비 약 9,000만 엔의 진료 수입 증가를 실현하고 있다.

이번 병원의 업그레이드는 단순한 병동 규모 축소(다운사이즈)가 아니라 병원 생존을 위해 공격적으로 기능향상을 목표로 한 것이 특징이다. 병상을 크게 줄인 것에 대한 주민의 걱정도 있었지만, 지금까지 병원의 의료재생 노력, 마이스터 강좌를 통한 건강마을 만들기 등과 관련 의식향상도 있었던 탓에 이해를 구할 수 있었다.

아사히 종합병원의 업그레이드는 히가시야마 코이치 원장, 사사하라 야스나오 町長의 각오가 컸다고 생각한다. 되풀이하지만, 의료는 의료인이 의료를 행하여 수익을 올리는 것을 본질로 한다. 인재를 소중히 하지 않는 지자체병원은 존속할 수 없는 시대가 되고 있다.

어떻게 하면
지자체병원의 경영이 좋아질까?

3

제8장 : 지자체병원의 경영개혁
제9장 : 지자체병원 수익 개선을 위해 무엇이 필요한가?
제10장 : 지역사회에서 지자체병원을 지탱한다

제8장

지자체병원의 경영개혁

제 3부는 어떻게 하면 지자체 병원 경영이 좋아질 것인가에 대해 논의하고 싶다. 제 1장에서 언급했듯이 구 가이드라인 기간 중에 경영개선을 완수한 병원이 많았는데, 무엇이 효과적이었을까? 내각부 정책총괄관(경제재정 분석 담당)과 총무성 자치재정국 준공영기업실이, 각기 구 가이드라인 기간 지자체 병원의 경영개선 상황에 대해 분석하고 리포트를 발표하고 있다. 두 데이터 분석을 통해 지자체 병원이 어떠한 경영개선을 완수했는지 살펴보자.

1. 총무성 '공립병원 경영개선 사례집'

2016년 3월, 총무성 준공영기업실은 '공립병원 경영개혁 사례집(이하 사례집)'을 발표하였다. 사례집은 신 공립병원 개혁 가이드라인을 토대로 새로운 개혁 플랜의 수립과 그 실시에 기여할 목적으로 작성되었다. 사례집은 구 공립병원 개혁 가이드라인에 기반한 노력들을 개괄한 뒤에, 2014년도까지 결산 정보에 근거해 경영지표가 안정적으로 향상된 20개 병원을 추려내고 있었다. 20개 병원에 관해, 구체 내용 및 병원 자체평가를 게재하는 동시에 전문가(有識者)에 의한 평가분석을 실시하고 있다. 20개 병원 중 몇 곳은 필자가 추천하고 있다. 또 필자는 전문가로서 모든 사례에 대해 언급하고 있다. 사례집에 소개된 것은 [도표 8-1]의 20개 병원이다. 또 후술한바 같이 소개된 20개 병원 중에 추후 경영문제가 발생한 병원도 있어서 주의가 필요하다. 사례보고를 보고 느낀 점은 의사·간호사 등 직원의 증원을 통해 경영개선을 실현한 병원이 많다는 점이다. [도표 8-2]는 20개 병원의 직원·의사·간호사 수의 변화를 비교한 표이다. 병상 수가 많은 병원을 중심으로 직원 수가 대폭 늘어난 병원이 많다.

[도표 8-1] 사례집에 소개된 20개 병원(소개문의 일부 자구 수정)

경영의 효율화	이와테현 미야코병원- 의사초빙 대처와 지역의료연계를 통한 수입증대, SPC의 적극적 이용 등에 의한 비용절감노력으로, 주산기 의료의 충실 등 진료기능 향상을 도모함과 아울러, 경상수지 100% 달성. 동일본 대지진 시에는 재해응급의료를 담당해 공립병원으로서 사명완수.
	사이타마 시립병원- 고도급성·급성기 의료를 중심으로 한 의료기능 강화나 의사·간호사의 인재확보를 통한 수입확보 및 경비절감에 힘써 응급·소아·주산기 의료 등의 제공 체제를 충실히 하고 경상수지비율 100%이상을 계속적으로 달성.
	이나 중앙병원- 의사·간호사 확보와 수입증가를 위한 대응으로 2차 의료권 핵심병원으로서 의료질 향상을 도모하고 지속적으로 경상수지비율 100%이상을 달성.
	시립 후쿠치야마 시민병원- 의사초빙 대처로 충실한 진료과를 운영하여 환자 수가 대폭 증가하는 등의 성과를 올리고, 개혁플랜상의 당초 계획보다 1년 앞당겨 경상수지 흑자를 달성함과 동시에 응급의료체계 내실화를 추진.
	가라쓰 시민병원 키타하타- 56병상의 소규모병원이지만, 의사의 정착과 지역의료 연계에 의한 수입확보와 함께 비용 삭감 등에 노력한 결과, 2009년도부터 경상수지 흑자 전환 및 누적 결손금 해소(2011년도)를 달성.
	오키나와 현립 남부의료센터·어린이 의료센터- 새 병원건설로 경영지표가 악화되었지만, 연계강화 등 여러 분야에서 수입확보 노력을 통해 경영지표 개선을 도모하고, 고도·다 기능병원으로서 의료제공체제를 충실하게 강화.
재편·네트워크화	쓰가루 종합병원- 서북5의료권의 공립5개 병원을 기간병원과 위성병원·진료소로 재편·네트워크화 함으로써 전체적으로 의사 수 증가를 도모하고 기간병원의 의료기능 내실화를 추진해 권역 전체적으로 필요한 의료제공체제를 확보.
	니혼가이 종합병원- 야마가타 현립 니혼가이병원과 사카타 시립 사카타병원를 통합하여 지방 독립 행정법인으로 경영형태를 전환하고, 니혼가이 종합병원과 니혼가이 종합병원 사카타 의료센터의 기능분화와 업무연계를 추진함으로써 의사확보와 진료체제 내실화를 실현하고 법인전체 경상수지 비율 100%이상을 지속적으로 달성.
	기타 하리마 종합의료센터- 미키 시민병원과 오노 시민병원이 일부 사무조합으로서 경영통합을 하여, 하나의 핵심병원에 통합 집약을 도모함으로써 대학과 제휴해 의사를 육성하는 마그넷 호스피탈(의사의 인사순환, 교류의 거점기능을 담당하는 병원)로서 의사 수 증가와 의료제공체제 내실화 실현.
	공립 세라 중앙병원- 2개의 공립병원을 급성기 병원과 진료소로 재편함으로써 응급의료를 비롯한 지역 의료제공체제를 확보함과 동시에 경영 효율화를 도모함.

경영형태의 재검토	미우라 시립병원- 병원의 존속마저 위협받는 경영상황에서 지방공기업법 전부 적용 추진을 계기로 의사초빙, 지역의료연계 등 다방면에 걸친 경영우선책을 실천함으로써, 주민의 요구에 부응한 의료제공과 경영건전화를 추진.
	토야마 시민병원- 경영개선 계획에 내건 각종 시책의 실시로, 2010년도에 경상수지 흑자를 달성하고, 2011년도에 지방공영기업법을 전부 적용함으로써 의료의 질 향상을 도모하는 동시에 2014년도까지 5기 연속 흑자를 유지 중.
	사카이 시립종합의료센터- 지방 독립행정법인제도의 장점을 충분히 활용한 체제정비와 효율적이고 효과적인 병원운영에 임한 결과, 법인이행 첫해(2012년도)부터 3년 연속해서 경상흑자를 달성하는 동시에 응급의료 등의 제공체제 강화로 내실 도모.
	야오시립병원- 2009년도 지방공영기업법 전부 적용으로 이행, 2004년부터 도입한 병원사무 PFI** 사업효과 등에 의해 '2009년도에 감가삼각 전 수지의 흑자화 달성' '2010년도에 자금수지 흑자화를 달성' '2011년도에 순이익'을 실현해, 진료 과의 내실을 도모함과 동시에 2014년도까지 4년 연속으로 순이익을 확보.
	진세키고원 정립병원-2009년, 현에서 정으로 이관과 동시에 지정관리자제도를 도입, 인건비 삭감에 의한 비용 삭감과 특별 양노원 촉탁의를 맡음으로써 수입증가를 실현하는것과 동시에 중산간 지역 의료제공체제를 확보.
	기타큐슈 시립모지병원- 지정관리자제도를 도입해, 회복기 재활병동이나 지역포괄 케어병상을 개설하는 등, 지역에서의 역할을 명확히 하면서, 다른 급성기 병원과의 연계를 강화해 지역의 의료수요에 대응하고 안정적인 의료수입을 확보.
	후쿠오카 시민병원- 지방 독립행정법인으로 이행함으로써 지역의 의료요구에 유연하게 대응할 수 있게 되어 고도 전문 의료, 고도응급의료 등의 제공체계 내실화를 추진하는 동시에 경영의 효율화를 도모.
	지쿠코 시립병원- 지방 독립행정법인화를 통해 의사 확보와 진료 효율화를 통한 입원수입증가를 도모하고 법인화 후는 경상수지비율 100%를 지속적으로 달성함과 동시에, 지역 수요구 따른 의료제공체제를 확보.
	구라테병원- 지방 독립행정법인화를 통해, 한 때 제공하지 못했던 진료과목을 의사확보를 통해 재개하고, 지역의료연계를 통한 수입증가를 도모함으로써 경상수지비율 100%를 달성.
	정립 다라병원- 2010년도부터 지방공영기업법을 전부 적용하여, 새롭게 임명된 원장(관리자 겸무) 휘하에 사무장을 비롯한 사무직원을 민간에서 채용함. 지역의료연계 등에 의한 수입증가와 인건비 적정화 등에 의한 비용 삭감을 통해 만성적자를 해소하고, 경상수지 흑자를 지속적으로 달성.

○은 지방공영기업법 전부적용, △은 지방독립행정법인, ◇은 지정관리자제도 도입
총무성 '공립병원 경영개혁 사례집'의 각 병원 데이터를 통해 필자 작성

---

* SPC(Special purpose Company) : 특별목적회사
** PFI(Private Finance Initiative) : 민간 자금 활용 주도 사업

[도표 8-2] 20개 병원의 직원·의사·간호사 인원 변화

	병원명	병상 수	2008 직원수	2013 직원수	증가 인원	2008 의사 수	2013 의사 수	증가 인원	2008 간호사 수	2013 간호사 수	증가 인원
경영 효율화	이와테현립 미야코병원(이와테현)○	344	367	382	15	32	31	-1	196	198	2
	사이타마 시립병원(사이타마 시)	567	613	686	73	76	88	12	402	461	59
	이나 중앙병원(나가노현)	394	581	787	206	58	66	8	285	328	43
	시립후쿠치야마 시민병원(교토부)○	354	376	448	72	44	54	10	208	255	47
	가라쓰시민병원 키타하타(사가현)	56	30	33	3	4	4	0	15	17	2
	오키나와 현립 남부의료센터·어린이 의료센터(오키나와현)○	434	622	749	127	96	116	20	399	496	97
재편·네트워크화	쓰가루 종합병원 (아오모리현)○	438	433	563	130	27	37	10	192	280	88
	니혼가이종합병원(야마가타현)△	646	643	826	183	82	112	30	431	550	119
	기타하리마 종합의료센터(효고현)○	450	519	569	50	62	88	26	319	377	58
	공립 세라 중앙병원(히로시마현)○	155	123	155	32	8	10	2	63	88	25
경영형태 재검토	미우라 시립병원 (가나가와현)○	136	122	134	12	11	14	3	85	80	-5
	토야마 시민병원(토야마현)○	595	773	939	166	65	80	15	430	511	81
	사카이 시립종합의료센터(사카이시)△	487	540	903	363	68	137	69	351	451	100
	야오시립병원(오오사카부)○	380	464	534	70	64	77	13	274	296	22
	진세키고원정립병원(히로시마현)◇	95	91	87	-4	6	5	-1	56	32	-24
	기타큐슈시립모지병원(기타큐슈시)◇	155	114	214	100	7	12	5	46	50	4
	후쿠오카시민병원(후쿠오카시)△	204	208	434	226	34	48	14	130	197	67
	지쿠코 시립병원(후쿠오카현)△	233	222	346	124	16	33	17	101	139	38
	구라테병원(후쿠오카현)△	222	182	194	12	12	10	-2	56	71	15
	정립 다라병원(사가현)○	60	62	79	17	7	4	-3	13	22	9

○은 지방공영기업법 전부적용, △은 지방독립행정법인, ◇은 지정관리자제도 도입

출처: 총무성 '공립병원 경영개혁 사례집'의 각 병원 데이터를 통해 필자 작성

[도표 8-3]은 구 공립병원 개혁 플랜 전후(2008년도 결산부터 2013년도 결산)에서 의업수지 비율을 5% 이상 개선한 300병상 이상인 병원의 수익과 비용을 비교한 것이다. 대부분의 병원이 비용을 증가시키고 있지만, 그 이상으로 수익이 증가하고 있다.

[도표 8-3] 구 공립병원 개혁 플랜 전후의 의업수지 개선 요인(300병상 이상)

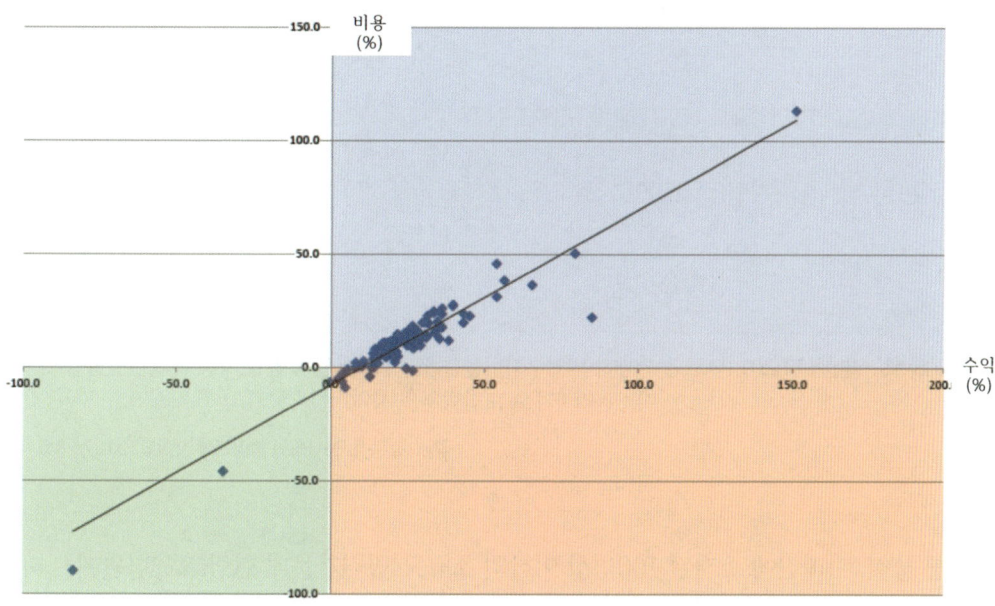

2008년도 결산부터 2013년도 결산까지 의업수지비율을 5%이상 개선한 병원
(지방 독립행정법인 및 지정관리자제도 도입병원을 제외)

출처: 총무성 '공립병원 경영개혁 사례집' 2016년 3월 P.13

또 [도표 8-4]는 100병상 미만의 소규모 지자체 병원의 수익과 비용을 비교한 그림이다. 비용을 증가시켜 수익을 개선한 병원과 비용을 줄여 수익을 개선한 병원이 혼재하고 있다. 단지 눈앞의 비용 삭감만을 실시해 인재 투자를 게을리 하면, 직원이나 의료제공 능력이 뒤쳐져, 장래 병원의 존속이 어렵게 될 위험성이 있다는 점은 주의해야 한다.

[도표 8-4] 구 공립병원 개혁 플랜 전후의 의업수지 개선 요인(100병상 미만)

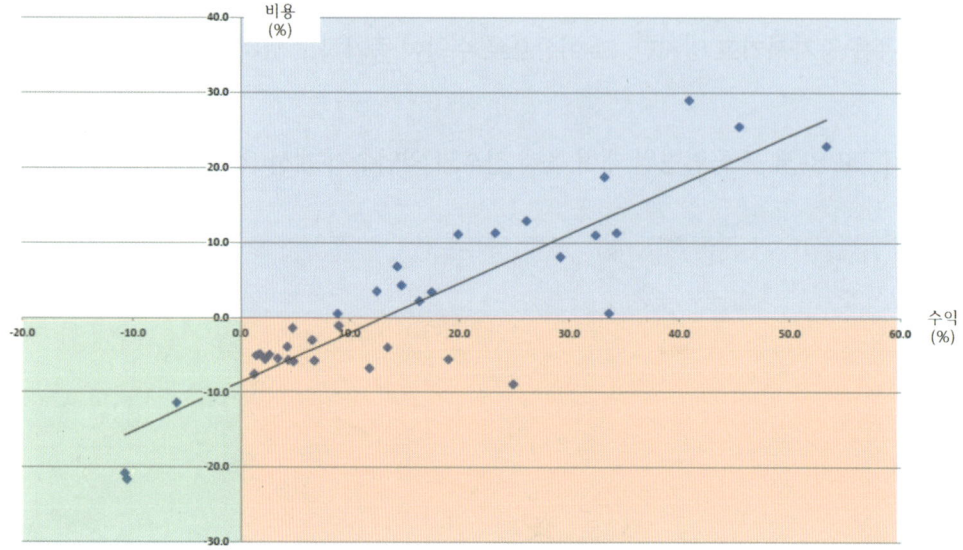

2008년도 결산부터 2013년도 결산까지 의업수지비율을 5%이상 개선한 병원(지방 독립행정법인 및 지정관리자제도 도입병원을 제외)

출처 : 총무성 '공립병원 경영개혁 사례집' 2016년 3월 P.13

 예를 들어, 사례집에 소개된 100병상 이하의 소규모 병원가운데 현립(縣立)병원에서 町으로 경영 이관을 받은 병원에서는 이관될 때, 지정관리자 제도를 도입해 인건비 억제를 대폭 실현하고 있다. 다만 병원 보고서를 보면, 지속 가능한 의료에 투자를 충분히 하고 있지 않음을 알 수 있다. 이 때문에 전문가 의견에는 '주의해야 할 것은 교통조건이 나쁜 산간지에서는 의사뿐 아니라 간호사 등의 의료진 고용도 곤란한 일이다. 마을(町) 전입금 1억 엔으로 해결되었다고 말하지만, 보통·특별 교부세 조치 액 상당 분은 전부 병원으로 전입하고 직원 연수의 충실, 직원주택을 포함한 근무환경의 정비, 병원의 재건축을 포함한 리모델링, 의료기기의 정비 등에 신규 투자를 실시할 필요가 있다. 단순히 인건비를 억제하기만 하고 충실한 직원연수 등 젊은 의료진에 매력적인 직장 조성을 등한시하면 현재의 직원이 정년퇴직 후에는 직원 부족으로 병원 존속이 불가능한 사태에 빠질 수 있다. 벽지 병원일수록 인재육성에 노력을 기울이는 것이 필요하다'라고 문제점을 지적했다.

2. 내각부 '공립병원 개혁의 경제·재정 효과에 대하여'

2016년 8월 16일, 내각부 정책총괄관(경제재정분석 담당)은 '공립병원 개혁의 경제·재정효과에 대하여-지방공영기업 연감에 있는 개표 데이터를 이용한 분석' 이라는 리포트를 발표했다. 최근 지자체병원 개혁에 의한 경영개선 효과를 개별 병원 경영 데이터를 통해 분석 검증하면서, 분석에 해당하는 전문가 연구회가 설치되어 필자도 위원이 되었다.

동 분석은 입지조건이 '채산성이 없는 지역'인가 '채산성이 있는 지역'인가로 나누고, 그 위에 병상규모를 '200병상 미만', '200~400 병상 미만', '400병상 이상'의 3가지로 구분한 다음, 전체 병원을 4개 그룹으로 분류했다(채산성이 없는 지역은 모두 200병상 미만).

그런 다음, 경영개선 성과를 명확히 하고자 병원이 의료 행위로 인한 의료수익(주로 입원·외래수익)과 발생하는 의료비용(주로 인건비·재료비·경비 등)의 변화 현황을 검증하였다. 경영개선 상황을 파악하기 위해 의업수익의 일반회계 부담금, 의업비용의 감가상각비·감모비減耗費*를 제외한 수정 의업수익·수정 의업비용으로 비교했다.

[도표 8-5]는 400병상 이상 병원의 수지상황이다. 수지개선 그룹①이 97개 병원이고 전체 132개 병원 중 75%를 차지하고 있다. 수정 의업비용이 16.1% 증가(인건비 14.8%증, 재료비 13.5%증, 경비 23.8%증)하는 한편, 수정 의업수익이 23.7%증가(입원수익 25.0% 증, 외래수익 23.1%증)하여 수지를 개선시키고 있다. 인건비가 14.8% 증가한 것처럼 의사나 간호사 등의 직원 수를 늘려 의료제공 서비스를 향상시키고, 입원단가(31.3%증)·외래단가(31.5%증) 증가를 실현한 병원이 수지를 개선시키고 있다고 생각한다.

[도표 8-6]은 채산성이 없는 지역 소규모병원(200병상 미만)의 수지상황이다. 전체 250개 병원 중 192개 병원(77%)이 수지를 악화시키고 있다. 가장 병원 수가 많은 수지악화 그룹⑥ (91개 병원)은 수정 의업비용이 9.4%감소(인건비 5.5%감, 재료비36.8%감, 경비 15.1%증)하는 한편, 수정 의업수익이 19.8%감소(입원수익 16.4%감, 외래수익22.8%감)하여 수지를 악화시키고 있다. 입지조건이 나빠, 의사나 간호사 등의 의료기술직의 고용이 어려워 의료제공 능력이

---

* 시설 장비 등의 사용으로 줄어들거나 마모되어 부족분이 발행한 데 따른 비용

저하되고 결과적으로 입원·외래 환자의 유출(입원19.8%감, 외래21.1%감)을 초래하여 수지가 악화되고 있다고 본다.

[도표 8-5] 대규모 병원(병상 수 400병상 이상) 수지 상황

		본체	비용증가			비용감소		
			수익증가		수익감소	수익증가	수익감소	
			수지개선 그룹①	수지개선 그룹②	수지개선 그룹③	수지개선 그룹④	수지개선 그룹⑤	수지개선 그룹⑥
시설	병원수	132	97	26	6	2	0	1
	평균병상 수	544	559	507	458	579	-	460
	수정 의업수익	19.0%	23.7%	9.2%	-5.2%	2.3%	-	-1.8%
입원	입원수익	20.4%	25.0%	10.5%	-7.1%	19.2%	-	-3.8%
	입원단위(1일)	29.3%	31.3%	26.0%	15.2%	26.6%	-	20.1%
	입원환자수(1일)	-6.6%	-4.3%	-11.8%	-18.7%	-6.1%	-	-19.6%
외래	외래수익	18.5%	23.1%	8.6%	0.1%	-20.1%	-	13.2%
	외래단위	29.0%	31.5%	23.6%	26.6%	-17.0%	-	35.6%
	외래환자수(1일)	-7.2%	-5.6%	-11.3%	-15.0%	-4.9%	-	-16.3%
	수정의업비용	14.9%	16.1%	15.0%	3.2%	-2.2%	-	-1.2%
비용	인건비	14.2%	14.8%	16.7%	-0.9%	5.9%	-	-3.5%
	재료비	9.1%	13.5%	0.1%	-8.4%	-24.7%	-	-12.6%
	경비	25.9%	23.8%	32.7%	29.5%	25.7%	-	25.5%

출처 : 내각부 『공립병원 개혁의 경제·재정 효과에 대해』

[도표 8-6] 비채산지역 소규모 병원(병상 수 200병상 미만) 수지 현황

| | | 본체 | 비용증가 | | | 비용감소 | | |
| | | | 수익증가 | 수익감소 | 수익증가 | 수익감소 | | |
			수지개선 그룹①	수지개선 그룹②	수지개선 그룹③	수지개선 그룹④	수지개선 그룹⑤	수지개선 그룹⑥
시설	병원수	250	29	50	51	10	19	81
	평균병상 수	77	85	78	69	85	82	77
	수정 의업수익	-5.1%	22.3%	9.1%	-9.8%	5.1%	-7.0%	-19.8%
입원	입원수익	-3.2%	31.4%	6.6%	-13.7%	13.0%	1.0%	-16.4%
	입원단위(1일)	8.8%	13.7%	11.9%	5.3%	14.3%	16.1%	5.5%
	입원환자수(1일)	-10.3%	18.4%	-3.7%	-17.4%	0.0%	-12.3%	-19.7%
외래	외래수익	-7.3%	9.5%	11.0%	-6.2%	-0.9%	-12.6%	-22.8%
	외래단위	9.9%	11.6%	17.3%	17.6%	14.3%	7.7%	0.9%
	외래환자수(1일)	-14.1%	1.2%	-4.6%	-18.8%	-12.6%	-17.4%	-21.1%
	수정의업비용	1.7%	14.6%	16.4%	6.0%	-3.4%	-12.1%	-9.4%
비용	인건비	1.8%	13.1%	12.6%	5.5%	-8.8%	-12.7%	-5.5%
	재료비	-14.8%	3.2%	14.5%	-12.6%	-10.1%	-22.7%	-36.8%
	경비	20.3%	31.4%	26.0%	25.3%	17.7%	0.6%	15.1%

출처 : 내각부 『공립병원 개혁의 경제·재정 효과에 대해』

채산성이 없는 지역 소규모 병원 중에도 경영상황 수지를 개선시킨 병원 수가 가장 많은 그룹①(29개 병원)에서는 400병상이상 병원과 마찬가지로 수정 의업비용이 14.6% 증가(인건비 13.1%증, 재료비 3.2%증, 경비 31.4%증)하는 한편, 수정 의업수익이 22.3%증가(입원수익 31.4% 증, 외래수익 9.5%증)하여 수지를 개선시키고 있다. 의사나 간호사 등의 직원 수를 늘리

는 의료제공 서비스를 향상시키고, 입원단가(13.7%증)·입원환자 수(18.4%증)·외래단가(11.6% 증) 증가를 실현시켜 수익을 개선한 것으로 평가된다.

2번째로 수지개선 수가 많은 그룹⑤(19개 병원)는 그룹①과 달리 수정 의업수익이 7.0%감소(입원수익1.0%증, 외래수익12.6%감)하는 한편, 수정 의업비용을 12.1%감축(인건비 12.7%감, 재료비22.7%감, 경비 0.6%증)하여, 수지개선을 이루었다.

3. 2개 보고서의 분석에서 관찰되는 사항

2개 보고서의 분석에서 어떤 점이 보이는가? 경영개선 상황을 보면, 병상 수가 많은 도시지역의 병원에서 경영개선 정도가 크고, 인건비 증가 등 적극적인 투자를 통해 의업비용을 증가되었지만, 이를 상회하는 의업수익을 올림으로써 수지를 개선시킨 병원이 많았다는 것을 알 수 있다.

보통 지방자치단체 본부에서는 병원과 같은 진료보상에 의한 수입이 없기 때문에, 어떻게 해서라도 인원억제·경비절감의 '구두쇠 전략'에 의해 개선하려는 방향으로 가기 쉽다. 그러나 현재 정부의 진료수가 및 보수 정책은 제4장에 기술한 바와 같이 약품 가격 차익을 중시한 배분에서 기술이나 의료제공의 질에 의한 차익이 배분되는 시대가 되고 있다. 이러한 시대에 있어서는 의사나 간호사의 직원 수를 늘리는 동시에 투자를 실시해 의료제공능력을 향상시켜, 입원·외래단가의 증가에 의해 경영개선을 도모하는 것이 필요하다. 지자체병원을 경영하는 지자체에서 직원 정원 수 억제 일변도가 아니라, 병원직원 채용을 적극적으로 도모함으로써 수익을 높인다는 의식을 가질 필요가 있다.

비채산지역에서 병원을 운영하기란 매우 어렵다. 후술하는 바와 같이, 지역 필수 의료를 제공하기 위해서는 지방교부세를 뒷받침으로 한 일반회계에서 전입금은 필요하다고 생각한다. 수지만을 생각하여 필요한 인력투자를 하지 않고 인건비를 억제하는 것으로는 지금까지 언급한 것처럼, 직원이 고령화되어 퇴직한 후 근무할 의료인은 없으며 의료 활동도 지속하지 못할 가능성이 높다고 본다.

4. 구 공립병원 개혁 가이드라인의 평가

2개 보고서의 분석결과를 바탕으로 구 공립병원 개혁 가이드라인을 평가하면 ①목표를 수치화하여 '경영 효율화'를 도모하고자 '직원급여비 대 의업수익 비율'을 반드시 목표로 설정하는 것은 문제가 있는 목표였다고 생각한다. 직원을 늘리는 한편, 그 비용을 뛰어넘는 수익을 올리도록 하여야 한다. 직원 대 의업수지비율을 낮추는 면은 있겠지만, 지자체에서는 지극히 근본적인 관계를 무시하고 간단히 「직원 대 의업수지비율 = 직원채용의 억제·직원급여의 억제」라는 생각과 직결되기 쉽다. 결과적으로 지자체병원의 경영개선을 억제하는 방향으로 작용했다고 본다. 직원 대 의업수지비율은 구 가이드라인이 현장의 상황을 이해하지 못한 채 재무개선을 요구하고 있다는 병원 현장에서의 비판이 들어맞는 전형적인 지표였다.

②의사의 배치나 병상 수 재검토를 포함한 '재편·네트워크화'는 어떻게 평가해야 하는가? 두 보고서 모두 병상 수가 많은 병원이 확실히 경영을 개선하고 있다. 의료 서비스가 고도·전문화 되고 있는 가운데, 시대에 맞는 의료를 제공하기 위해서는 병원도 일정 규모가 필요하다. 병원의 규모가 커짐에 따라 의사나 의료진에 대한 연수기능의 충실도를 높이기가 쉬워진다. 다만, 제6장에서도 논의한 바와 같이 병원의 통합·재편은 간단한 것이 아니다.

③민영화를 포함한 「경영 형태 재검토」의 3개의 관점에 입각한 개혁을 한꺼번에 추진하는 것은 어떨까? 지자체병원 수익개선을 위해 직원 채용을 탄력화 하는 것은 중요한 요인이다. 그 점에서, 지방공영기업법의 전부적용 또는 지방 독립행정법인화 등의 경영형태의 재검토를 도모함으로써, 직원 채용의 유연성을 높이는 것은 선택사항 중 하나라고 생각한다. 경영 형태의 변경에 대해서는 장점이나 단점도 포함해 자세하게 기술하고자 한다.

5. 지자체병원 경영형태의 변경을 고려

제1장 [도표 1-11]에 소개한 바와 같이 최근 지자체병원 경영 개선을 위해 다양한 형태의 변경이 이루어져 왔다. 경영형태의 변경 관련, 그 성과도 감안하여 논의하고 싶다. 결론

적으로는 경영형태를 바꾼다고 지자체병원의 경영이 호전되는 것은 아니라는 점이다. 경영형태의 변경은 어디까지나 '수단'이지 '목적'은 아니라고 본다.

6. 지방공영기업법 전부적용

지방 자치단체가 경영하는 지자체병원은 원칙적으로 지방공영기업법의 재무에 관한 규정이 '일부' 적용되고 있다(지방 독립행정법인은 제외). '전부' 적용은 지방 자치단체 조례에 의해 '조직' 및 '직원의 신분취급'에 관한 규정에 대해서도 적용하는 것을 말한다. 요점은 단체장 부/국에서 새로이 조직을 분리하여, 병원을 경영하는 경영자인 병원사업 관리자를 두고 책임을 갖고 병원경영을 하게 하는 것이다. [도표 8-7]과 같이 조직을 독립시킴으로써, 지사의 권한은 예산안과 의회의 의안 제출에 부치는 것 등에 한정되며, 병원사업 관리자의 권한을 대폭 확대하여 직원의 임면·급여 등의 신분취급을 관리자 책임으로 실시할 수 있게 한다.

[도표 8-7] 지방공영기업법의 전부적용

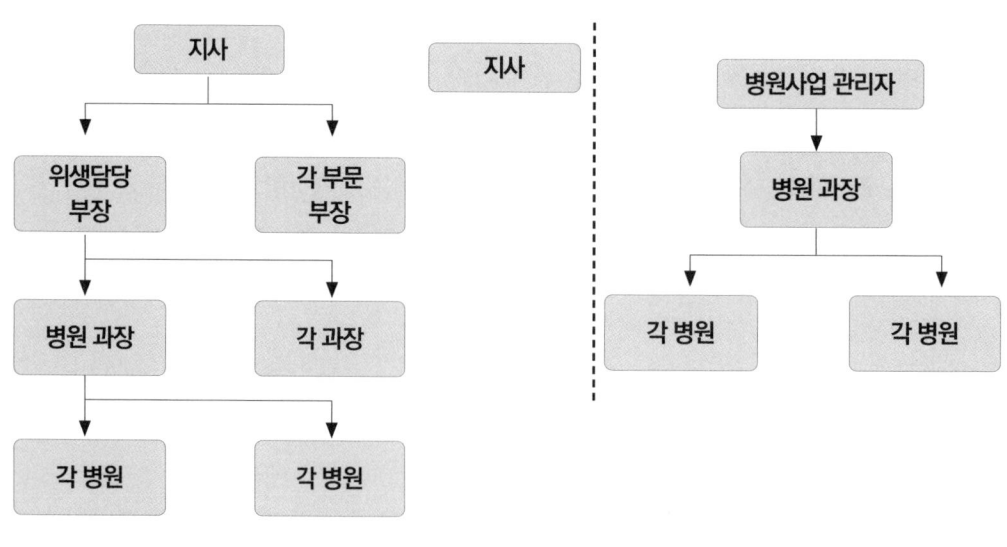

지시의 계통이 적다
병원 관리자의 판단으로 병원 경영을 할 수 있다.

필자 작성

전부적용 자체는 오래된 제도로 1995년 10월 니가타현 병원사업에서 도입되었지만, 그 이후 이와테현, 에히메현, 고치현 등에서 도입되었을 뿐 그다지 확산되지 않았다. 지자체병원에서 전부적용이 확대된 것은 1999년에 미에현 병원사업에 도입한 것을 계기로 행정개혁 흐름 속에서 도도부현, 정령(政令)시립 지자체병원사업 관련 전부적용을 실시하는 병원이 잇따랐다. 필자가 이전에 근무했던 사이타마현의 병원사업도 2002년 4월에 전부적용을 도입하여, 지자체병원의 경영 실적이 있었던 병원사업 관리자 타케히로 미치씨(당시 가고시마 시립병원 사업관리자)를 초빙, 전입을 줄이기 위해 노력한 결과, 1997년도에 4개 병원(합계 1,139병상)에 134억 엔이었던 일반회계 전입금을 2004년도에 83.6억 엔으로 줄이는 성과를 올렸다.

[도표 8-2]의 병원 경영개선 사례 20개 병원에서 전부적용 병원은 이와테현립 미야코병원, 시립 후쿠치야마 시민병원, 오키나와현립 남부의료센터·어린이 의료센터, 쓰가루 종합병원, 키타하리마 종합의료센터, 공립 세라중앙병원, 미우라 시립 병원, 도야마 시민병원, 야오시립병원, 정립(町立) 타라 병원의 10개 병원으로 반수를 차지한다. 경영개선 효과가 미미하다고 알려진 전부적용이라 해도 관리자(병원장)의 인사나 재정 등의 권한을 높이고, 책임을 지고 운영한다면 일정한 효과가 있을 것으로 생각한다. 한편, 전부를 적용하기는 했지만, 직원채용은 변함없이 지자체 본부의 인사과에서 담당하여 전부적용 효과가 나지 않는 지자체병원도 적지 않다. 필자는 이런 병원을 '가짜 전부적용' 병원이라고 부르고 있다. 형식만 갖추고 본질은 변하지 않는 것이 행정기관의 병폐 중 하나라고 생각한다.

잘 알려져 있지 않으나 전부적용 사용법의 하나로 젊은 원장의 발탁 방식을 사용하는 방법이 있다. 벽지 지자체병원에서는 원장이 60대, 부원장이 지자체 의과대학 출신 등의 30~40대 의사인 병원도 적지 않다. 전부적용으로 하고 원장을 병원사업관리자(정년 없이 일할 수 있다는 장점도 있다)로 하고, 부원장을 병원장으로 발탁하는 방법도 있다. 베테랑 관리자, 젊은 중견 원장이라는 체제로 의사초빙, 의대생·전공의 연수를 적극적으로 수용하는 것이다.

지방 독립행정법인도 같은 문제가 생기는데 지방공영기업법을 전부적용할 경우, 경영개선을 위해 병원을 지자체 본체로부터 독립시키는 것은 의료정책과 병원경영의 분리가 생겨 정책의 일체성을 확보하지 못할 위험성이 생긴다는 점은 주의해야 한다.

7. 지방 독립행정법인

'지방 독립행정법인'은 2004년 4월에 시행된 '지방 독립행정법인법'에 따라 창설된 경영 형태이다. 지방 자치단체가 직접 운영할 필요는 없지만, 민간 조직에 위탁하는 것도 어려울 경우 새로 '행정법인'이라는 법인조직을 만들어 운영을 시키자는 것이다. 목표에 의한 관리와 적정한 실적 평가, 실적주의에 기반한 인사관리와 재무 운영의 탄력화, 철저한 정보공개 등이 제도의 기둥이 된다.

[도표 8-2]의 병원 경영개선 사례 20개 병원에서 지방 독립행정법인은 니혼가이 종합병원, 사카이 시립 종합의료센터, 후쿠오카 시민병원, 지쿠고 시립병원, 구라테 병원의 5개 병원이다. 지자체병원이 지방 독립행정법인화를 목표로 하는 것은 지자체병원의 경영을 옥죄고 있는 직원 정수의 틀을 벗어나고자 하는 것이지만, 이사회 차원에서 신속한 의사결정이 가능해지는 것도 장점의 하나가 된다. 앞으로도 직원 채용에서 정원 수 제약이 심한 도도부현·대도시의 지자체병원을 중심으로 지방 독립행정법인화를 추진하는 지자체병원이 늘 것으로 생각한다.

지방 독립행정법인으로 이행하는데 가장 큰 장애물은 병원 조직을 지자체에서 완전히 분리시키는 것(지자체의 의향을 바탕으로 한 정책의료의 실시를 부과할 수 없게 될 우려도 있다)과, 직원이 공무원 신분을 잃을 가능성이 있다는 점이다. 현재 총무성은 지방 독립행정법인화를 할 경우, 비공무원 신분을 원칙으로 하고 있다. 그러나 2012년 4월에 출범한 지방 독립행정법인 미에 현립 종합의료센터는 공무원형 지방 독립행정법인으로 설립되었고, 비공무원 신분이 절대 원칙이 아니라는 점을 지적해 둔다. 한편 [도표 8-8]은 지방 독립행정법인의 이행년도 별 의업수지 비율 추이 그래프이다. 지방 독립행정법인화 직후 바로 경영상태가 개선되는 것은 아니다.

더 말하자면, 지방 독립행정법인화 이후 경영개선책을 실시해도, 그 운영 방식에 따라서

[도표 8-8] 지방 독립행정법인의 이행년도 별 의업수지 비율 추이

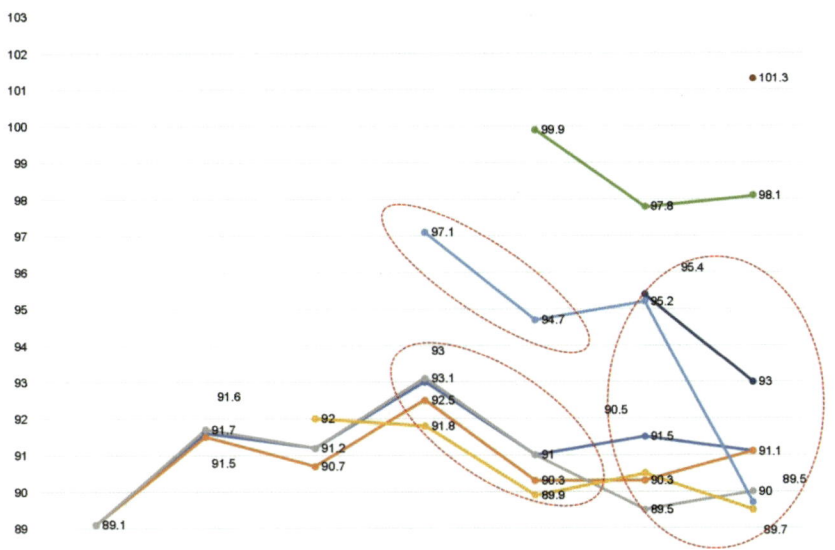

출처: 내각부 『공립병원 개혁의 경제·재정 효과에 대해』

병원 존속의 위기에 직면하는 경우도 있다. 병원개혁 사례 20개 병원 중 하나인 후쿠오카현 구라테정이 2013년도 설립한 지방 독립행정법인 구라테 병원의 경우, 의사 급여의 탄력화에 따른 상근 정형외과 의사 2명의 고용, 10대 1 간호의 도입, 응급후송환자의 수용증가, 대우 제도를 폐지해 새 급여표 적용에 의한 급여비의 억제(현재 급여 보장은 실시했다)를 실시함으로써, 지방 독립행정법인화 첫 해 결산이 3억 3,300만 엔 흑자로 전환되었다(총무성 '공립병원 경영개선 사례집' 247~256쪽). 경영개선을 하고자 한 병원이었지만, 2018년 3월 말에 내과 상근 의사 6명 전원이 퇴직한 것으로 보도된다. 당시의 T정장이 병원의 재건축과 관련, 사무총괄·신 병원 건설 담당 부이사장을 퇴직시키고 외부 이사 3명을 포함한 임원 구성을 지시한 것에 염증을 느껴 퇴직을 결단한 것이었다. 2017년 12월에는 병원에 부당 개입 등의 이유로 구라테 町의회는 T정장에 대한 사직권고결의안을 찬성 다수로 가결했지만, T정장은 그 직에 머물렀다. 그 지역의 행정이 혼란으로 치닫는 중, 2018년 7월 9일 T정장은 町에서 발주한 하수도사업에 관련되는 입찰에서 최저 제한 가격 등을 업자에게 누설한 혐의

로 체포된다. T정장은 사표를 제출, 7월 31일부로 사직했다.

구라테 병원 사례는 어떤 경영 형태라도 운영하는 사람에 따라 경영 개선책의 성공과 실패가 나뉜다는 점을 일깨워준다. 정장을 비롯한 행정 담당자, 지방의회, 지역주민이 진정한 의미에서 우리 지역병원을 소중히 생각하느냐가 중요하다. 외부에 맡겨 경영 형태를 바꾼다고 해결되는 것이 아님을 배울 수 있다.

8. 지정 관리자 제도

2003년 9월 지방자치법 개정으로 '지정관리자 제도'가 도입되었다. 동 제도는 지방자치단체가 설치한 '공공시설'에 대해서 '시설관리에 민간의 능력을 활용하여 주민서비스 질을 높이고 동시에 경비 절감 등(2003년 7월 17일 각 도도부현 지사 앞으로 총무성 자치행정국장 통지)'을 목적으로 창설되었다. 지정 관리자 제도는 관리자의 지정이라는 행정 행위를 통해, 지정관리자에게 시설 관리를 대행하게 하는 것이다.

병원에 대한 지정 관리자 제도는, 구 공립병원 개혁 가이드라인에서 민간 경영기법의 도입을 추진하는 관점에서 도입을 검토하기로 결정된 점 등도 있어, 의사 부족이나 운영 능력 부족으로 경영을 악화시키고 있는 지자체병원을 중심으로 확연히 늘어나고 있다. [도표 8-2]의 병원개혁 사례 20개 병원 중에는 기타큐슈 시립 모지 병원이 시모노세키시의 특정의료법인을 지정 관리자로 운영하고 있다. 모지 병원은 회복기 재활병동이나 지역포괄케어 병상을 개설하는 등, 지역 내 역할을 명확히 하고 다른 급성기 병원과의 연계를 강화하여 지역의 의료수요에 대응과 함께 안정적인 의업수입을 확보하고 있다.

9. 지정관리자 제도나 병원의 재편 등에서 발생하는 직원의 처우 문제

제6장에서도 일부 논의하였지만, 지정관리자 제도 실시 또는 병원 양도·폐지의 경우 병

원 직원 처우를 어떻게 할 것이냐의 문제가 생긴다. 2014년 4월부터 의료법인 T가 지정관리자가 된 오사카 I시립병원에서는 간호사들의 절반 이상이 시 사무직원으로 직종변경 또는 퇴직을 희망하고 있다고 보도되었다(요리우리 신문, 2014년 2월 26일). 보도에는 상근 간호사와 보조 간호사 197명 가운데 T의료법인으로 이적하여 병원에 남은 사람은 89명이다. 74명이 직종을 변경해서 시청에 남는 것을 희망했고 34명이 퇴직을 희망했다고 한다. 의료기술직도 57명 가운데 병원에 남은 사람은 17명, 직종 변경 희망자가 30명, 퇴직 희망자가 10명이었다고 한다. I시는 직원 퇴직을 만류하고자 T를 통해, 1인당 50~300만 엔을 빌려주고 3년간 근무하면 반환이 면제되는 '취업지도금제도'를 만들어, 3억 5,800만 엔을 편성했다. 100명이 사무직으로 남으면 1인 800만 엔으로 100명이면 연간 8억 엔의 인건비가 증가한다.

시청에 남은 직원 가운데 일정 수는 전문직 자리가 있을지 몰라도 자리가 없는 직원은 사무직으로 남게 된다. 병원 직원이라면 진료보수를 받아 수입을 올릴 수 있고 1병상당 지방교부세가 교부된다. 일반 직원이라면 직원 인건비는 지자체에서 지급한다. 병원사업 회계 쪽으로 전출금이 줄었어도, 시청 본부의 인건비 증가로 인해 지출은 증가한다.

대량의 사무직 이행으로 관청의 채용계획이 어긋난다. 의료 직원이 전문직으로서의 귀중한 경험(애초 간호사는 인력이 부족한 직종이다)을 버리고 사무직원이 되는 것은 지역의료의 관점에서도 손실이다. 이런 인력자원의 낭비는 지자체병원의 경영형태 변경에 있어서 간과되고 있는 문제이다.

10. 지정관리자 제도 도입의 문제 사례 – 국민건강보험 토에이 병원

과거 사례를 보면, 지정관리자 제도를 도입해 성과를 거둔 사례도 있지만, 그렇지 못한 병원도 있다. 예를 들어 아이치현 토에이정(町)이 설립한 국민건강보험 토에이 병원은 2007년 4월에 지정관리자 제도를 도입했지만, 의료 인력 부족과 입원환자 감소를 이유로 2019년 4월에 유상진료소화 되었다. 2018년 4월에는 지정관리자 제도를 폐지하여 정(町) 직영으로 되돌아갔다. 토에이 병원은 아이치현 북동부의 기타시라郡(시타라쵸, 토에이쵸, 도요네 무라)에서 유일하게 병상을 보유한 병원이었다. 토에이 병원은 1961년 30병상 병원으로 개설되어 1987년에는 병상이 70병상이 되었다. 2003년에는 일반병상 40개, 요양병상 30개를 보유하게 된다. [도표 8-9]와 같이, 의업수지비율은 77~83%의 추이를 보였으나 나츠메 타다시 원장(당시)과 직원의 노력으로 2005년도에는 의업수지비율 90.6%에, 경상수지 비율은 104.2%까지 향상되었다. 토에이 병원은 새로운 경영개선을 목표로 2005년 12월에 병원개혁위원회를 설치해 다음 해 3월에 보고서가 나왔다. 보고서는 '안정적인 수지균형을 목표로 보조금에 의존하지 않는 재무기반 확립'을 위해 지정관리자 제도를 도입할 것을 제언하였다. 직원은 새 의료법인(사회의료법인재단 세세라기 회)에서 '전환고용'토록 하였다. 토에이 병원 개혁은 TV도쿄 '가이아의 새벽'에서도 소개되었다. 당시 나츠메 원장은 지정관리자 제도의 도입 관련 '채산성 없는 벽지의료는 국가나 지자체가 책임을 가져야 한다. 병원에 경영책임을 떠넘기는 것은 이상하다'며 반대하고 있었다('가이아의 새벽' 홈페이지, 2006년 5월 16일 방송 제212회 '마을(町) 병원이 사라지는 날 ~ 지역의료의 미래를 그려라'에서).**

[도표 8-9] 토에이 병원의 수정 의업 수지추이

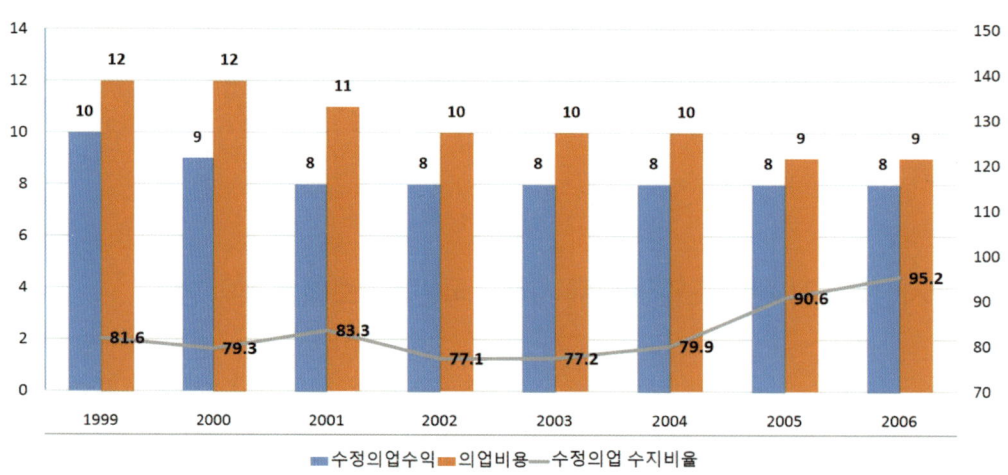

출저 : 지방공영기업 연감

** https://www.tv.co.jp/gaia/backnumber/preview060516.html

[도표 8-10] 토에이 병원 사업회계 현금, 전출금, 기업 채 잔고 추이

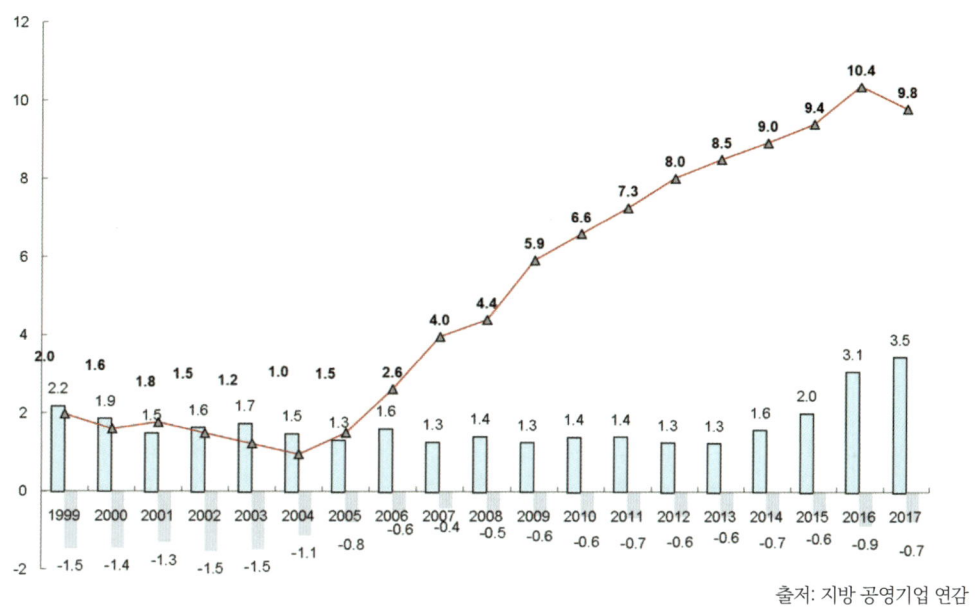

출저: 지방 공영기업 연감

지정관리자 제도가 도입되어 [도표 8-10]과 같이, 2013년도까지는 1.3~4억 엔 정도 토에이町으로부터 병원사업 회계로 전출이 있었지만, 세세라기 회는 독립채산으로 재정지원은 1엔도 없었다. 제5장에서도 논의한 바와 같이 2008년 11월의 '공립병원에 관한 재정조치의 기본방향 등 검토회 보고서'를 받아, 2009년부터 비채산지구 병원의 특별교부세 조치가 확충되었지만, 토에이 정에서 병원 사업 회계로의 전출금은 동결되었다. 특별 교부세 확충분은 토에이 정 본부의 재원이 되어 병원 사업 회계에도 교부되는 일은 없었다. 세세라기 회의 재정지원이 없는 상태에서도 토에이 정의 병원사업 현금은 확실히 증가해 갔다.

지정관리자 제도 도입 2년간 세세라기 회의 재정은 흑자였지만, 3년째부터는 적자가 된다. 적자 원인은 의료 인력 부족이었다. 분명 토에이 병원 의사는 많지 않았지만, 아이치현에 벽지가 많지 않아 자치의과대학 출신 의사는 여럿 파견을 받을 수 있었다. 문제는 간호사 부족이었다. 교통이 불편한 지역에 경영이 불안정한 민간 의료법인 운영병원에 근무할 젊은 간호사는 거의 없었고 간호사의 대부분이 40~50대이었다. 정년퇴직에 더해 가족 돌

봄이나 자기 자신의 건강 등으로 퇴직하는 간호사가 잇따르자 간호사 부족이 심각해졌다. 2010년에는 간호사 부족에 대응하기 위해 돌봄요양병상을 폐지하고 노인보건시설로 전환했지만, 2016년에는 요양보호사 부족으로 노인 보건시설을 폐지할 수밖에 없는 상황에 몰렸다. 2014년 4월에는 야간 외래 간호사의 당직을 없애고 외래진료 시간을 19시까지로 제한하기로 했다.

세세라기 회의 경영 악화에 대해 토에이정(町)도 2013년도부터 운영지원비로 마을에서 지원금을 교부하게 되었다.

병원개혁위원회 보고서에는 병원의 시설 및 설비에 대해 '민심 회복 차원에서 또는 개설 주체의 변경이 주민 불안을 초래하지 않도록 내장공사, 외벽도장, 간판 신설, 의료기계 구입 등 밝은 이미지 조성을 위한 투자를 즉시 실시한다'고 했으나 거의 이루어지지 않았고 지방교부세 조치가 있는 병원사업의 기업채 잔액은 반대로 감소했다. 세세라기 회에 재정지원을 실시해 직원 급여를 올리거나 병원의 직무환경을 개선하여 신규 또는 중견급 간호사의 고용을 적극적으로 도모하겠다는 발상은 없었다. 필자도 토에이 병원 관계자와 정보교환을 했을 때, 토에이정이 병원에 거의 투자를 하지 않는다고 한탄했던 것을 기억하고 있다. 2016년에는 간호사 부족으로 간호 기준을 충족하지 못하는 상황에 처한다. [도표 8-11]과 같이 간호사 부족으로 입원환자는 줄어들어 1일 평균 입원환자 수는 2009년도 58명에서 2017년 15명으로 감소한다.

병원 건물도 노후화되어 현 체제가 한계를 맞이하는 가운데 토에이 주최로 의료의 기본 방향 검토위원회, 병원정비 검토위원회, 지역포괄케어 검토회가 개최된다. 최종적으로 병원의 진료소화를 추진하는 한편, 진료소 건물 이전 신축 시에는 병상을 없애고 지정관리자 제도 폐지 및 직원의 직접 고용, 운영을 정(町) 직영으로 한다는 방침을 정하였다. 병상을 없앤 후 입원 기능의 대체 방안으로 방문 돌봄의 충실, 방문 간호스테이션과 보건복지센터의 설치 등도 고려할 것으로 알려졌다. 같은 시기인 2005년 4월에 지정관리자 제도를 도입했던 신 오에 병원(구 오에 町立병원)도 의사 고용 불안정으로 2015년 4월에 지정관리자 제도가 폐지되고 후쿠치야마 시민병원 오에 분원으로 직영하게 되었다.

[도표 8-11] 토에이 병원 1일당 입원환자 수·병상 이용률 추이

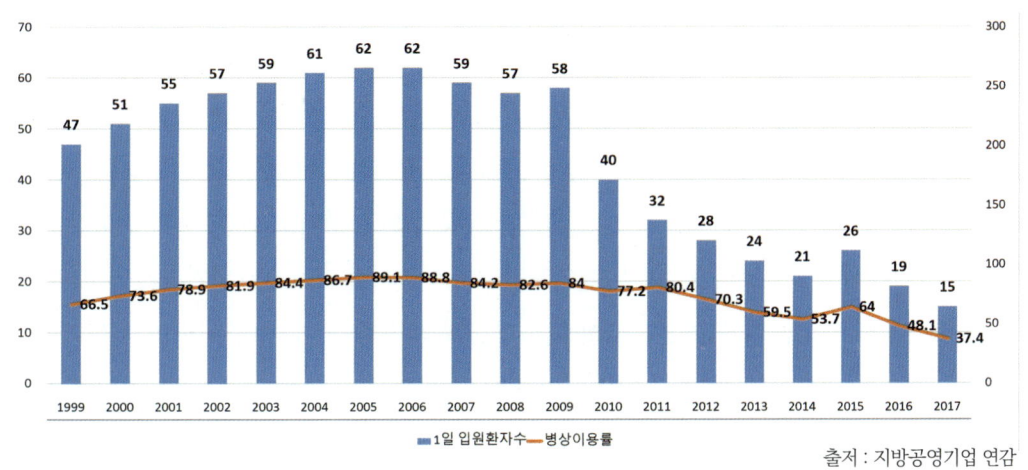

출저 : 지방공영기업 연감

　이 글을 쓰면서, 토에이 의료 센터의 니와 하루오 센터장과 의견을 교환할 기회를 가졌다. 니와 센터장은 지정 관리자 제도 도입 전부터 토에이 병원에 근무했으며, 후에 토에이 병원 원장이 되었다. 니와 센터장 견해로는 지정관리자 제도는 병원에서 유도한 측면이 있었다고 한다. 지정관리자 제도 도입 전 町 본부가 직원 정수를 유지코자 직원을 채용하지 않고, 시설의 정비나 개수도 정지하는 등 병원 운영에 대해 그다지 이해가 없었기 때문이었다고 한다. 그 때문에 병원의 독립성을 높이고자 지정 관리자 제도를 도입했다고 한다. 지정 관리자 제도 도입으로 직원 채용의 자율성이 높아졌지만, 법인재정의 여유 부족이나 낙후한 건물 등 열악한 노동환경 등을 영향으로 마침내 심각한 간호사 부족에 직면하게 된다.

　지방자치단체 관계자 중에는 지정 관리자 제도를 도입하면 지자체병원 문제가 전부 해결된다는 시각을 가진 사람이 적지 않다. 그러나 문제는 그럴 정도로 간단하지 않다. 지정 관리자 제도 도입으로 지자체 본부는 지역의료의 '당사자'가 아니라 업자를 지도하는 '관리자님'이 되어 버린다. 재정을 최우선으로 하고 지역의 과제에 대해 생각하지 않고 움직이지 않는다. 돈을 안 쓰기는 쉽다. 운영을 맡기고 있는 '업자'의 노력 부족을 탓하면 된다. 재정 최우선 원칙 탓에 움직이지 않더라도 지역 의료나 돌봄은 즉시 붕괴되지 않는다. 토에이 정

의 경우에도 원래 병원 의료에 대해 이해도가 낮았지만 지정 관리자 제도 도입 이후 그러한 경향이 더욱 가속화되었다.

여러 문제에도 불구하고 지금까지 니와 센터장을 비롯한 토에이 의료센터(구 토에이 병원) 직원은 지역주민을 위해 의료와 돌봄, 건강 조성을 실시하는 지역포괄케어를 한마음으로 진행해 왔다. 그러나 지정 관리자 제도 도입을 계기로 지역의료나 돌봄을 남의 일로 생각하기 쉬운 町본부나 町의회와 의견 차이는 심각한 상황이 되고 있다고 한다. 니와 센터장은 이대로 가다가는 선배들로부터 물려받은 지역포괄케어가 없어질 것이라는 위기감을 갖고 있다.

마지막으로 스스로 경계하고자 반성하는 입장을 기술한다. 토에이 병원의 지정관리자 제도는, 공적 조직은 전부 비효율적이고 민간 조직은 모두 우수하다는 신자유주의적 사고가 강한 시대적 흐름 속에 도입됐다. 유감스럽게도 필자도 이런 흐름에 편승하여 발언을 한 시기가 있었다. 일찍이 집필한 저서 『마을 병원이 사라진다!?』(지지통신사)에서 토에이 병원과 신 오에 병원을 거론하며 평가를 하고 있다. 내 자신이 사리 판단에 어리석었음을 진심으로 부끄러워하며 잘못된 글을 쓴 것에 대해 반성하고 있다. 책을 읽으신 독자들께 사과하고 싶다.

지역의 존속을 위해 지자체장이나 지방의회 의원, 행정 직원, 주민들은 의료와 돌봄의 '당사자'로서 자주 공부하고 행동할 필요가 있다. 지역에서 가장 중요한 의료와 돌봄은 가능한 한 '남에게 맡겨'서는 안 된다고 생각한다. 어쩔 수 없이 위탁하는 경우도 있지만, 그때는 위탁한 기관을 '당사자'로서 전면 지원해야 한다.

11. 지자체병원의 경영형태 변경에 필요한 사항

지자체병원 경영형태만 바꾸면 모두 잘 풀린다는 생각에 경종을 울리기 위해 경영형태 변경의 문제 사례에 대해 지면을 할애해 소개했다. 우치다 이츠키는 교육제도 개혁은 '고장 난 자동차를 탄 채, 고장을 수리하는 것'에 가깝다고 지적하고 있다(우치다 이츠키(2008)『거리의 교육론』미시마사 15쪽). 지자체병원 경영 변화는 그와 유사한 면이 있다. 고장을 방치하면 자동차는 고장나고 경우에 따라 교통사고를 내게 된다. 아울러 수리를 잘못하면, 고장을 방치한 이상으로 자동차에 피해를 주고 큰 사고를 일으킬 위험성이 있다. 수리할 부분을 틀림없고 정확하게 고칠 필요가 있다. 지자체병원의 경영형태를 바꾼다는 것은 자동차 엔진을 바꾸는 것과 같다. 엔진을 바꾸지 않을 경우, 차 전체가 주저앉는 것이라면 엔진을 바꿀 필요가 있지만, 신중히 교체할 필요가 있다. 약간의 고장인데도 자동차 엔진을 모두 바꾸자는 것은 난폭한 논리라고 생각한다.

지자체병원 경영형태의 재검토 시 주의할 점은, 경영형태 변경은 '수단'이지 '목적'이 아니라는 점이다. 지방공영기업법의 일부 적용이건 전부적용이건 간에 병원 현장에 권한과 재량을 주면 지자체병원의 운영 능력은 향상된다. 일반회계에서 전입금을 줄이는 것도 중요하지만, 지역 필수 의료를 어떻게 유지해 가는가가 더 중요한 것이다. 지자체병원 변혁을 조급하고 무리한 형태로 실시할 경우, 지자체병원은 물론 지역 의료 전체가 망가질 위험성이 있다는 점에 주의해야 한다.

반면에, 직원 정(원)수 제한이 너무 경직적이다보니 병원 운영의 자율성을 높이기 위해서 지방 독립행정법인 제도의 도입 등 경영형태의 변경이 필요하다고 병원장이나 간부 직원이 판단한다면 도입을 단행할 이유가 있다고 생각한다. 경영형태의 변경은 직원 신분이 크게 바뀌기 때문에 신중해야 하지만, 지역에 의료를 유지하기 위한 불가피한 판단으로 행해진 것에 대해서는 불가피하다고 밖에 볼 수 없다. 어쨌든 현장에서 일하는 의료진의 의견을 경청하는 것이 중요하다고 생각한다. 병원 직원들도 자신의 직장을 지키기 위해 긴장감을 갖고 일할 필요가 있다.

제9장

지자체병원 수익개선을 위해 무엇이 필요한가?

제9장에서는 지자체병원 수익 개선을 위해 무엇이 필요한지에 대해 논의한다. 국가 지자체병원 경영은 입지 조건, 규모, 주변 의료기관과의 경합관계, 의사나 의료직의 고용상황, 직원 채용의 유연성, 사무 운영 능력, 직원의 동기, 병원을 설치한 자치단체장·의원·인사나 재정담당자의 의식 등에 크게 영향을 받는다. 지면의 제약으로, 간략하게 지방의 의사 부족 때문에 경영이 나빠진 중소병원을 생각하여 구체적인 수익 개선 방법에 대해 생각해 보고 싶다. [도표 9-1]은 지자체병원 수익 개선을 위한 방안에 대해 정리한 것이다.

[도표 9-1] 지자체병원의 경영 개선 노력

① 병원의 비전 재확인 및 비전에 입각한 구체적 행동
② 의사나 간호사 등 의료인 고용, 특히 젊은 의료인 고용
③ 진료수가 가산 및 직원인정자격 취득
④ 병동 체제 재검토 및 입원 기간의 적절한 조정
⑤ 입원 외래 환자 증가 대책
 a. 의료 돌봄 시설에 대한 접근
 b. 소방본부 구급대에 대한 접근
 c. 지역주민, 환자에 대한 접근
⑥ 비용 감축 대책

1. 병원의 비전 재확인 및 비전에 입각한 구체적인 행동

우선 병원의 비전 재확인 및 같은 인식을 공유하는 것이 중요하다. 지역이 본격적으로 저출생 고령화되는 가운데 의료는 고도·전문화되고 있다. 의사나 간호직원의 고용도 어려워지고 있어 옛날 처럼 의료를 계속하는 것은 어려워지고 있다. 시대 변화에 대응해 지역에서 정말로 필요한 의료 제공이 요구되고 있다.

지자체병원으로서 어떤 의료를 제공해야 할까. 국가 의료정책이나 진료수가 개정에 어떻게 대응해 나갈 것인가. 인력 고용을 포함해 지역에서 의료를 지속적으로 제공하려면 무엇이 필요한가를 '말'로 설명할 필요가 있다. 그 '말'을 직원이나 병원이 설치한 지자체 전체에 확산시켜 나아가는 것이 중요하다.

행정기관인 지자체병원에 비전을 검토할 때마다 자주 느낄 수 있는 것이 병원의 비전을 사무 부문이 작성할 뿐 병원 직원은 관여하지 않는다는 점이다. 병원의 리더인 원장조차 관여하지 않은 곳도 있다.

예전부터 행정조직의 의사결정은 기획·재정·인사 등의 관방계 부분에서 결정하고, 직원은 그에 따르면 된다는 '상의하달(上意下達)'의 조직 풍토가 존재하고 있다. 행정기관으로서 통일성을 확보한다는 면에서 불가피한 부분이 있지만, 개개인의 창의성을 중시하는 곳은 적다. 의료 현장도 일상 의료에 쫓겨 별생각 없이 현상을 유지할 뿐이다.

병원에는 원장의 리더십과 함께 직원(위탁 직원도 포함) 한명 한명이 자립하여 끊임없이 기술 향상과 현장 개선을 목표로 하는 것이 필요하다. 그를 위해서는 직원이 참여하는 형태로 비전의 재확인, 비전을 토대로 한 구체적인 행동이 요구된다. 병원 직원은 단순한 '하인'이 아니다. 한 사람 한 사람이 질 높은 의료와 경영개선을 목표로 하는 '주인공'이다. Top-down과 Bottom-up의 균형이 중요하다.

[도표 9-2]처럼 병원조직 전체나 직원 한 사람 한 사람이 일상 업무에서 막연히 느끼는 감각을 '말'로 표현하는 것이 중요하다. '말'로 확인하면 문제를 확실히 깨닫고 구체적인 행동이 나온다. 사람이 일방적으로 말해도 진심이 전달되지 않는다. 다른 사람과 대화 속에서 사물의 의미를 깨닫게 될 때 구체적인 행동을 하려는 마음이 든다.

병원에는 의료제공을 위해 각종 위원회가 있지만, 나아가 병원의 장래를 생각하는 '워킹그룹'이나 '태스크포스(TF)' 등을 여러 직종으로 구성해 논의와 구체적인 행동을 하는 것도 효과적이라고 생각한다.

예를 들면, 제6장에서 소개한 오키나와현의 현립 남부 의료센터·어린이 의료센터는 2006년 4월에 현립 나하 병원·남부 병원을 통합해 종합병원과 어린이 의료센터라는 두 가지 기능을 다 갖춘 병원으로서 개설되었지만, 거액의 건설비나 종합병원임에 따른 직원 정리가 순조롭지 않아 2007년도에 운영경비(제3조 예산)로 16.4억 엔을 투입해도 26.3억 엔의 경상적자가 발생해, 일반회계 전출금을 제외한 수정 의업수지 비율이 73%로 침체되어 있었다. 2009년 6월에 30~40대 의사 5명, 간호사 3명, 코메디컬 3명, 사무 4명, 자문가 1명으로 구성된 태스크포스를 결성했다. 병원의 비전을 되새기며 병원이 나서서 수가 가산점을 취득, DPC 대책, 환자유치 대책, 재료비 절감, 수익 개선책에 힘썼다. 그 결과 2012년에는 3.2억 엔의 경상흑자(제3조 예산 16.2억 엔 투입)가 되면서, 수정의업수지 비율은 92%까지 개선되었다. 필자에게는 경영개선에 있어 '대화'의 중요성을 일깨워준 병원이기도 하다.

[도표 9-2] '말'로 표현하는 것의 중요성

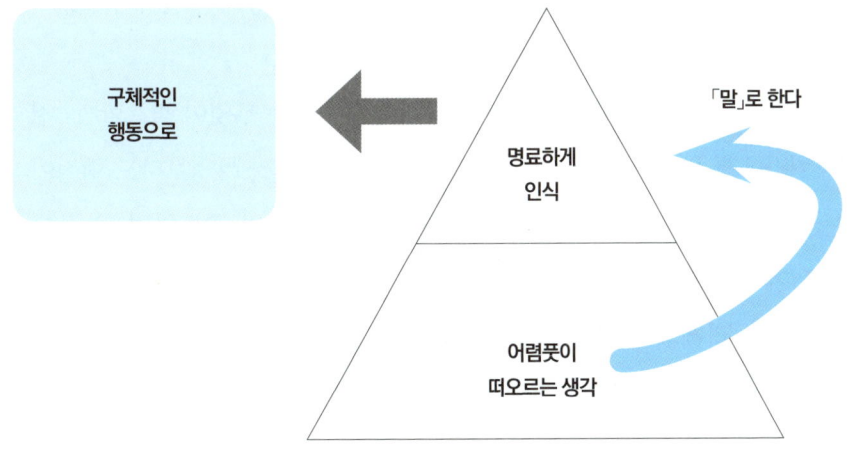

2. 의사나 간호사 등 의료인의 고용, 특히 젊은 의료인 고용

직원정원 수의 탄력화, 젊은 의료인의 고용에 대해서는 지금까지 누차 언급하였다. 또 어떻게 의사를 고용할 것인가는 7장에서 상세히 설명하였다. 기본은 젊거나 중견 의사에게는 충실한 연수체계를 베테랑 의사에게는 보수를 포함한 일의 보람을 어떻게 제공할 수 있는가이다. 의사를 배출하고 있는 의과대학의 역사를 배우고 의국마다의 특징을 파악한 후 적극적으로 소통을 시도한다. 가능하면 기부강좌를 설치하는 것도 검토한다. 의사연수는 학생 시절부터 적극적으로 수용한다. 근무 조건이 나쁜 지방일수록 젊은 의사와 중견 의사의 연수체제에 대해 배려해야 한다.

원래 의사나 간호사 등 의료직과 행정 직원 사이에는 소통 단절이 존재한다. 의료인은 전문직으로서 자신의 의료직에 자부심을 갖고 납득할 수 있는 일을 하고 싶어 한다. 전문직에 대한 경의·감사가 동기부여로 이어진다. 그러나 행정은 행정의 형식적 규칙에 따라 운영하는 것이 최우선이고 예산·인사관리도 경직적이다. 직원 정수도 억제하면 된다는 생각에 사로잡혀 있다. TOP-DOWN 방식의 의사결정을 중시해 '권위'를 중시하는 관공서 조직문화가 존재한다. 좋은 의사와 간호사를 모으기 위해서는 일정한 여유를 갖고 긍지를 갖고 일할 수 있는 직장 환경이 필요하다. 바꿔 말하면, 일하는 사람의 입장에서 일하기 쉬운 병원으로 만드는 것이 요구된다.

이러한 행정과 의료직 사이의 소통 단절을 메우기 위해서는 무엇이 필요할까? 전국의 자치단체 병원 현장에서 들어가 실감 나게 말할 수 있는 것으로써 무엇보다도 행정이 의료직에 다가가는 것이 필요하다. 양자의 골을 메우는 공통의 언어가 필요하며 그 공통 언어는 「질 높은 의료」이다. 양질의 의료를 실현하기 위해서 의료직과 행정 직원이 하나가 되어 의료기관이 안고 있는 과제의 해결에 대해 생각하고 행동하는 것이다. 의료나 병원경영 지식을 쌓고 질 높은 의료 실현을 위해 각자 할 수 있는 일을 해야 한다.

그러나 다수 행정 직원은 의료나 병원경영에 대해 거의 배우지 않고, 일반회계의 전입금 감축이나 형식적인 직원 정수 억제에 그치고 만다. 의료나 병원 경영에 대한 지식이 부족하고 이념도 없기 때문에, 대응에 즉흥적이며 깊이가 얕아 오히려 의료직의 의욕을 떨어뜨리고 있다. 당연히 기준 이상의 일반회계로부터의 전입금 억제를 도모할 필요는 있다. 그러나 그것은 병원경영의 체력을 길러가면서 추진해야 한다. 기계적인 전입금 삭감은 의료제공능력의 저하와 현장의 동기부여를 약화시켜 오히려 수익을 저하시킬 위험성이 높다.

한편 의료진도 현상을 유지하는 것만이 아니라, 끊임없이 환경 변화에 대응해 나가야 한다. 언제 병원의 경영위기가 닥쳐도 이상하지 않다고 생각하고, 직원 한 사람 한 사람이 '당사자'로서 할 수 있는 일을 할 필요가 있다. 행정 직원도 경우에 따라 의료 현장에 따끔한 말을 할 필요가 있다. 물론 그것은 질 높은 의료를 계속한다는 충정에서 말하지 않으면 현장에 그 목소리는 와닿지 않는다. 필자는 지자체병원의 재생에는 '이야기'가 필요하다고 표현하는 경우가 많다. 감정이 있는 사람이 일하는 의료기관의 현장에서는 직원들의 의욕이 가장 중요하다고 생각하기 때문이다. 행정·의료기관이 일체가 되어야 제대로 된 이념을 나타낸다. 전향적으로 행동하는 인재가 시대 흐름에 따른 의료를 제공하기 위한 시도를 한다. 그런 시도 속에서 새로운 사람과 사람의 연결고리가 생겨나고 사람들이 성장해 나간다. 그리하여, 이야기를 지탱하기 위한 병원경영이나 자금을 갖추어, 재생의 '이야기'를 만드는 것이다. 법률이나 조례, 규칙만으로는 의료인은 움직이지 않는다. 의료 이념을 갖고, 의료인을 아끼고, 활기차게 일할 수 있는 의료 현장을 만드는 것이 먼 길 같아 보여도 병원 경영 재건의 지름길이라고 생각한다.

3. 진료수가 가산 및 직원의 인정자격 취득

필자가 지자체병원의 경영지원에 합류했을때 수입개선책으로 수입증가와 지출삭감에 나서지만, 수입증가를 우선시하는 경우가 많았다. 지자체병원이나 지자체 본부는 지출절감에만 관심이 쏠려 수익증가 방안에 대해 거의 손을 쓰지 않는 경우가 많기 때문이다.

병원이 의료를 제공하여 올린 수익은 주로 입원과 외래 수익으로 나뉜다. 입원수익은 1일 1인 평균 입원단가(입원단가)에 입원환자 연인원수를 곱한 금액이 된다. 외래수익은 1일 1인 평균 외래단가(외래단가)에 외래환자 연인원수를 곱한 금액이다. 입원수익을 올리려면 입원단가를 올리느냐 또는 입원환자 수를 늘리느냐이다. 외래수익을 올리려면 외래단가를 올리느냐 또는 외래환자 수를 늘리느냐이다. 도시지역 급성기병원에서는 의사 부담을 덜어주기 위해 외래환자 수는 줄이는 방향으로 되어 있다. 지방 소규모 병원에서는 외래수익도 중요한 수익감소를 보이는 곳이 많다. 필자가 입원단가를 올리는 방안으로 우선 확인하는 것이 해당 병원의 진료수가인정(가산취득) 상황이다. 병원은 호텔과 달리, 일정한 요건을 갖추지 않으면 시설인정이나 진료수가 가산을 취득할 수 없다. 전국의 진료수가 가산 취득상황은 [도표 9-3]과 같이 각 지방 후생국의 HP '신고수리 의료기관 명부'에 모두 공개되어 있다.

[도표 9-3] 지방 후생국의 시설기준 신고사항

홋카이도 후생국 시설기준 등의 신고사항(신고수리 의료기관 명부)
https://kouseikyoku.mhlw.go.jp/hokkaido/gyomu/gyomu/hoken_kikan/todokede_juri_ichiran.html

토호쿠 후생국 시설기준 신고 등 수리상황 일람
https://kouseikyoku.mhlw.go.jp/tohoku/gyomu/gyomu/hoken_kikan/documents/201805koushin.html

칸토신에츠 후생국 보험 의료기관·보험약국의 시설기준 신고수리상황 및 보험 외 병용 요양비의료기관 일람
https://kouseikyoku.mhlw.go.jp/kantoshinetsu/chousa/kijyun.html

도카이호쿠리쿠 후생국 보험 의료기관·보험약국의 지정상황 등
https://kouseikyoku.mhlw.go.jp/tokaihokuriku/gyomu/gyomu/hoken_kikan/shitei.html

긴키 후생국 보험 의료기관·보험약국의 관내 지정 상황 등에 대해서
https://kouseikyoku.mhlw.go.jp/kinki/gyomu/gyomu/kikan/shitei.html

주고쿠시코쿠 후생국 보험 의료기관·보험약국 관내 지정 상황 등에 대해서
https://kouseikyoku.mhlw.go.jp/chugokushikoku/chousaka/shisetsukijunjuri.html

시코쿠 후생지국 보험 의료기관·보험약국 관내 지정 상황 등에 대해서
https://kouseikyoku.mhlw.go.jp/shikoku/gyomu/gyomu/hoken_kikan/shitei/index.html

큐슈 후생국 보험 의료기관·보험약국·지정방문간호사업소의 관내 지정 상황 및 신고수리상황에 대해서
https://kouseikyoku.mhlw.go.jp/kyushu/gyomu/gyomu/hoken_kikan/index.html

[도표 9-4]는 도야마현 아사히 종합병원의 시설기준 신고 수리상황*이다. 유사병원과 비교를 통해 가산이 어느 정도 이루어지고 있는지 확인할 수 있다. 그러나 일반인(병원 직원)에게는 소속 병원이 어느 정도 취득하고 있어, 앞으로 무슨 시설인정을 받아야 하는지에 대한 '상황파악(相場感)**'이 되어 있지 않다. 그 때문에 본서의 부록으로서 [도표 9-5], [9-6]의 '전국 지자체병원 등 시설기준 신고상황 일람(본보기)'을 작성했다. 2019년 10월 현재 전국 지자체병원의 시설 인정상황을 비교할 수 있다. 같은 규모의 병원이 어떤 시설인정을 받고 있고 자체 병원은 무엇을 취득하지 않았는지 한눈에 알 수 있다. 일람표의 엑셀 데이터는 기간 한정으로 ㈜교세이의 web site에서 다운로드 할 수 있도록 하고 있다. 꼭 다운로드받아 시도해 보기 바란다.

[도표 9-4] 아사히 종합병원의 시설기준 신고 수리상황

[도야마현] 신고 수리 의료기관 명부

[2019년 6월 1일 현재 의과] 2019년 6월 3일 작성 135쪽

번호	의료기관 번호	의료기관 명칭	의료기관소재지 전화번호(FAX번호)	병상수	수리번호	산정개시연월일	비고
553	17,1083,9 医下107	아사히 종합병원	〒939-0798	一般 109	(機能強化) 第43号	平成30年 4月 1日	
			下新川郡朝日町泊４７７		(一般入院) 第27号	平成30年10月 1日	
			0765-83-1160 (0765-82-0401)		(診療録２) 第29号	平成28年 9月 1日	
					(事補１) 第5号	平成30年10月 1日	
					(急性看補) 第32号	平成30年10月 1日	
					(療) 第57号	平成30年10月 1日	
					(重) 第82号	平成30年10月 1日	
					(医療安全２) 第48号	平成30年 4月 1日	
					(感染防止２) 第26号	平成28年 4月 1日	
					(総合評価) 第29号	平成25年 6月 1日	
					(後発使３) 第4号	平成30年 4月 1日	
					(病棟薬１) 第13号	平成30年10月 1日	
					(データ提) 第55号	平成30年10月 1日	
					(入退支) 第16号	平成30年 4月 1日	
					(認ケア) 第49号	平成29年 9月 1日	
					(地包ケア１) 第9号	平成30年10月 1日	
					(食) 第627号	平成23年 8月 1日	
					(糖管) 第20号	平成29年 7月 1日	
					(がん疼) 第48号	平成27年12月 1日	
					(糖防管) 第23号	平成29年 7月 1日	
					(開) 第13号	平成18年 3月 1日	
					(がん指) 第162号	平成22年10月 1日	
					(排自) 第9号	平成29年10月 1日	
					(薬) 第71号	平成17年11月 8日	
					(機安Ｉ) 第24号	平成21年 7月 1日	
					(支援病３) 第13号	平成27年 6月 1日	
					(在医総管) 第170号	平成27年 6月 1日	
					(検II) 第30号	平成27年 3月 1日	
					(ロー検) 第12号	平成26年10月 1日	
					(コンＩ) 第65号	平成29年 4月 1日	
					(Ｃ・Ｍ) 第100号	平成31年 4月 1日	
					(外化Ｉ) 第21号	平成30年11月 1日	
					(菌) 第26号	平成25年10月 1日	
					(脳II) 第8号	平成29年 7月 1日	
					(運Ｉ) 第68号	平成29年 7月 1日	
					(呼Ｉ) 第10号	平成29年 7月 1日	
					(がんリハ) 第13号	平成26年10月 1日	
					(集コ) 第6号	平成29年 7月 1日	
					(人工腎臓) 第32号	平成30年 4月 1日	
					(透析水) 第45号	平成30年 4月 1日	
					(肢梢) 第30号	平成29年 6月 1日	
					(緑内イ) 第3号	平成26年 4月 1日	
					(緑内ド) 第6号	令和元年 5月 1日	
					(腎) 第17号	平成24年 4月 1日	
					(胃瘻造) 第7号	平成26年 4月 1日	
					(輸血II) 第33号	平成27年 3月 1日	

※ 아사히 종합병원의 시설 인정 가산 사항을 열람 확인하는 자료임

출처 : 신고수리 의료기관 명부

* 아사히 병원에 한정된 세세한 내용으로는 독자가 알아보기 쉽지 않다. 다만 직원들이 최신 의료 시장 정보를 업데이트하고 학습하여 자신의 병원이 시설기준, 수가가산인정 인증을 받도록 소프트 프로그램을 활용하라는 취지.

** "相場感(そうばかん)"이라는 표현은 주로 "시장 상황"을 의미하여, 금융시장에서 흔히 사용되는 용어로 투자자들이 현재의 시장 동향, 가격 움직임, 무역 환경을 어떻게 느끼고 해석하는지에 대한 개념을 나타냄. 즉, 이 문장에서는 '일반인들은 물론 병원 직원조차 어떤 시설인정을 받아야할지도 모른다'는 의미.

[도표 9-5] 전국 지자체병원 등 시설기준 신고상황 일람(시작품)

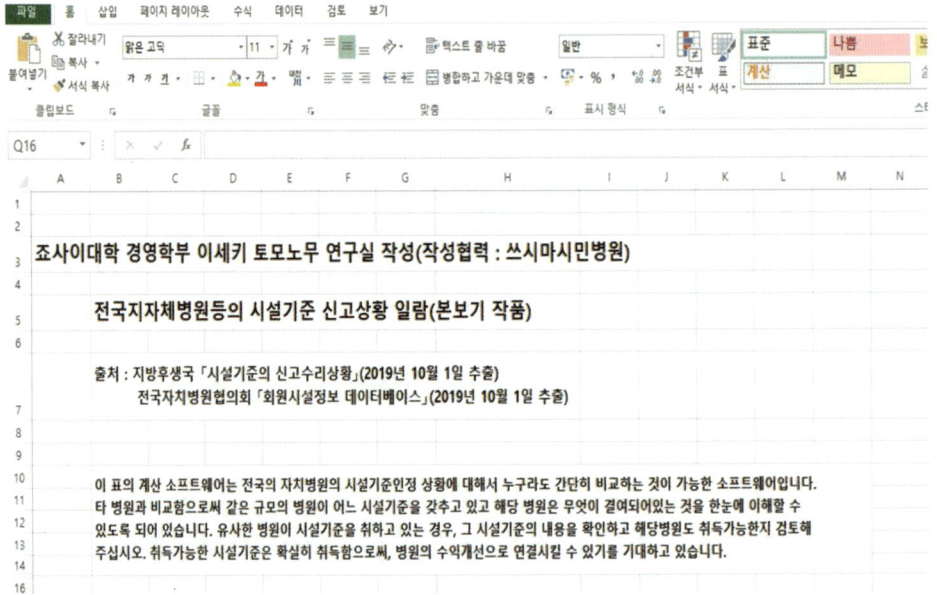

[도표 9-6] 진료수가 가산인정상황을 전국에 비교 가능

도도부현명	의료기관명칭	일반병상수	가산수	섭취장애입원관리가산	栄養チ 영양지원가산	医療安全1 의료안전대책가산1	医療安全2 의료안전대책가산2	感染防止1 감염방지대책가산1	感染防止2 감염방지대책가산2	患サポ 환자서포트체제충실가산	褥瘡ケア 욕창고위험환자케어가산	ハイ妊娠 고위험임신관리가산	ハイ分娩 고위험분만관리가산
埼玉県	さいたま市総合療育センターひまわり学園	0	5										
埼玉県	さいたま市立病院	537	118		栄養チ	医療安全1		感染防止1		患サポ	褥瘡ケア	ハイ妊娠	ハイ分娩
埼玉県	さいたま市療育センターさくら草	0	4										
埼玉県	越谷市立病院	481	79			医療安全1							
埼玉県	国民健康保険町立小鹿野中央病院	45	31				医療安全2		感染防止2				
埼玉県	埼玉県総合リハビリテーションセンター	120	29				医療安全2		感染防止2				
埼玉県	埼玉県立がんセンター	503	98		栄養チ	医療安全1		感染防止1		患サポ	褥瘡ケア		
埼玉県	埼玉県立循環器・呼吸器病センター	292	76			医療安全1				患サポ			
埼玉県	埼玉県立小児医療センター	316	65			医療安全1				患サポ			
埼玉県	埼玉県立精神医療センター	(空白)	22			医療安全1							
埼玉県	春日部市立医療センター	361	69			医療安全1		感染防止1				ハイ妊娠	ハイ分娩
埼玉県	所沢市市民医療センター	49	23										
埼玉県	川口市立医療センター	539	110		栄養チ	医療安全1		感染防止1		患サポ	褥瘡ケア	ハイ妊娠	ハイ分娩
埼玉県	草加市立病院	380	94		栄養チ	医療安全1		感染防止1		患サポ		ハイ妊娠	
埼玉県	秩父市立病院	165	44		栄養チ	医療安全1			感染防止2	患サポ	褥瘡ケア		
埼玉県	東松山市立市民病院	110	38				医療安全2		感染防止2	患サポ			
埼玉県	蕨市立病院	130	29						感染防止2	患サポ		ハイ妊娠	ハイ分娩

※ 규모(110병상)가 비슷한 사이타마현 히가시 마쓰야마 시립 시민병원 비교하여 진료보수 가산을 인정 취득 유무를 비교하면 됨.

실제 일람표에서 비교해 보면, 이 병원 정도의 의료기능이라면 본래 보유할 수 있을 것이라고 생각되는 시설기준을 갖고있지 않는 사례가 많다는 것을 알게 된다. 상징적인 시설기준이 '종합입원체제가산'이다. 제4장에서도 논의했지만, 일정한 실적을 가진 고도 급성기 병원으로 평가되는 시설임에도 시설 기준 인정을 취득하지 못한 400~500병상의 급성기 병원도 적지 않다. 하긴, 지역포괄케어병상이 있어야 시설인정을 받을 수 있기 때문에 지방병원에서 고령자 입원을 지역포괄케어병상에서 맡아야 하는 병원이라면 시설인정이 안 되더라도 어쩔 수 없다. 그러나 도시지역의 고도 급성기병원에서 지역포괄 병상이 없다고 해서 시설인정을 받지 못한 것은 경영이 허술하다고 밖에 할 수없다.

필자가 500병상인 급성기 병원을 방문했을 때 사무직원에게 왜 종합입원체제 가산을 취득하지 못했는지 물었는데, 요건에 치매케어 가산Ⅰ이나 정신과 연계팀 가산 신고가 필요하고 치매케어 가산Ⅰ은 전문연수(600시간 이상)를 수강한 간호사가 전임으로 배치될 필요가 있지만, 직원이 연수를 희망하지 않기 때문에 취득할 수 없다는 답변이었다. 이 병원에서 종합입원체제 가산을 취득하면 수억 엔의 수입이 늘게 된다. 직원이 연수를 희망하지 않는다는 것은 변명이 될 수 없다고 생각한다.

의료수준을 높인다는 관점에서 간호사가 인정자격취득이나 연수를 수강해 전임담당자가 됨으로써 높은 진료보수 가산을 취득하는 경우도 많다. 감염방지 대책 가산Ⅰ이나 치매케어 가산Ⅰ 등이 전형이다. 그러나 지방자치단체에서는 본청(인사과)이 연수는 개인의 자기 능력을 갈고 닦는 것이라는 의식이 강하고, 각 지자체병원에서도 직원의 자격인정이나 자격취득 후 경력지원체제가 약한 곳이 많다. 더욱이 현실적인 이유로 지방 중소병원에서는 현장 직원들에게 여유가 없기 때문에 자격증 취득을 위한 연수파견에 소극적이라는 문제가 있다. 그래도 병원이 제공하는 의료의 질을 높이고 병원이 살아남기 위해서라도 직원 수를 확보해 연수를 보낼 여유를 가질 필요가 있다. 인정자격을 갖춘 전문직이 없어 이전의 사례에 따르는(시대에 뒤떨어진) 의료를 하는 병원에 젊은 의료직은 근무하고 싶어하지 않는다. 교통 여건이 좋지 않은 지방 중소병원이야말로 적극적으로 직원을 연수시키고 전문성을 높이는 것이 중요하다고 본다.

또한 지방 중소병원은 사무직원의 정보력과 적극성이 약하여 시설인증 관련 기준 획득에 적극적이지 않은 병원도 적지 않다. 그러나 수익증가와 제공하는 의료의 질 향상 관점에서도 진료수가 가산에 대해 잘 배워, 취득하려고 애써야 한다고 생각한다.

필자가 경영재건에 관여하고 진료수가 가산 취득에 임한 병원으로서 제7장에서도 소개한 아사히종합병원이 있다. 아사히종합병원은 심각한 의사 부족으로 입원환자가 감소추세에 있었지만, 가급적 수익개선을 해야 한다는 점에서 2013년 10월부터 진료수가 가산의 신규 산정·산정강화에 힘썼다. 신규 시설기준 신고로서 병동약제업무 실시가산(2014년 2월~), 무균약제처리료(2013년 10월~), 후발 의약품 사용체제 가산(2014년 10월~), 저 시력검사 판단료(2014년 10월~)를 산정했다. 또 폐혈전색전증 예방관리료, 진료정보 제공료(Ⅰ)의 퇴원시 진료정보 첨부 가산, 특별식 가산에 대해서는 산정강화를 실시하였다. 진료수가 가산 취득은 진료현장의 이해와 협조가 필요하다. 진료수가 구조 등을 이해하고 개선활동에 대한 이해를 높이기 위해 진료수가 개정설명회, 신입직원 연수, 간호부에서의 진료수가 스터디 그룹 외에 원무과와 자문가가 의국이나 수간호사 회, 병동에 나가 미니강좌를 개최했다. 결과적으로 2012년도와 비교해서, 2013년이 약 1,400만 엔, 2014년도 약 1,000만 엔의 수입증가 효과를 각각 얻을 수 있었다. 의사부족에 의한 수익감소로 보자면 금액으로서는 적지만, 수익의 버팀목이 되고, 또 마을(町)주민, 의회에 대해 '병원 현장은 노력하고 있다'는 메시지도 준다. 무엇보다 가산취득에 의해 의료의 질 향상을 도모해, 병원의 갈라파고스화를 막는다는 의미가 있다. 비용이 들 가능성이 있지만, 지방 소규모 지자체병원이야말로 진료수가 가산 취득을 목표로 하여 의료제공체계의 향상을 목표로해야 한다고 생각한다.

4. 병동 체제의 재검토 및 입원기간의 적절한 조정

입원단가의 증가책으로서 병동체제의 재검토, 입원기간의 적절한 조정이 있다. 제4장 후생노동성의 의료정책에서도 기술한 것처럼, 급성기 일반 기본료(구 7대1, 10대1)나 지역일반입원 기본료(구 13대1, 15대1)는 중증도, 의료·간호필요도에 큰 영향을 받는다. 중증 환자의 입원을 받음과 동시에 가능한 한 조기퇴원을 목표로 한다. DPC 대상병원에서는 입원기간 I·II 동안 퇴원을 목표로 한다. 조기퇴원을 촉진하면 병상이용률이 떨어지므로 후술하는 입원환자 증가 방안을 동시에 시행한다. 응급환자를 적극 수용하는 것은 병원 전체의 중증도, 의료·간호 필요도 향상, 평균 재원일수 단축으로 이어진다.

또, 입·퇴원 지원가산을 받아 적극적인 입·퇴원 지원을 하는 것이 중요하다. 직원 정수 억제 제일주의를 추구하는 지자체병원에서는 입·퇴원 지원 부문에 의료사회복지사 등 직원을 배치하지 않고 입·퇴원 촉진을 실시하지 않음으로써 입원환자나 입원단가가 제자리 수준에 머물게 되어 고민하는 경우도 많다. 직원을 고용해 의료제공의 질을 향상시키고 다른 의료기관 또는 돌봄 기관과의 연계로 신규 환자를 발굴하고, 퇴원을 촉진함으로써 병원 전체 평균재원일수를 줄인다는 관점을 갖는 것이 중요하다.

최근 환자가 모여드는 고도 급성기병원에서는 수술실 가동율을 높이기 위해 환자가 일요일에 입원하고, 이 때 직원이 돌봄 서비스 이용 상황 또는 복약중인 약의 확인, 간호나 영양관리 등에 관한 요양지원 계획 작성 등 조기퇴원을 위한 준비를 실시함으로써 입·퇴원 지원 가산을 취득, 월요일 아침부터 수술을 실시하는 병원도 있다.

지방의 중소 규모 병원에서는, 직원 정수의 억제나 간호사나 의료기술직의 인력 부족으로 인해 15대1 또는 13대 1의 빠듯한 수준의 간호단위를 유지할 수밖에 없어 입원단가가 낮은 곳도 많다. 필요한 직원을 고용해 13대 1 상당(여유 있는 간호 배치로 가산을 더 받을 수도 있음)의 '지역포괄케어병상·병동'으로 기능을 향상하여 입원단가를 올리는 선택지도 있다. 아사히종합병원은 제7장에서도 소개한 바와 같이 '아사히종합병원 버전-업'으로 병동을 4개에서 2개 병동으로 만들고 회복기 재활병동을 지역포괄케어병동으로 전환해, 병동에 간호사 배치를 두텁게 하고 높은 입원단가로 수익향상과 젊은 간호직원 정착을 양립시키는 것을 목표로 하고 있다.

5. 입원·외래 환자 증가 대책

입원 외래 환자를 늘려(업계에서는 '集患'이라는 말이 쓰인다) 수익개선을 하는 방안은 수익

향상의 왕도이다. 의사가 근무함으로서 의료 제공 능력이 높아지고 환자가 늘어나는 게 가장 효과적이다. 하지만 지방 중소 지자체병원은 의사가 늘지 않아, 현상을 유지하다 소멸하는 병원도 적지 않다. 인재나 의료기기에 대한 투자 여유를 갖기 위해서도 수익개선 노력은 필요하다.

지금까지 언급한 것처럼 중증도, 의료·간호 필요도, 평균 재원일수 단축이 진료수가에 강한 영향을 주게 되면 입원환자 수는 감소하게 된다. 수익을 향상시키기 위해서는 입원 외래 환자를 늘리는 것이 중요하다. 그러나 환자 유치(集患)면에서 지자체병원을 보자면 관공서 체질인지는 몰라도 절실함이 약하다고 생각된다.

경영 측면에서 본 환자유치는 지역의료 측면에서 볼 때 '지역연계 강화'라는 핵심 단어로 바꿔쓸 수 있다. 병원 가치를 높이기 위해서는 지역 관계자, 기관과 연계해 효율·효과적인 의료 제공을 할 필요가 있다. 관공서 병원으로서 지역관계자와 연계를 적극적으로 하지 않고, 병원의 가치를 높이지 않는 것은 경영 면에서나 세금을 투입하고 있는 행정기관 면에서도 문제가 있다.

필자가 경영 재건에 관여한 지자체병원에서 지역 연계 강화를 거론할 때, a 의료·돌봄 기관, b 구급대, c 지역주민의 3가지 접근을 주문하는 경우가 많다.

a. 의료·돌봄 시설에 대한 접근

입원환자를 소개받고 퇴원 환자를 맡길 의료기관(병원·진료소), 돌봄 시설(입소·재택)과 적극적으로 연계하는 것이 중요하다. 의료기관·돌봄 시설의 의향조사, 자신의 병원 안내, 의뢰를 늘려달라는 부탁 등 목적을 명확히 한 방문을 실시한다. 연계 간담회의 개최, 의료기관·돌봄 시설 직원과의 합동 컨퍼런스 개최나 참가, 직원이 상대 시설에 나가거나 병원에 내방, 동행 라운드를 실시한다. 요양, 노인 건강, 돌봄 시설에 간호사 출장강좌의 개최, 의사회 행사 등에 적극적인 참가 등 할 수 있는 것이 많이 있다.

b. 소방본부 구급대와의 소통

소방본부 구급대와의 관계는 병원으로 응급환자를 이송해 주는 매우 중요한 관계이다. 응급환자를 받는 것으로, 입원환자 수가 증가하고 중증도, 의료·간호 필요도가 올라가 평균 재원일수가 단축될 수 있다. 구급대와 밀접한 의사소통은 응급의료의 질 향상과 경영개선에 좋은 영향을 미치게 된다. 필자가 관여한 지자체병원에서는 구급대의 수요조사(자원, 지역), 설문조사, 의견교환회, 구급차 동승연수, 상호연수회 및 연구회, 증례 검토회, 교류 모임 등을 실시하고 있다.

a 의료·돌봄 시설 또는 b 소방본부 구급대에 대한 접근은 매우 중요하지만, 유감스럽게도 적극적으로 소통을 취하지 않은 지자체병원도 많다. 관공서 체질로 인해 병원 스스로 움직이지 않는 것도 있지만, 원래 지자체병원에서 지나치게 직원 정원을 통제하고 지역 연계 부문에 필요한 직원을 배치하지 않아 최소한의 활동밖에 할 수 없는 병원도 많다. 정신자세만 강조하는 것으로는 입원환자나 응급환자가 늘 수 없다. 필요한 직원을 배치해 환자를 유치할 필요가 있다.

c. 지역주민·환자에 대한 접근

지방의 지자체병원에서는 주민·환자들이 '저 병원에 가면 죽고 만다', '세금을 낭비하고 있다'고 비난하기 쉽다. 필자도 지역의료 되살리기 해당 병원에 들어가면 이런 소리를 많이 들었다. 좋은 소문은 잘 전해지지 않지만. 나쁜 소문은 금방 퍼지는 성질이 있다.

그렇다고는 해도 우선, 병원은 지역주민·환자와 적극적 소통이 필요하다. 필자가 의료 재생에 관여한 병원에서는 'Town Meeting'을 하는 경우가 많다. 예를 들면, 구마모토현 구마군에 있는 공립 다라키 병원은 2017년도에 병원 직원이 병원 조합을 구성하는 4개 지자체(아사키리정, 다라키정, 유마에정, 미즈카미촌) 각각에 가서 좌담회를 가졌다. 좌담회는 '공립병원을 더 가까이!'를 주제로 3부로 구성, 제1부는 '공립 다라키 병원의 치료·진료에 대하여'로 오시마 시케기 기업장·병원장이 병원 상황을 소개했다. 제2부에는 '병원에서 하는 일' 소개로서 그 지자체 출신 직원 3명이 자신이 하는 일의 내용을 설명했다. 제3부가 메인이 되는 '그룹 좌담회'로, 사회자인 이나다 케이스케 진료부장이 환자의 사전 질문에 회답을 하고 난 뒤 참가자로부터 질문을 받았다. 필자의 제안에 따라 현지 출신 직원이 자신의 일을 보고했다. 병원은 주민의 생명을 지키고 있는 데다 병원 의료직 가운데는 그 지역에서 나고 자란 사람도 많다. 옆집의 ○○양이 커서 의료직이 되어 그 지역의 고령자를 받쳐주고 있는 면이 있다. 자신이 사는 지역 병원을 무시하는 것은 아무 이득이 없다. 그 사실을 주민 여러분이 느꼈으면 한다는 제안을 했다. 6월 29일에 아사키리정에서 행해진 제1회 간담회에는 예상을 넘는 110명의 참가자가 있었다. 참가자 설문조사에서도 매우 호의적인 의견이 쏟아졌다.

이런 간담회를 통해 병원과 환자·주민, 행정, 의원이 의사소통을 위해 노력하고, 병원이 처한 현 상황을 이해하며 직원이 적극적으로 병원 밖으로 나가면 전체가 하나가 되는 효과가 있다고 생각한다. Town Meeting은 가고시마현 이즈미시의 이즈미 종합의료센터, 야마구치현 시모노세키 시의 시립 도요타 중앙병원, 미에현 시마시의 시마시민병원, 가가와현 미토요시의 시립 나가야스 병원 등에서도 진행되고 있다.

병원을 지역주민에게 개방하고, 의료진과 교류하는 '병원 축제'를 개최하는 곳도 있다. 1947년, JA 나가노현 후생연 사쿠 종합병원이 제1회 '병원 축제'를 연 것이 처음이지만 최근에는 지자체병원으로 확산되고 있다. 지역에 직원이 나가는 출장강좌나 초등학교, 중학교, 고등학교를 대상으로 한 직업소개, 직장체험, 자원봉사자의 수용 등은 당연한 것이 되고 있다.

실제 접근을 한 경험으로 보건데 도시 지역과 인구감소 지역에서 우선순위는 다르다. 환자유치 효과가 있는 도시 지역의 경우 a 의료·돌봄 기관, b 구급대 c 지역주민이 되며, 인구감소 지역의 경우, 우선 환자의 타지역 유출을 막는 관점에서 c 지역주민, a 의료·돌봄 기관, b 구급대가 효과적이라고 생각한다.

지자체병원의 주인은 지역주민이다. 환자유치뿐만 아니라 일반회계 전출금에 대한 이해를 얻기 위해서도 주민·환자와의 소통을 위해 노력해야 한다.

6. 비용 감축 대책

지자체 본부의 관료적 감각으로, 지자체병원 경영개선은 우선 경비 절감이 최우선이라고 생각하기 쉽다. 특히 정원수 억제와 함께 가능하다면 급여 삭감에 따른 인건비 억제를 바로 들고나온다. 이런 경우가 정말 기가 막히게 많다. 자신은 대상이 되지 않는다고 생각하기 때문일 것이다. 이제까지 설명해 온 것처럼 본격적인 저출생 고령화 사회는 인재 부족의 시대로서 안이한 인건비 삭감은 직원의 일할 동기를 떨어뜨리고 간호사 등 직원들의 대량 퇴직을 초래할 위험이 있다. 병원 재무가 정말 위기 상황이라면 급여 재검토는 불가피하지만, 최후의 수단으로 신중히 해야 한다고 생각한다.

한편, 일부 지자체에서는 급여 결정 시 계장급이라도 과장 보좌, 과장급의 직무급으로 등급을 올리고 높은 급여를 지급하는 '걸치기'가 이루어지고 있는 경우가 많다. '걸치기'는 지방자치법 제24조 제1항 '직원의 급여는 그 직무와 책임에 상응해야 한다'는 조문을 위반하는 급여 지급 방식으로 재검토할 필요가 있다. 제공하는 의료에 대해 이치에 맞지 않는 급여를 지급하는 것은 지자체병원의 안정적인 경영을 위협하는 것이라고 할 수 있다.

비용 절감을 위해 많은 병원에서 채택하고 있는 방법으로 약제·진료재료 등의 가격 인하 교섭, 업무의 위탁화, 위탁료의 재검토 교섭이 있다. 약제·진료재료 등에 대해서는 전국 자치단체 병원협의회의 관련 단체가 의약품 가격 인하율 조사를 실시해 각 병원에 정보가 제공되고 있으며, 민간병원을 포함한 전국 의료기관의 최신 구입가를 인터넷에서 조회·비교할 수 있는 시스템을 도입하고 있는 지자체병원도 많다. 문제는 할인 정보를 활용하려는 사무직원의 능력과 열의이다. 가격 인하는 도매회사에 압력을 가해도 한계가 있다. 제약회사·진료재료의 제조원 회사에 압력을 가해야 한다. 현장에서 일하는 의사나 간호사에 대해 약제나 진료재료의 짜깁기나 변경을 부탁하는 것도 필요하다. 경영 능력이 취약한 병원 사무장이나 구입 담당에게 그만한 능력과 열의가 있기도 하는가 하면, 그렇지 않은 사람도 많은 것이 현실이다.

필자가 관여한 사례로 조직적으로 진료재료비·약제비의 절감에 나선 사례로 오키나와 현립병원 사업이 있다. 전술한 바와 같이 오키나와현립 병원사업이 경영 위기 상황에 있어 다양한 경영개혁상의 대처가 이루어졌지만, '진료재료비 감축 프로젝트'는 경영개혁의 상징이 되는 조치가 되었다. 프로젝트는 2007년 12월, 현립 미야코 병원의 젊은 사무직원이 처음 제안한 것이 계기가 되어 일반병원의 5개 병원에서 시작하게 되었다. 병원의 사무직원이 중심이 되어 실제로 의사나 간호사와의 진료재료 좁혀나가기 조정 방법이나 제조사나 딜러와의 교섭 방법을 Roll Play 등의 기법으로 배워 실천에 옮겼다. 교섭 방법의 학습은 외부의 NPO법인 직원이 병원에 상주해 도움을 줬다. 현장의 많은 의사들도 프로젝트의 의의를 알게 되자 적극 협력했다. 프로젝트를 통해 불신 관계에 있던 병원 간, 병원장과 사무

직원, 의사와 사무직원 사이에 인간관계가 형성됐다. 프로젝트는 2008년 1월부터 8월까지 8개월간 약 3.9억 엔의 경비 절감을 달성한다. [사진 9-1]은 공개로 진행된 협상 Roll Play 사진이다. 진료재료비 감축을 위해 지금까지와는 다른 메이커의 재료 사용을 검토할 것처럼, 사무직원과 의사와 교섭하는 장면으로 왼쪽이 사무, 오른 쪽이 의사라는 설정이다. Roll Play에서는 왼쪽 사무를 병원장·의료부장이, 오른쪽 의사를 NPO법인 직원이 입장을 바꾸어 연기함으로써 경영개선의 대처 취지를 서로 이해하는 것을 목표로 하고 있다. 진료재료비 감축 프로젝트의 성공을 바탕으로 2008년 12월에는 약품비 감축 프로젝트가 실시된다. 진료재료비 감축·약제비 감축의 효과는 2012년도까지 5년 사이에 14.7억 엔에 달한다. 현립 6개 병원의 진정한 개혁은 성과를 거두어, 7년간 100억 엔의 일시차입금을 해소하고 100억의 현금을 보유하게 됐다.

[사진 9-1] 원내교섭의 Roll Play

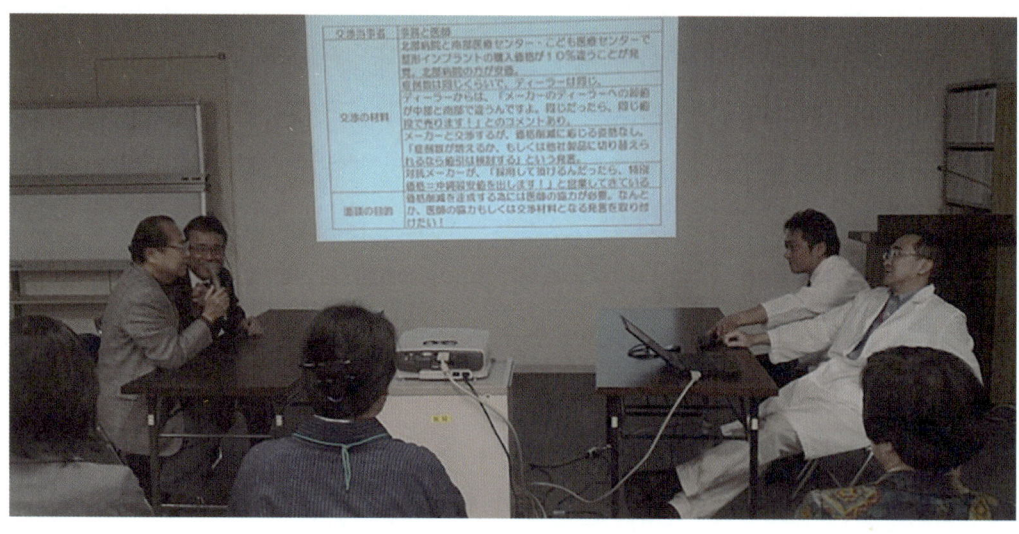

업무위탁과 관련, 공부하지 않는 자치단체의 관리자들은 시대의 흐름을 읽을 수 없는 탓에 바로 민간 조직에 대한 업무위탁을 입에 올린다. 하지만 소비세는 10%로 인상됐고, 저출생에 따른 일손 부족으로 위탁료는 상승추세에 있다. 이전에 비해 직영과 위탁의 비용 차가

나지 않고 있다(비교적 비싼 경우도 많다). 낮은 대우를 싫어하므로 위탁 인력을 확보하지 못하는 위탁 업자도 적지 않다. 경영 감각이 뛰어난 지자체병원에서는 직영과 위탁의 비용을 비교, 지역에서 좋은 인재를 확보하는 관점에서 위탁을 없애고 직원의 직접 고용을 단행하는 것이 흐름이 되고 있다. 위탁료 재검토의 경우 일손 부족인 현 상황에서는 위탁료를 내리는 것이 간단하지 않아, 무리한 위탁료 삭감은 위탁 직원의 근로조건에 전가되고 주름살이 생겨 결과적으로 의료 제공 수준의 저하를 초래할 수 있다. 위탁료가 서비스 제공에 합당한 것인지 업자에게 불합리한 이익을 주고 있는지 확인은 필요하지만, 무리하게 감축을 목표로 하는 것은 문제가 있다.

끝으로 병원 건축에 대해서는 경영이 어려운 병원에게는 어려운 선택이지만, 너무 노후화된 병원은 재건축도 필요하다. 옛 병원은 직원 편의시설을 고려하지 않았던 곳이 많다. 오래된 건물에서는 의사나 간호사 등의 의료직은 근무하지 않는다. 직원들이 일하기 좋고 환자가 모일 수 있는 병원으로 만드는 것도 지역에 의료를 남기기 위해 필요한 일이라고 생각한다.

병원 신축 시 현재 위치에 재건축해도 되지만 토지에 여유가 없는 경우가 많다. 현 위치에 무리하게 재건축을 할 경우 공사 기간이 길어져 비용이 많이 들고 또 건물 완공 후에도 동선에 문제가 발생하는 경우가 많다. 비용 억제와 효율적인 병원 건물의 건축을 위해서는 기본적으로 새 부지에 이전 신축을 하는 것이 효과적이라고 생각한다. 병원 건물의 건설에 있어서는 그 재원을 기업채로 조달하는 것이 통상적이다. 원금 이자의 변제를 생각하면 기업채(빚)는 최소한이어야 한다. 특히 경영이 어려운 지자체병원이야말로 저비용으로 병원 건축을 실시해야 한다. 저비용 병원 건축에 대해서는 제6장에서 논의하였다.

제10장

지역사회에서
지자체병원을 지탱한다

1. '우리들의 병원'인 지자체병원

 마지막 장인 제10장에서는 지자체병원 경영을 다시 살리기 위해 지역이 무엇을 할 수 있는지 살펴보자. 지자체병원이 다른 의료기관과 다른 점은 지방자치단체가 설치한 행정기관이며, 선거로 선출되는 단체장, 지방의회, 그리고 최종적으로는 선거권을 가진 주민이 설치나 운영 방안에 관여할 수 있다는 점이다. 말하자면, 지자체병원은 '우리들의 병원'이다.

 지방의회나 주민이 지자체병원 운영 방식에 관여할 수 있는 것은 좋은 일이지만, 한편 원장이나 의사, 간호사 등 전문직의 생각을 무시하고 자신들의 요구를 강요하거나, 경우에 따라 병원을 공격하기도 한다. 지방의회나 주민의 의식 여하에 따라 지자체병원은 좋아지기도 하고 나빠지기도 한다.

 언론에서 의사 부족 문제가 보도되면서, 주민 중에 의사가 부족하다는 인식이 확산되고 있다. 하지만, 전국 의료 현장을 방문해 보면, 아직도 의사 부족 문제에 대해 '남의 일(人ごと)'이고 '남에게 기대는(他人任せ)' 태도를 보인 지역도 많다. 경증으로 휴일 야간에 주민 사정으로 진료를 받는 '편의점 의료'가 당연하다고 여기는 지역도 적지 않다. 많은 사람들이 '자신만은 괜찮을 것이라'며 악의 없이 진찰을 받고 있다. 의사나 간호사 등의 의료진에 폭언이나 폭력을 행사하는 사람도 많다. 지자체병원에서도 환자의 폭력 등에 대응하기 위해 경찰관 OB(경찰 퇴직 고령자)를 고용하는 것이 당연해지고 있다. 주민들이 '자신들의 생명을

지키는 사람들의 안전이 위협받고 있으며, 사회적으로 이런 사람을 절대 용서하지 않는다'
는 의식에까지 이르지 못하고 있음을 보여주는 것으로 보인다.

지역 주민이 의사 부족 문제에 대해 남의 일로 여기는 것은 의사와 주민(환자) 사이에 의식의 골이 존재하기 때문인 경우가 많다. 의사는 의료전문가로서 납득할 수 있는 일을 하고 싶고, 기술 향상도 도모하고 싶고, 환자분의 존경·감사도 받고 싶고, 훌륭한 동료와 일을 하고 싶어 한다. 자신의 시간도 갖고 싶다. 노동에 따른 대가로 돈도 벌고 싶다.

그런 한편, 주민(환자)은 24시간 언제나 최고 수준의 기술로 진료를 받길 바란다. 대기 시간은 짧고, 가능한 한 의료비는 저렴한 것이 좋다. 또 의료에는 같은 치료를 해도 결과에는 차이가 있는 '불확실성'이 존재하지만 좀처럼 (그런 부분을) 이해하지 않는다. 의사는 돈이 많으니 조금은 일이 힘들어도 당연(의사 입장에서는 한도가 넘는데)하다는 의식도 있는 것 같다. 양자 사이의 의식에는 큰 차이가 존재한다. 많은 주민이 의료에 관해 '고객'이고, 한정된 자원을 이용하는 '당사자'라고 하는 의식은 적다.

필자는 이러한 주민의식의 밑바탕에 역사적으로 이어져 온 '의존(お上頼り†)*'의 의식이 있는 것처럼 보인다. 알기 쉽게 비유한다면 '水戸黃門的** 의식'이라고 바꿔 말할 수 있을지도 모른다. 지역에 문제가 생겨도 코몬이 악한 자를 물리칠 때까지 움직이지 않는다. 웃어른***의 행동을 기대할 뿐 스스로 문제 해결에 나서지 않는다. 어쩌다 코몬이 악인을 물리치더라도 주민들 중에 스스로 문제를 해결한다는 의식이 없으면, 또 문제가 생겨 악인이 다시 활개치고 만다. 실제 드라마를 보더라도 장기간 문제가 이어지기도 해서, 코몬은 같은 번

---

* 의존お上頼り(おかみだより) : 뒤의 역사적 설명을 참조한다면, "정부에 의존하다"라는 의미로 개인이나 조직이 자체적으로 문제를 해결하기보다는 정부나 공적 기관에 의존하는 태도를 비판적으로 지칭할 때 사용

** "水戸黃門(みとこうもん)"은 일본 문화에서 널리 알려진 표현으로, "미토의 황문" 즉, 미토 번(지금의 이바라키 현)의 번주(藩主)인 황문을 뜻함. 이는 도쿠가와 가문의 번주 중 한 명인 도쿠가와 미쓰쿠니를 지칭하는데, 그는 일본 역사 속 인물로서 일명 "미토 코몬(水戸黃門)"으로도 알려져 있다. 미토 코몬은 여러 역사적 기록과 전설에 등장하는데, 특히 그를 주인공으로 한 드라마와 만화가 인기를 끌었다. 드라마에서는 노련하고 지혜로운 주인공이 문제를 해결하고 정의를 실현하는 내용으로, 도쿠가와 미쓰쿠니가 일본 전역을 여행하면서 악당을 처벌하고 백성을 이롭게 하는 모험을 그리고 있다. 즉 "水戸黃門的意識"이라는 표현은 솔로몬 왕처럼 능력 있는 지도자나 권위있는 제3자가 해결해 주겠지'라는 생각을 뜻함.

*** "お上"는 우리말로 처음 옮길 때 '윗사람'으로 하였다가, 『국화와 칼』(을유문화사 발행)- 일본문화의 틀"이란 참고서적을 보던 중 '웃어른'이란 단어가 언급되어, 더 적절하다고 생각되어 채택함.

(藩)에 몇 번이고 들러 그때마다 악인을 물리치고 있다. 근본적으로는, 수시로 문제를 일으키는 번(藩)의 조직문화가 문제인데, 그 폐단을 의식하지 않는다(드라마 성격상 당연하지만). 드라마 속에 주민도 포함된 번(藩)의 조직을 바꿔 나가야 할 필요성보다 코몬 같은 '웃어른'에 대한 의존과 응석의 구조가 있다. 주민은 변혁을 요구할 수 없다. 시청자는 무의식적으로 이런 드라마의 구조를 받아들이는 것처럼 보인다.

이러한 의식이 의료 상황에서는 의사나 의료기관에 '일임-웃어른에게 맡김'의 의식을 낳고 있는 것처럼 생각된다. 의료에 관해 '당사자'라기보다 '고객' 의식이 강하다. '고객' 의식은 서비스 소비자로서 의료기관이나 의료인에게 100% 서비스를 요구한다. 의료기관이나 의료인 능력의 한계를 생각할 필요는 없다. 지역의료에서 주민은 '당사자'일 필요가 있다. '당사자'로서, 행정의 한계, 재원·인력의 한계를 메워 나가지 않으면 지역은 유지될 수 없다.

게다가 지역에서 사람들의 연결고리가 느슨해져, 「개인·가정의 고립」이 진행되고 있다. 고립은 빈부격차나 고령화에 의해 한층 심각해지고 있다. 고립에 의한 불안은 건강 문제로 표면화되기 쉽다. 고립된 사람은 불안을 상담할 상대가 없으면 그것을 해소하고 싶기 때문에 사람들은 심야를 가리지 않고 의료기관에 뛰어들어 과도한 의료자원 소비를 낳게 된다. 의료인의 입장을 생각할 여유가 없다. '남에게 맡김'으로 고립된 사람들은 스스로 의료에 대한 행동을 바꾸기가 어렵다.

2. 지방자치단체의 과제와 대응 방법의 변화

지금까지의 지방자치단체 정책은 [도표 10-1]과 같이 공공사업 주도의 지역 정책이 중심이었다. 경제가 성장하는 가운데 부족했던 도로나 하천, 공항, 산업기반 정비 등 공공사업을 시행함으로써 지역에 돈이 유입되고 물질적으로 풍부해졌다. 건설 공사는 행정 기관에서 일방적으로 내려왔다. 바로 '웃어른'이 지역에 공공사업을 한다는 구조가 있었다. 주민은 「고객」밖에 없어, 주민이 자발적 행동을 요구받는 일은 없었다. 주민 각각이 고립되어 행정에 요구할 뿐이었다. 행정 기관은 공공사업을 추진하기 위해 종종 주민들을 분단하여 통치했다.

[도표 10-1] 지역 정책의 구조 변화

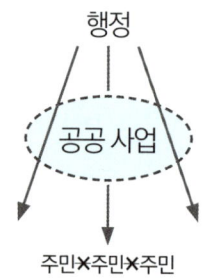 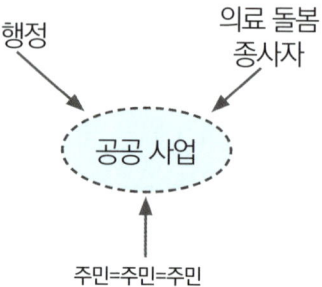

- 행정 기관에서 일방적으로 내려오다
- 주민은 [고객]
- 주민 자발적 행동을 요구할 수 없다
- 주민 각각 고립

- 의료돌봄 종사자, 주민, 행정 기관과의 공동 작업
- 주민은 [당사자]
- 주민 자발적 행동을 요구 받는다
- 주민 간 연계가 필요

* 필자 작성

하지만 앞으로 지방자치단체의 정책은 본격적인 저출생·고령사회에 대응해서, 지역에 우수한 의료·돌봄 인재를 모아 지속 가능한 의료·돌봄 체계를 확보하느냐가 가장 중요한 과제가 된다. 지역의 의료나 돌봄은 의료·돌봄 종사자라는 제3의 관계자가 존재한다. 인재 부족의 시대, 의료·돌봄 종사자는 주민이나 행정 모두 「남에게 맡김」이 되어, 일할 맛이 나지 않는 장소에는 근무하지 않는다. 주민이나 행정은 의료·돌봄 종사자와 함께 지역의 의료·돌봄을 꾸려가는 '당사자'로서, 더불어 지혜를 짜내가야 한다. 주민이 '당사자'로서, 지역의 의료·돌봄을 담당함으로써 의료·돌봄 종사자의 한계도 이해할 수 있어, 의료·돌봄 관계자에 대한 요구 사항도 적절한 수준이 되기 용이하다. 이런 지역을 이루기 위해서는 주민 일부만 노력해도 의미가 없다. 주민 전체가 의식을 바꾸고 서로가 연결되어 행동해 나가는 것이 필요하다.

3. 주민 스스로 지역의료를 지키는 운동의 전국적 확산

지역 의료를 지키는 '당사자'로서, 주민이 의사의 입장에 서서 일을 생각하고, 지역의료를 지키자는 운동이 전국으로 확산되고 있다. 유명한 곳으로는 필자도 지원과 관련되어 있는 효고현 탄바시의 「현립 가시와바라 병원의 소아과를 지키는 모임」 운동이 있다. 과도한 근무에 지쳐 지역을 떠나기로 결심한 소아과 의사를 지키고자, 어머니들이 시민들을 향해 적절한 진료를 호소했다. '편의점 진료를 자제하자, 주치의 갖자, 의사에 대한 감사의 마음 전하자'라는 3가지 슬로건은 지역 주민들에게 확산됐고, 경증의 휴일 야간 진료는 급감했다. 퇴직을 결의했던 소아과 의사도 병원에 남기로 했다. 어머니들의 운동은 '탄바 의료 재생 네트워크'나 '탄바 의료 지지대' 등의 단체 활동도 시작하는 등 탄바 시 전체에 퍼졌다. 2019년 7월에 현립 가시와바라 병원과 가시와바라 적십자 병원이 통합재편되어, 현립 탄바 의료센터가 되는 것으로 일단락되었다. 「현립 가시와바라 병원의 소아과를 지키는 모임」은 활동을 멈췄지만, 지금까지의 활동은 퇴색하지 않고 빛나고 있다.

미야자키현 노베오카시의 「미야자키현 북쪽 지역의료를 지키는 모임」은 2009년 미야자키현 노베오카 병원의 의사 대량 퇴직에 즈음하여, 의료를 지키자는 주민운동이 계기가 되어 결성한 단체이다. 아울러 미야자키현 지사에게 '의사에게 감사의 마음을 표해, 편의점 진료를 그만하자'의 뜻을 표명코자 실시한 서명운동은 15만을 넘었다. 주민운동이 계기가 되어 2009년 9월에는 전국 최초로 시정촌에서 '지역의료 지킴이' 조례가 제정되었다. 조례에는 노베오카 시민, 의료기관, 노베오카시(행정)의 3자에 대해 책무를 부과하고, 시민에 대해서는 '주치의를 갖도록 노력할 것', '진료 시간 내에 주치의의 진료를 받고, 야간 및 휴일 진료를 자제하도록 노력할 것', '의사 등의 의료 담당자가 시민의 생명과 건강을 지키는 입장에 있음을 이해하고, 신뢰와 감사의 마음으로 진료를 받는 것 외에 스스로 건강한 장수를 누리기 위해, 검진 및 건강조사를 적극적으로 받음과 동시에 양호한 생활 습관에 유의하여 평소에 자신의 건강관리에 노력할 것'을 요구하고 있다(제4조).

「미야자키현 북쪽 지역의료를 지키는 모임」은 현재도 활동을 계속하여 지역 자치회 등의 단체, 보육원, 유치원, 초·중학교 등의 계발활동(특히 어린이들이 의료인 체험을 하는 'Dr. 키쟈니아'는 호평을 받고 있음) 외에도 정례회 등에 의대생 등의 참가를 받으며, 현립 노베오카 병원에 근무했다 떠난 의사에게 '감사편지', 전입한 의사에게 '환영편지' 증정, 노베오카시 의료 관계자에게 아이들이 직접 만든 달력 선물하기 등의 활동을 하고 있다.

실제 노베오카시를 중심으로 지역의료 재생 시도가 효과를 낳아, [도표 10-2]와 같이 노베오카 병원의 응급환자 수는 2007년도의 9,237건에서 2012년도 4,249건으로 반감했고, 그 후 주민의 고령화가 진행되고 있음에도 응급환자 수는 안정되어 가고 있다.

[도표 10-2] 현립 노베오카병원과 시 야간구급(救急)센터, 야간 휴일응급환자 수 추이

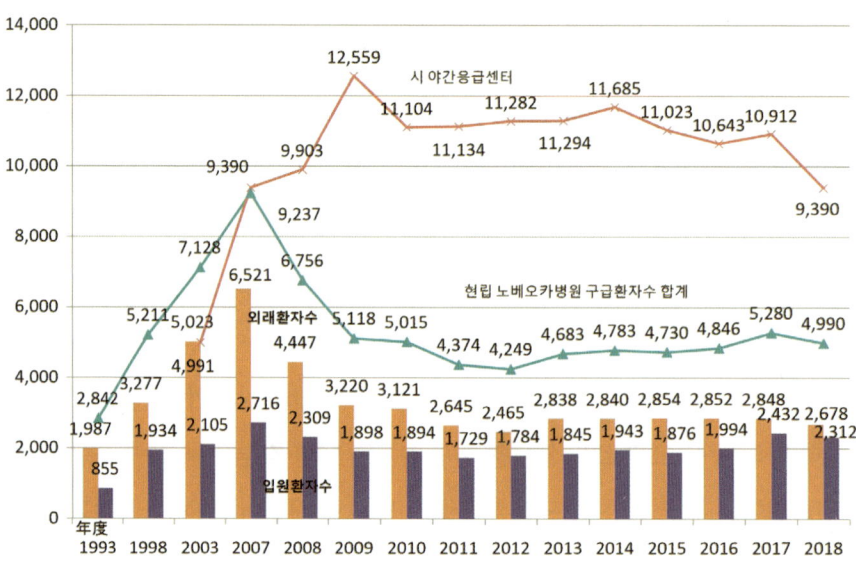

출처: 노베오카 시 자료

4. 지역 의료를 지원하는 운동에서 주민에게 필요한 사항

「현립 가시와바라 병원의 소아과를 지키는 모임」이나 「미야자키현 북쪽 지역의료를 지키는 모임」의 활동 등이 계기가 되어, 지역의료를 지키고 육성하자는 주민 활동은 전국에 확산되어 왔다. 2009년부터는 자치 의과대학 내에 사무국이 있는 공익재단법인 지역사회 진흥재단이 주최하여 '지역의료를 지키고 육성하는 주민 활동 전국 심포지엄'이 매년 개최되고 있다.

주민이 지역의료를 뒷받침하는 운동에 필요한 것은 무엇인가. 필자는 의사 부족 문제 해결에 있어서 '공감'을 통한 행동의 중요성을 강하게 느끼고 있다. 의료는 사람이 사람에게

행하는 서비스이다. 현장에서 의료를 행하는 의사가 의욕을 갖고 일할 수 있도록 해야 좋은 의료가 실현될 수 있다. 의견이 일치하지 않고 있는 상황에서도 어쨌든 '제도'만 만들어 사람에게 '강제'하면 된다는 생각도 있다. 그러나 그것은 어딘가에 모순과 껄끄러운 일이 생겨날 가능성이 높다. 아무리 '제도'를 정밀하게 만들어도, 반드시 제도의 틈새가 생겨 새로운 문제가 발생할 위험성이 높다. 강제로 생긴 제도의 틈새 희생자가 되는 것은 '약자 입장에 처한 사람'이다. 현장에서 혹독한 근무를 견디고 있는 의사나 간호사는 관점을 바꿔 보면 입지가 약한 사람이다.

틈새를 여러 관계자가 메워주지 않으면 '제도'는 잘 운용될 수 없다. 틈새를 메우려면 모든 관계자가 솔선하여 적극적으로 행동하는 것이 필요하다. 관계자에 '공감'을 가진 사람들에게서 적극적인 행동을 기대할 수 있다. '강제'에 따른 '반발'이 너무 강하면, 사람들의 자발적이고 적극적인 행동은 바랄 수 없다. '공감'을 통한 사람의 적극적인 행동이 틈새를 메우는 것이다. '공감'에 의한 행동과 반대되는 경우 '남의 탓'을 하는 사례가 있다. '남의 탓'을 하면서 스스로는 움직이지 않는 것을 정당화해 버리는 것이다. 앞에서 기술한 '일임-남에게 맡김'의 의식은 '제도'에 의한 강제를 요구하는 마음이나 '남의 탓'으로 돌리는 심정과 겹치는 부분이 있다.

'공감대'를 만들기 위해서는 무엇이 필요할까. 필자는 ①상대방의 입장이 되어 생각하는 것, ②공감하는 상대에게 있어서 '올바른 목적'인 것, 거짓이 없을 것, ③상대방이 구체적으로 '행동'한 결과인 것, ④상대방에게 생각이 전달될 것 등이 필요하다고 생각한다. 바꿔 말하면, '올바른 목적'을 향해 '행동하는' 것, 정보를 발신하는 것이 중요하다고 생각한다.

「현립 가시와바라 병원의 소아과를 지키는 모임」 활동에 대해 생각해 보면, 탄바의 어머니들은 결코 강제로 활동을 한 것은 아니다. 어머니들은 지역의료의 '당사자'로서 과도한 근무에 시달리는 소아과 의사의 입장에서 모든 일을 생각하고, 다른 부모들에게 적절한 수준의 진료를 받을 것을 호소했다. 어머니들의 활동은 탄바 시민들의 '공감'을 얻고 수용되어 적절한 의료진 진료를 받는 것으로 이어졌고, 경증으로 인한 휴일 야간 진료는 격감했다. 어머니들의 행동은 행정이나 병원이 할 수 없는 제도의 빈틈을 메우는 행동을 한 것이라고 말할 수 있다. 의료 관계자, 주민·환자 중 어느 쪽이 참는 것이 아니라, 의료관계자와 주민·환자가 함께 건강해지고 성장할 수 있는 관계를 구축하는 것이 중요하다고 생각한다.

5. 지방의회에 요구되는 사항

지방자치법은 단체장과 지방의회 의원을 주민이 직접선거에 의해 선출하는 2원대표제를 채택하고 있다. 지역의료 재생에 있어 단체장과 함께 주민의 대표인 지방의회의원의 역할은 크다. 그러나 지방의회의원들이 공부를 열심히 하지 않은 것이 화근이 되어 지자체병원, 지역의료의 파괴자가 되고 있는 경우도 많다. 과거 저서 "동네 병원이 없어진다!?" 등에서 지역의료의 파괴자가 되는 지방의원의 문제점을 지적했다. 안타깝게도 지난 2~3년 동안에도 오랜 기간 지방의회 의장을 지낸 의원들이 지역의료에 열심인 원장에게 이치에 맞지 않는 괴롭힘을 계속한 결과 원장이 퇴직한 사례가 있었다. 이 경우에 대해서는 필자도 엄하게 비판을 했다(현재는 새 원장님이 열심히 운영하고 있으며, 더 이상 그 자치단체의 비판을 해서 의료관계자의 평판을 떨어뜨리는 것은 본의가 아니므로, 이 정도의 기술로 그치고 싶음).

앞에서 기술한 것처럼, 공공사업 유치가 지역 최우선 과제였던 시대에는 지방의회가 행정 예산을 따내거나 집행을 추인했으면 좋았을 것이다. 공부는 불필요해서, 현상을 추인하는 의원 '정족수'만이 필요했다. 앞으로는 의료·복지·건강 지역조성의 당사자로서 공부하고 구체적인 행동을 하는 의원이 없으면 지역의료를 남길 수 없다.

6. 지방의회, 지방의회 의원에 대한 기대

지금까지 공부를 등한시하는 지방의회 또는 지방의회 의원들을 비판해 왔지만, 최근에는 지역의료 본연의 자세에 대해 잘 공부하고, 능동적인 행동이나 제안을 하는 지방의회 의원들도 많아지고 있다. 앞으로 지방자치단체의 최대 과제는 본격적인 저출산 고령화 사회의 도래를 앞두고 지자체의 소멸을 어떻게 막느냐이다. 필자는 과제 해결에 대해 지방의회나 지방의회 의원들의 역할이 매우 크다고 생각한다.

거듭 논의해 왔지만, 현재의 병원은 투자를 해서 가산수가를 챙겨 수익을 올리는 것이 중요하고, 지역 의료를 존속하기 위해서는 지자체병원의 직원 정원 수를 늘리는 것이 필요한 경우도 많다. 그러나 인사 담당자가 공부하지 않고도 수익 개선을 할 수 있는데 굳이 직원 정수를 늘리면서까지 해야 하나라고 생각하여 늘리지 않는 지자체가 매우 많다. 전직 지자체 직원이자 행정학 연구자 시각에서 보면, 단체장·지자체 직원이 실시하는 정책이 정말 완벽하다고 말할 수 없다. 그 전형이 본격적인 저출산 고령화 사회에 대한 대응이다. 시대 변화가 너무 빨라서 직원들의 의식이 따라갈 수 없고 정보도 오래됐다. 젊은 층의 감소에 따른 일손 부족의 시대에, 인사, 재정, 행정개혁의 관리 부문 직원은 20년 전의 신자유주의적 발상 그대로, 사람에 투자(고용)하는 것을 어찌됐든 싫어한다. 의회로부터 지적이 없으면 재원 투자 또는 인재 고용에 인색하다. 인간관계나 일을 권력관계로 파악하고 있기 때문에 인재 육성이나 인적 네트워크를 중시하지 않고, 돈을 들이려 하지 않는다. 애초에 현장을 멸시하고 있다. 공부하지 않고, 현장에도 가지 않고, 오랫동안 행정개혁을 통한 옥죄기가 이뤄지다 보니 일반직원도 위축되고, 행정 현장은 일이 없었으면 하는 풍토가 만연해 있다.

필자는 지방의회, 지방의회 의원들이 단체장이나 관리 부문이 할 수 없는 것을 보완할 가능성에 기대를 걸고 있다. 지방의회 의원의 무기는 현장 시찰, 연수회 등에 참가함으로써 얻는 정보수집 능력(그런 점에서 비판받기 쉬운 정무활동비는 정보 수집을 위해 필요하다고 생각함), 현장에 들어갈 수 있는 행동력이다. 게다가, 주민·환자에게 전달하는 힘도 중요한 시점이다. 형평성을 중시하는 행정은 홍보매체를 통해 전달하는 방식에 한계를 안고 있다. [도표 10-3]은 필자의 효고현 다카사고 시의회 강연 때에 어느 시의원이 그린 그래픽레코딩[****](논의나 대화 등을 그림이나 도면 등으로 가시화해 기록하는 수법)이다. 다카사고 시민병원의 경영 (도표 6-1의 사례15)에 대한 내용을 알기 쉽게 그래픽화 하고 있다. 시민 그룹이나 비영리단체에서

[****] "현재의 다카사고 시민병원은 매우 어려운 상황이라고 말씀하시면서, 그 타개책에 대해 말씀해 주셨는데, 전국 지자체병원 현황은, 의사가 모여드는 병원과 그렇지 못한 병원으로 양극화되어 있고, 그 원인은 종래의 신 연수의 제도 등에 수반하는 의사 부족과 함께, 신 전문의제도나 의사의 일하는 방식개혁에 있다고 합니다. 국가 의료정책은 공립병원 통합이나 재편, 진료수가의 개정 등으로 지역 내에서 역할 분담이 필요하며, 다른 병원과의 연계나 지역 고령자 수용이 포인트가 됩니다. 다카사고 시민병원으로서는 가코가와 중앙시민병원이나 기타 인근 병원과 연계하면서 지역의 일자리 역할도 담당하고, 소규모이기 때문에 가능한 병상을 1인실화하거나 회복기 기능 강화 등을 목표로 하면 좋지 않을까 하는 것이었습니다."

[도표 10-3] 필자의 강연을 정리한 그래픽 레코딩

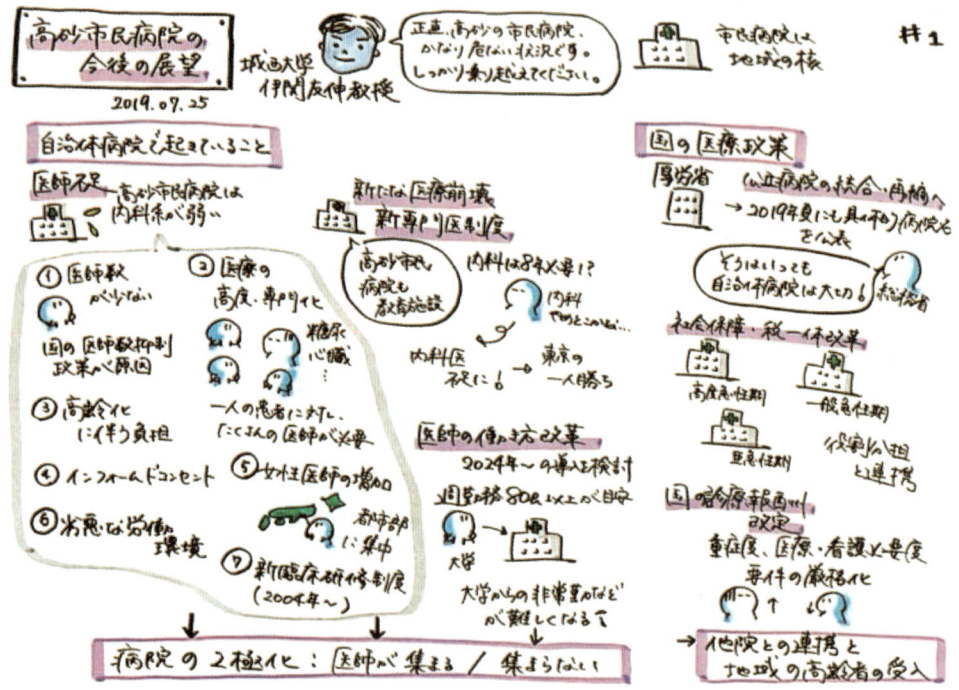

출처: 노베오카 시 자료

는 자주 사용하는 방법이지만, 보수적인 지자체 직원(적어도 지자체병원의 사무직원)으로서는 좀처럼 할 수 없는 소통방법이다.

시대의 변화에 대응력이 떨어지는 지자체장, 부국의 판단과 맞서 나가기 위해서는 지방의회, 지방의회 의원이 지방자치단체 내의 조직으로서 하나가 되어 행동하는 것이 중요하다. 흔히 국정을 본떠 단체장과 소속 당이 같으면 여당임을 강조하는 지방의회도 많다. 단체장의 정책 모두에 찬성하는 태도로는 문제를 파헤칠 수 없다. 지자체 정책의 질이 올라가지 않는다. 반면 단체장과 다른 야당임을 자인하고 단체장이 하는 일을 모두 반대하는 태도도 문제점을 거론하는 방식에서 일방적이기기 쉽다. 문제 해결을 위해서는 다각도로 문제를 파고들어 적절한 해결책을 발견하는 것이 필요하다. 의료·돌봄 정책은 당파를 초월해 협력하기 쉬운 주제이다. 의원들 사이에 열심히 공부한 다음, 의회 차원에 행정 관청 직원들이

할 수 없는 제안을 하기를 기대한다. 주민이나 언론으로부터 비판받는 일이 잦은 지방의회나 지방의회 의원들이지만, 현재는 지방자치단체 안에서도 개혁을 하려는 기운이 확산되고 있다. 권력에 기대어 책상다리를 하고 공부도 하지 않으며 움직이지도 않는 인사, 재정, 행정개혁의 관리계 직원에 비하면 변화의 정도는 크다고 느끼고 있다. 주민의 지방의회 의원에 대한 비판은 뿌리 깊은 면이 있다. 비판에 대해서 의원정수의 감원이나 보수·정무 활동비 삭감책으로 헤쳐 나가는 경우가 많다. 그러나 그것은 정말 지자체에 있어서 좋은 것일까. 지방의회가 할 수 있는 일은 많고, 그것을 위한 공부를 해 주었으면 한다. 적절한 보수나 정무 활동비 등 조사연구를 위해 예산도 필요하다고 생각한다.

7. 지역의료 구상에 있어서 지방의회의 역할

제6장에서도 논의한 바와 같이, 현재 국가는 지역의료 구상에 근거해 지자체병원·공적병원의 통합재편을 추진하려 하고 있다. 지역의료 구상은 국가 의료정책의 일환으로 진행되고 있다. 그러나 구체적인 통합재편 논의 시점에서 지역 정책 문제가 되고 지방자치상 과제가 된다. 지방자치상 과제가 된 시점에서 지역의 이해관계 조정이 필요하다. 지역의 의사결정 기관은 선거로 선출된 단체장과 지방의회이다. 지자체병원이나 공적병원의 통합재편은 단체장이나 지방의회를 포함시키지 않으면 한 걸음도 진전할 수 없다.

국가의 의향을 반영한 큰 신문사 등 매스컴은 단체장, 지방의회나 주민을 '저항세력' 또는 '지역이기주의'적 존재로 치부하는 기사를 쓰는 일도 많다. 그러나 국가 차원에서는 의료비의 재원, 의료 인력의 적정 배치라는 관점에서 정책이 입안되고 있지만, 지방 차원에서는 지속 가능한 의료체제의 확립(특히 의사초빙)이라는 관점과 더불어 지금까지 기술해 온 지역의 고용 문제(특히 청년 고용의 수용), 지역진흥, 보건·의료·복지가 아우러진 도시 조성 등의 관점이 더해진다. 이제까지 의료를 계속해 온 역사 및 지역의 감정도 무시할 수 없다. 다면적인 데이터에 바탕한 냉정한 논의가 필요하다. 다시 말하지만, 필자는 지자체병원·공적병원의 통합재편에 절대 반대하는 것은 아니다. 한쪽 데이터에 의한 무리한 통합재편은 지역 의료를 파괴할 수 있는 위험성이 있기 때문에 반대하는 것이다. 지역에서 다면적인 논의를 진행하는 주체로서 지방의회나 지방의회 의원의 존재는 무시할 수 없다. 그 점에서 국가의 지역의료 구상의 진행 방법은 부족한 점이 있다고 생각한다.

제6장에서도 기술했듯이 지역의료 구상 조정회의는 의료인이 중심이 되는 회의로서 의견은 존중하나 주민 선거를 통해 설치된 조직은 아니다 보니, 지방자치체로서 정치적인 권한을 갖는 것은 아니다. 지자체병원이나 공적병원의 통합재편 문제는 구체적인 사례가 된 시점에서는 「지역 내 민주주의」의 문제가 된다. 주민대표인 지방의회가 수행하는 정치적 역할은 크다.

8. 사례: 홋카이도 야쿠모 町의회가 실시한 지역의료를 생각하는 세미나

홋카이도 야쿠모정(町)은 홋카이도의 도난 지역에 있는 인구 약 1만 7천 명의 지자체다. 2005년 10월 구 야쿠모정과 구 구마이시정이 합병되어 야쿠모정이 신설되었다. 농업·어업이 활발한 마을이다. 야쿠모정은 야쿠모 종합병원(347병상)과 구마이시 국보병원(99병상)을 운영하고 있다. 야쿠모 종합병원은 전국에서 가장 규모가 큰 町立병원으로 지역거점병원이다. 야쿠모 종합병원도 전국적인 의사 부족 여파로 수익이 급격히 악화되면서, 정으로부터 특별 전입금의 지원을 받는 사태에 몰렸다.

병원의 장래에 불안을 느낀 야쿠모정 의회는 2015년 10월 18일에 '지역의료를 생각하는 세미나'를 개최하여 필자가 강연을 했다. 비용에 대해 홋카이도 시정촌 협의회의 도움을 받았기 때문에 야쿠모정이 주최, 야쿠모 정 의회가 후원했지만, 실질적인 기획·운영은 정 의회의원이 직접 맡았다. 전날에 야쿠모정에 도착하여 야쿠모 종합병원, 구마이시 국보병원을 시찰하고, 밤에는 야쿠모정 의회의 여러분과 의견교환을 하였다. 세미나는 오전과 오후 2부제로 나뉘어 진행되었는데, 오전 제1부는 필자가 강연을 했다. 당일에는 주민, 행정·병원직원, 야쿠모정 의회 의원 외에 주변의 오샤만베정·이마카네정·세타나정·마쓰마에정 의회의원, 정 안팎의 의료종사자, 장래 의료종사자를 목표로 하는 야쿠모 고등학생 등이 참가했다.

특기할 만한 것은 오후 제2부에서 주민·직원·의원이 한 테이블에 앉아서 '지역병원을 존속시키기 위해서는'라는 주제로 의견을 교환했다. 대화는 5개의 테이블로 나누어서, 각각의 테이블에 착석한 의원이 사회를 맡아 토론을 진행했다. 참가자들은 각자의 입장에서 자유롭게 의견을 나누면서, 함께 지역 의료를 생각하고 각자가 행동해야 할 필요성을 인식할 수 있었다. 병원 관리직은 그룹토의에는 참가하지 않고 강사와 의견을 교환했다. 마지막은 각 테이블에서 나온 대화 내용을 사회를 맡은 의원이 발표했다.

필자는 강평에서 '전국 각지에서 강연 의뢰가 있지만, 의회가 주체가 되어 지역 과제를 모두 생각할 기회를 갖기란 아직 드물었고, 저도 처음입니다. 더우기 의원이 코디네이터가 된 그룹 토의는 전대미문으로, 의회개혁의 선진적인 대처입니다'라고 말하였다. 이는 겉치레 말이 아니었다.

지역의료를 생각하는 이러한 행사는 행정 기관이 개최하는 경우가 많다. 아무래도 참가하는 주민은 손님이 되어 주인 의식을 갖기 어렵다. 주민의 대표인 지방의회 의원이 주민과 함께 생각하는 것은 매우 중요하다고 생각한다.

더구나 세미나 개최에 진력하신 야쿠모 정 의회 의원 오카지마 타카시씨는 그 후 췌장암에 걸려, 치료의 보람도 없이 돌아가셨다. 전국에 오카지마 의원 같은 의원이 한 사람이라도 더 많아졌으면 한다. 진심으로 명복을 빈다.

나오며

 이 책을 쓰면서 연구를 통해 인연을 맺은 여러 사람의 얼굴이 떠올랐다. 지자체병원 현장에서 성심으로 의료를 제공하고 계신 원장 선생님을 비롯한 병원 직원 여러분, 지역의료를 지탱하고 계신 지역 의사회 선생님들이나 의료·돌봄 시설 여러분, 더 나은 병원을 만들고자 노력하고 있는 단체장, 지방의회 의원, 행정 직원 여러분, 의료의 '주체'로서 노력하고 있는 지역 주민 여러분, 현장의 목소리를 다방면에 전달하는 노동조합 여러분, 경영 재생을 관심있게 지켜보고 계시는 병원 자문역 여러분, 지방지나 전국 신문 등의 보도 관계자 여러분, 안타깝게도 돌아가신 분도 계시다. 특히 유바리시의 의료 재생에 함께 땀을 흘린 무라카미 도모히코 의사 선생님의 서거는 참으로 유감스런 일이었다. 진심으로 명복을 빈다. 여러분들의 관심과 참여를 통해 이 책은 만들어졌다.

 지역 의료 재생 사업은 괴로운 일도 많지만, 그 이상으로 행복감을 주는 것도 많다. 현장에서 의료를 제공하고 있는 직원 여러분을 믿고 일하다 보면, 수많은 기적이 일어나는 장면을 마주하게 되었다. 스스로는 운이 참으로 좋다고 생각할 때도 있지만, 역시 의료 현장에서 열심히 일하고 계신 여러분의 기운이 강하다는 것을 느낀다. 올바른 일을 올바르게 하다 보면 길은 열린다고 생각한다.

 이 책의 늦은 출판으로, 폐를 끼쳐드린 '교세이'의 관계자분들에게 진심으로 사과의 말씀을 드린다. 또 인연이 있었던 전국의 지자체병원 직원, 관계자 여러분들에게는 감사다는 말씀 밖에 드릴 말씀이 없다. 매일 여러분이 열심히 노력해 주신다는 사실이 저를 격려해 주었고, 이 책을 쓰는 힘이 되었다. 더욱이 아내, 부모, 세 자녀의 존재는 필자의 삶의 버팀목이 되고 있다. 필자가 연구에 임할 수 있는 것은 가족의 존재가 있었기에 가능한 일이라고 진심으로 느끼고 있다.

마지막으로 이 책이 지역 의료 현장에서 성심껏 일하고 계신 지자체병원을 비롯한 의료 현장 직원 여러분께 힘이 되었으면 좋겠다. 앞으로 우리나라 의료·돌봄은 본격적인 저 출생 고령화 사회의 도래로 전례 없는 위기에 직면할 것이 확실하다. 이 책이 위기 돌파에 도움이 되었으면 하는 바람이다. 필자도 앞으로 전국의 지역의료 현장을 순회하며, 하나하나 눈앞의 과제를 성실히 마주하려고 생각한다.

역자 후기

　이 번역물 출판 과정에 꽤 큰 산고가 있었다. 역자가 부족한 일본어 실력에도 불구하고 같은 한자문화권이고, 동년배에 비해 조금 나은 한자 실력, 어느 정도 번역기가 도움이 될 것으로 생각하여 시작한 작업은 막상 번역해 옮기다 보니, 뭔가 어색하고 번역기조차도 신통치 않아 확인하고자 여러 번 멈추지 않을 수 없었다. 여기저기 물어 일본문화를 제대로 이해한 뒤에야 그 단어의 함의를 알 수 있는 부분(각주)도 여러 곳 있었다. 또한 각종 도표와 사진의 출처가 있지만, 혼자 찾기에 너무 많고 내 능력으로 표를 작성하는 데 한계가 드러났다(그럼에도 인터넷을 통해 출처를 따라가면, 일본인의 기록 습관이어선지 여러 해 지난 자료임에도 고스란히 보관된 것을 보고 놀랐다). 따라서 도움을 청한 분들이 많을 수밖에 없었는데, 그때마다 흔쾌히 도움을 주신 분들이 있다. 정호균 박사가 도표에 대한 정보수집과 작성, 저자와 교신 등에 늘 함께하였고, 어려운 도표 작성은 신유정 선생의 도움을 받았다. 일본 출판사와 에이전시 사이에 진행이 원활하지 않아 일부 사진이나 자료를 구하기 어려워, 저자에게 직접 요청할 수밖에 없었는데 흔쾌히 원(原)자료를 보내주셨다. 또한 이번 출판 작업 과정에서 백재중 선생은 결코 빠트릴 수 없는 분이시다. 본업인 환자 돌봄의 와중에도 초고 수정, 편집·출판의 난항 시 대응, 출판사 변경에 따른 에이전시(저작권과 관련) 연계 등, 이번 번역출판의 뒷배이시다.
　끝으로 이 책의 저자로서 한국어 번역에 동의해주시고 관련 자료를 기꺼이 제공해 주신 일본 죠세이 대학의 이세키 토모토시 교수님과 짧은 시간 내에 이 책의 출판에 앞장서 주신 OUTLOOK의 정경화 대표를 비롯한 많은 분께 깊이 감사드린다.